司法精神科作業療法
Forensic Occupational Therapy
Edited by Lorna Couldrick & Deborah Alred

監訳

鶴見隆彦　井坂真規
Tsurumi Takahiko　*Isaka Maki*

三輪書店

監訳 鶴見隆彦（厚生労働省社会・援護局，作業療法士）
　　　井坂真規（法務省横浜保護観察所，社会復帰調整員）

訳 三澤　剛（独立行政法人国立精神・神経医療研究センター病院，作業療法士）
　　　中野良子（独立行政法人国立病院機構菊池病院，作業療法士）
　　　本村幸永（長崎県病院企業団長崎県精神医療センター，作業療法士）
　　　佐藤　恵（社会福祉法人 青山会，作業療法士）
　　　山野真弓（独立行政法人国立精神・神経医療研究センター病院，作業療法士）
　　　児玉和也（地方独立行政法人山梨県立病院機構山梨立北病院，作業療法士）
　　　歳桃康生（SSJ株式会社，作業療法士）
　　　岡庭隆門（地方独立行政法人静岡県立病院機構静岡県立こころの医療センター，作業療法士）
　　　冨澤涼子（独立行政法人国立精神・神経医療研究センター病院，作業療法士）
　　　水野由紀子（独立行政法人国立精神・神経医療研究センター病院，作業療法士）
　　　林　理華（独立行政法人国立精神・神経医療研究センター病院，作業療法士）
　　　寺村京子（独立行政法人国立病院機構北陸病院，作業療法士）
　　　金田千穂（独立行政法人国立病院機構北陸病院，作業療法士）
　　　宇都宮僚介（東京都立松沢病院，作業療法士）

Forensic Occupational Therapy
Edited by Lorna Couldrick & Deborah Alred

© 2003 Whurr Publishers Ltd
First published 2003
by Whurr Publishers Ltd
19b Compton Terrace
London N1 2UN England and
325 Chestnut Street, Philadelphia PA 19106 USA

Reprinted 2004
ISBN 1 86156 367 1

All Rights Reserved. Authorised translation from the English language edition published by John Wiley & Sons Limited. Responsibility for the accuracy of the translation rests solely with Miwa-Shoten, Ltd and is not the responsibility of John Wiley & Sons Limited. No part of this book may be reproduced in any form without the written permission of the original copyright holder, John Wiley & Sons Limited.

© First Japanese language edited 2011 by Miwa-Shoten Ltd., Japan.

● 謝　辞

　私たち著者一同は，東サセックス郡 NHS（National Health Service）トラスト保健部の特別保安サービス部門が，専門的アドバイスと臨床実践支援の両方の面で，本書の編集をサポートし発展させてくれたことに大変感謝している．

　また，最後までゆるぎないサポートと励ましをくれた Chas と Tim にも，感謝の気持ちを伝えたい．

● 著者紹介

Deborah Alred（DipCOT, SROT）

　東サセックス郡NHSトラスト特別保安サービス部門において作業療法科の長であり，臨床全体を掌握している．これにはアーシェンヒルにある20床の中度保安病棟と，サウスビューという20床の低度保安病棟，ロスリンという4床のリハビリテーションホステルも含まれる．彼女の精神保健分野における経験は幅広く，急性期の入院治療，デイケア，老年期のリハビリテーションと精神科治療等，NHSトラスト内およびNHSトラスト以外の組織での経験もある．彼女は，司法精神科医療の中で7年間の経験があり，物質乱用や多職種との連携について関心をもって仕事をしてきた．現在は，作業療法とケアマネジメントの修士課程において，研究と勉強の日々を送っている．

Joe Ayres（BSc Hons, SROT, PG DipFMH, FETC）

　ブロードムーア病院において，男性の入院治療，重度の依存と危機介入病棟を担当しており，作業療法科の長である．ブロードムーア病院は，西ロンドンNHSトラスト精神保健部に属しており，当初彼はそこで作業療法部門の助手として働きはじめ，その後，技術指導インストラクターとなった．その後，司法精神保健学を学び，ポストグラデュエイト・ディプロマ（大学院レベルの資格）を取得している．高度保安病棟の作業療法士として5年間の経験があり，アセスメントやリスクマネジメント，人格障害に関心をもって仕事をしてきた．現在は，精神保健学の修士課程を履修している．

Claire Barton（DipCOT, SROT）

　オックスリースNHSトラスト精神保健部門に属するブラクトンセンターにあるバーチウッド退院前サービスにおいて，臨床チームのリーダーとして働いている．彼女は，老年期領域と司法精神科領域の両方で，成人の精神保健分野に関わってきた．司法領域での経験は9年間にわたり，2カ所の中度保安病棟と1カ所のホステルで経験を得た．彼女は，特に人間作業モデルに関心が深く，このモデルを利用したアセスメントを多く実践してきた．患者に関わる際，ケア計画を立てたり作業療法の役割を患者や多職種スタッフの双方にわかりやすく伝えたりするうえで人間作業モデルは非常に役立つことから，彼女はこのモデルを支持し実践している．

John Chacksfield（DipCOT, SROT）

　臨床キャリアの大部分は，司法精神保健分野におけるものである．主に高度保安領域での経験

だが，中度保安領域の経験もある．彼は，保健学専門家養成課程で大学院レベルの資格を取得し，外部講師も行っている．現在は，NHSトラストとは別の組織（サイケア）の管理者である．ここは，触法精神障害者や他の複雑な問題を抱える患者のリハビリテーションのためのホステルで，10床が稼働している．彼の臨床上のテーマは，触法精神障害者の物質乱用についてである．ブロードムーア病院の司法依存的行動病棟に勤務していたときから，このテーマに関心をもちはじめた．

Channine Clarke（MSc, SROT）

1990年以来，多様な精神保健分野で経験を積み，1998年には，優秀な成績で学位を取得．彼女は作業療法科カレッジに1年間派遣され，臨床上の管理データベースの構築に貢献し，国内の作業療法士に対する臨床上の管理能力向上と臨床上の業務管理方法のトレーニングに寄与した．また，2001年に出版された『*Outcome measures—information pack for occupational therapy*』の中心的な著者でもある．現在は上級作業療法士となり，地域でのリハビリテーションと再統合に焦点を当てた司法専門ホステルであるロスリン・ハウスの協力ケアマネジャーとして活躍している．

Lorna Couldrick（MSc, SROT, CertEd, BACP）

急性期から地域支援，老人学，ソーシャルサービス，精神保健，そして卒前・卒後の教育までと，彼女のキャリアは幅広い．1986年にアーシェンヒル中度保安病棟が新たに開棟された際に作業療法部門を開設し，その後8年以上にわたり司法精神科領域で活躍した．保健諮問機関に派遣された際には，アシュワース病院で行っているサービスの評価・検討に関わり力を貸した．また彼女は，英国カウンセリングおよび心理療法協会公認のカウンセラーでもあり，司法精神科病棟での心理療法のトレーニングも受けてきた．現在，博士課程に進んでおり「性的表出と障害，その専門的訓練」が研究テーマである．

Edward Duncan（BSc Hons, DipCBP, SROT）

スコットランド地方のカーステアーズにある国立病院に，1997年以来勤務している．彼は，上級作業療法士であり，公認認知行動心理療法士でもある．国立病院の前に，作業療法士としてグラスゴーの地域精神保健部門で働いた経験が彼の基礎になっている．主な関心は，司法精神科ケアにおいて心理社会的介入にもとづいたエビデンスを発展させ深めることである．性的犯罪を行った精神障害者への関わりに特に関心が高く，またそれは彼の現在の博士号研究の中核をなすものである．

Kathryn Harris（BSc Hons, SROT）

成人の急性期入院病棟や，力動精神医学を基盤としたデイケアに勤務していた．その後，1997年にケント郡メイドストーンにある中度保安領域であるトレバー・ギブンス病棟に移り，司法精神科領域での経験がはじまった．当初の彼女の課題は，急性期の入院治療における作業療法を発展させることであり，病棟自体も15床と小規模だった．しかし今では，10床の女性専用ベッドが設けられる等，重要なプログラムの発展が進んでいる．彼女は，プログラム開発チームの一員で

あり，司法精神科領域における女性患者への多職種ワーキンググループのメンバーでもある．

Rebecca Hills（MSc, DipCOT, SROT）

現在，NHSトラスト精神保健部門の北西ロンドンおよび中央ロンドン支部に属するウェストミンスターにおいて，作業療法士の第一人者である．本書執筆時，彼女は，デーン病棟の作業療法部門の長であった．ここはパートナーシップスインケアによって運営されており，NHSトラストとは異なる組織の病棟である．彼女は，多職種連携保健および福祉研究において修士学位を有しており，低度および中度保安病棟のスタッフとして12年以上のキャリアがある．リアサイド地区で作業療法部長として働いていた際には，HMPバーミンガムやHMPブロックヒルで作業療法サービスを展開しマネジメントしていた．また，ブラクトンセンターで作業療法部長をしていたときも，HMPベルマルシュにおいて作業療法サービスの現場にいながらスーパーバイズもしていた．

Helena Holford（DipCOT, SROT）

スリーブリッジス中度保安病棟の上級作業療法士であり，ここはNHSトラストのアーリング，ハマースミスおよびフルハム支部の管轄である．また，彼女は，オックスフォードにある発達障害を専門に扱っている10床のイーブンロード中度保安病棟に勤めた経験もある．彼女の司法精神科領域での経験は，急性期治療とリハビリテーション領域である．人間作業モデルを実践で使用すること，またこのモデルを利用したアセスメントを行うことに関心が高い．グループ介入と個別介入を活用しながら，よい多職種チームワークを発揮し促進するにはどうするべきかを日々探っている．

Catherine Joe（DipCOT, SROT, CertMS）

司法精神科領域で5年間の経験があり，現在はNHSトラスト精神保健部の南西ロンドンおよびセントジョージ支部の司法精神保健サービスにおいて，作業療法士部門の長である．ここには，入院ベッドが71床あり（56床の中度保安病棟と15床の低度保安病棟），その他にも地域支援チームや，性的犯罪者と心的外傷後ストレス障害（PTSD）向けの通院サービス機能がある．彼女の経験は，リハビリテーション領域，急性期入院治療，地域精神保健チーム，摂食障害等，幅広い．とりわけ関心の高いテーマは，中度保安環境におけるユーザー参加と職業リハビリテーションである．

Rebecca Kelly（BSc, DipCOT, SROT）

現在，オックスフォードシャー地域司法サービスにおいて，司法精神科作業療法部門の長である．ここには低度および中度保安病棟があり，退院前病床も備えている．彼女は，ヘルスケア研究における名誉学位を有している．認知行動療法グループでの実践経験に富んでおり，入院および通院患者向けに行ったプログラムの経験にもとづいて書いたアンガーコントロールのための専門職向け訓練用マニュアルを出版したこともある．1987年以来，NHSトラストにおいて作業療

法士として働いており，入院治療と地域の成人向け精神保健サービスの両方を経験した．この13年間は，中度保安環境において活躍している．

Marion Martin（MA, BA, SROT）

　ブライトン大学において，作業療法学科の先任講師である．彼女は，認定作業療法士であると同時に，心理学での学位と教育学における修士学位を有している．長年にわたり精神保健分野で働いた経験をもち，その間，司法精神科領域にも特別な関心をもっていた．彼女は現在，「退屈」をテーマに博士号の研究を行っているところである．このテーマは，一般的に認識されつつあるにもかかわらず，まだほとんど理解はされていないが，司法精神科作業療法と直接的な関連がある．なぜなら，退屈，疎外，攻撃的行動の間に，何かしらの関連があるように見受けられるからである．

Ann McQue（DipCOT, SROT）

　本書執筆時は，西サリー地区において地域司法精神保健チームの作業療法部長であった．彼女は16年間にわたり，ブロードムーア病院の高度保安病棟で司法精神科領域に関わってきた．最初は，技術指導インストラクターとして従事し，業務内訓練を経て作業療法士となった．そして，オークツリースの低度および中度保安病棟に移り3年間働いた．ここ最近の2年間は，患者が地域に戻る際の環境設定の援助を楽しんで行っている．現在，彼女はデーン病棟の作業療法部長であり，ここは48床からなる女性専用中度保安病棟である．彼女は，リスクマネジメントと地域支援技術について特に関心が高い．

Phil Morgan（BA Hons, SROT）

　本書執筆時は，Mark Spybey氏と共に継続的アセスメント・サポート病棟に勤務していた．ここは，東ロンドンおよび市内精神保健トラストの管轄であり，30床の低度保安病棟と司法専門リハビリテーションサービス機能をもっている．それ以前，彼は姉妹施設のジョンハワードセンターという68床からなる中度保安病棟で働いていた．彼は，アイルランドとその哲学の研究で学位を取得している．彼の臨床上のテーマは，依存的行動の治療や司法領域発達障害に関することである．

Andrea Neeson（BSc Hons, SROT）

　資格を得て以来，さまざまな職域で働いてきた．彼女は，身体障害領域と精神障害領域の双方で経験がある．司法精神科作業療法士としては，保安環境で4年以上の経験があり，最初の司法精神科領域での職場は，現在ロザーフィールド病棟として知られている15床の精神科ICUであった．本書執筆時，彼女はフェアマイル病院のオックスフォードクリニックで，30床からなる中度保安病棟に勤務していた．ここは，オックスフォードシャー地方司法サービスの管轄である．現在，彼女は新しい領域に挑戦しており，脊髄損傷患者に関わる仕事をしている．

Rachel Prentice（DipCOT, SROT）

デボンアンドコーンウォール司法精神科サービスにおいて，作業療法部門の長である．ここは，発達障害の開放病棟，精神疾患の準開放病棟および中度保安精神保健病棟からなっている．司法精神科作業療法への興味は，彼女が一般の急性期精神科病棟において，法に触れた経歴のある2人の入院患者について専門家からスーパーバイズを受けたところからはじまった．1995年から司法精神科領域で，入院治療，リハビリテーション，退院前・退院後フォローアップサービス等を経験している．彼女はこれまで，2つの部門の長としての経験を含むさまざまなポストに就いてきたが，集団や個別アプローチを通した臨床上の実践も維持し続けている．

Mark Spybey（SROT）

1983年に卒業して以来，英国とカナダにおいて精神科領域のさまざまな職場（病院や地域を含む）に勤務してきた．彼は，低度および中度の司法保安病棟や，Phil Morgan氏と共にロンドンで働いた経験もある．現在は，ニューキャッスル・アポン・タイン地域で成人司法精神科の作業療法士長である．司法精神科領域のケアサービスにおいてリハビリテーション的視点の質を高めるため，彼は多職種チームによる戦略を発展させたいと考えている．精神科リハビリテーションのリカバリーモデルに加えて，人間作業モデルの使用に関しても豊富な経験がある．

Gill Urquhart（DipCOT, SROT）

現在，スコットランド国立病院の作業療法士長であり，1997年に彼女がこの作業療法部門を開設した．それ以前も，さまざまな管理部門や臨床の現場で働いており，成人の精神保健は常に彼女の臨床上の関心が高い分野であった．現在の関心は，スコットランドの司法精神科臨床ネットワーク内において，セキュリティレベルの異なる機関間で臨床実践上の強い連携をとることによって，作業療法を受けられる機会がさらに増す道を探ることにある．

Michelle Walsh（MSc, DipCOT, SROT）

11年以上にわたって中度および高度保安病棟に勤務し，急性期治療からリハビリテーション領域までさまざまな経験を有している．彼女は，現在，ブロードムーア病院において，女性患者へのアプローチを行う作業療法士の長である．彼女の仕事は，依存性病棟，危機介入病棟，入院アセスメント病棟において，女性患者に対する専門的作業療法サービスを提供し，病棟全体を管理することである．彼女の臨床上のテーマは，自傷行為と女性患者への一般精神保健サービスについてである．彼女は，ブロードムーア病院において女性患者のための自傷行為サポートグループを立ち上げ，自傷行為を引き起こす悪影響要因を研究調査し，それは彼女の精神保健学修士研究の一部にもなった．また，彼女は，緊急事態ストレスデブリーフィング（Critical Incident Stress Debriefing）のトレーニングを受けたことがある．

Kirsty Wilson（BSc Hons, SROT）

司法精神科領域との最初の出合いは，今から4年以上前にリーンダー発達障害開放病棟に勤務

していたときである．これに続いて，彼女は，精神疾患を抱える患者のために新たに設置されたエイヴォン・ハウスにおいて，作業療法サービスを展開していった．現在は，ラングドン病院とデボンアンドコーンウォール司法精神科サービスの上級作業療法士であり，最近では職業リハビリテーションサービスの開発およびコーディネート業務の責任も負うようになった．この職業リハビリテーションサービスは，中度保安病棟や発達障害病棟の患者が利用するところである．彼女の臨床上のテーマは，多職種チームアプローチと退院前教育である．

● 監訳者序文

「池田小学校事件」を契機に,「保安処分」等さまざまな論議を経て，2005年7月に心神喪失者等医療観察法が施行され，わが国においてはじめて本格的な司法精神科医療が開始された．それは同時に，日本において司法精神科作業療法がスタートしたことを意味している．

施行後約6年経過し，2010年度末時点で入院処遇が約1,320人，通院処遇が約970人（うち約580人は入院処遇後に通院処遇に移行）にのぼり，このうち約350人は本制度による処遇が終了し，一般の精神医療および保健福祉サービスによる支援に移行している．本書の訳者を含め，司法精神科医療および地域支援に関わる臨床家の方々の努力によるものであろう．着実に実績を積み効果を出しているところであるが，現在も医療観察制度への厳しい評価や意見があることも事実である．

しかし，本法の目的は「重大な他害行為を行った者の社会復帰」であり，どのような意見の立場の方も，どのようなシステムを組もうとも，触法行為となる他害行為を行った精神障害者への治療と支援，そして社会復帰の実現は，社会や地域が取り組まなくてはいけない課題であり命題である．この課題は，評価方法や治療方法，関わり，リスクマネジメント，認知行動療法，あるいは疾病別のアプローチ方法が有効に，そして適切に実施されて，はじめて実現するものであろう．

そのためのヒントやノウハウが蓄積されているのは英国であろうし，本書であろう．英国の刑事制度や司法精神科医療制度と日本の刑事制度や医療観察制度は異なっているが，医療観察制度の医療体制のモデルは，英国である．英国の司法精神科医療は1863年にブロードムーア病院が司法病棟として開始されたところからはじまっている．わが国の1世紀半も前から司法精神科医療制度が開始され，改正されながら運用され，実績を積んできている．われわれは多くのことを，英国を筆頭とした欧米諸国から学ぶ必要があろうし，今後も当分その立場は続くであろう．本書の訳者でもある三澤氏と中野氏は，制度開始前にブロードムーア病院の司法病棟に派遣され，実際に英国で学び研鑽を積んできている．

この日本のモデルとなった英国，それもブロードムーア病院を中心に司法精神科作業療法を経験してきた作業療法士が，さまざまな立場と角度から本書の原著である『*Forensic Occupational Therapy*』を取りまとめ，2003年に発刊した．筆者の知る範囲では，司法の精神科作業療法分野において，1994年にChris Lloydが『*Forensic Psychiatry for Health Professionals*』を発刊し，その他には，後にオーストラリアで発刊されたはずであるが，世界的には本書『*Forensic Occupational Therapy*』がこの分野の基本文献となろう．また，本書では刑務所における作業療法にも触れられており，日本においても「社会復帰促進センター」という名でPFI（private finance initiative）方式の民営刑務所に作業療法士が配置され，活躍する時代となってきている．本書訳者の歳桃氏がその分野で活躍している．触法障害者への作業療法を展開するうえでも本書はヒントとなろう．

　そういう意味から，医療観察制度に関わっている方，関わろうとしている方，触法精神障害者への支援に関わろうとしている方にはぜひ，手にとって読んでほしい本である．また，読んでいただければわかると思われるが，一般の精神科作業療法を展開するうえで基本となる実践的なヒントも多く記載されていることから，精神科を志す作業療法士や学生の方々にも非常に参考となろう．措置入院となった方々への作業療法を展開するうえでも，多く参考となろう．

　医療観察制度へのさまざまな意見がある中で，司法の分野に関わっている多くの臨床家の日々の努力によって，今までのシステムでは長期（ほぼ一生）の入院を余儀なくされるような対象者（重度の精神障害者）が地域に帰っていっていることを，筆者は社会復帰調整官の立場で実際に目にしてきた．今後も，地道に対象者に関わっていくことにより，医療観察制度は発展していくであろうし，それは，日本の司法精神科医療および司法精神科作業療法が発展していくことを意味している．筆者としては，司法精神科分野の発展を祈念すると同時に，本書がその一助となればと願うものである．

2011年11月8日

厚生労働省社会・援護局　鶴見隆彦
（前法務省横浜保護観察所，統括社会復帰調整官）

● 序　文

　1990年以来，触法精神障害者や保安施設に勾留されている人々に関わる作業療法士の需要は，劇的に増加している．もともと精神保健領域では，中度および低度保安病棟の多職種チームにおいて作業療法士は不可欠なものと考えられていたが，高度保安病棟や刑務所でのアセスメントやリハビリテーションに作業療法士が貢献するようになったのは，最近のことである．作業療法サービスを導入し，管理，発展させていくことは，臨床家にとっても管理者にとっても大変な仕事である．スタッフチームやそれより広域の組織と，役割，責任，優先順位，アセスメント等について協議しなくてはならないからである．作業療法は保健領域を越えて司法領域へと広がり，刑事司法制度，刑務所，および保護観察制度内で働く作業療法士は増加している．

　私自身の臨床経験から，こういった環境が，個人的または専門的な信念や，仮定や前提，あるいは関わり方や働き方等に特有の困難さをもたらすことを知っている．これらが理解されずに，支援システムも構築されなければ，司法精神科領域に従事する経験はひどく苦痛で破壊的なものとなってしまうだろう．司法精神科領域の作業療法士たちは日常的に，刑事司法と精神保健の間に横たわる異文化，基準や期待の違いを肌で感じ，その緊張関係の中で働いている．彼らは，地域の安全を損ねることなく，個人と組織の両方に対して，リハビリテーションアプローチと危険を承知で行うアプローチの両方を提供できる安全な環境と保安を確保しなければならない．この矛盾と困難さは，すべてのレベルの保安環境におけるケアだけでなく，地域でのケアにおいても見受けられる．

　本書で強調しているのは，このような文化を，それに伴う摩擦と共に理解することの重要性である．理解して解決すべき個人的な緊張関係というものはたくさんあり，たとえば，境界を設定し維持すること，セキュリティに関する日常業務への対処，患者の攻撃性管理訓練への参加，身体拘束メソッドの使用，セラピストを苦悩させるような罪を犯した患者たちへの関わりといったことも含まれる．共通して困難なのは，期限を決められずに勾留され，機能技術向上のためのいかなる活動にも参加する意思がほとんどない人々に関わるというところである．加えて，司法精神科作業療法士は，社会や地域に対して，自分たちの仕事をどのように説明すればよいかを考えなければならない．たとえば，家族，友人，多くの一般の人々やメディアが，"そのような人々"は専門家の努力と専門的治療の恩恵を受ける価値などないと，強くそして頻繁に意見してきたときにどう対処すればいいかを学ぶことは重要である．

　一方で，司法精神科領域の作業療法士は，患者に対して全体的視点に立って臨床実践ができ，包括的で徹底的な介入プログラムを実施できる良さがある．私たちはもう，司法精神科作業療法が，学生，サポートスタッフ，あるいは医療従事者にとって魅力的な分野にみえる段階に到達し

たと感じている．これにより，スタッフの採用は簡単になったかもしれないが，それは必ずしもスタッフの維持につながったわけではない．今後，多職種チームの同僚たちが作業療法士の役割をよく理解し，それを支持し，発展的にチャレンジし，相互に共に学び合って技能を共有することを願い，信頼し合い，一生懸命働き，そして自分の仕事からシステム全体をみつめる能力等が備わるところまで到達する必要がある．本書では，司法精神科領域で重要な経験をもつ多くの作業療法士たちの専門的技術を紹介し，共有している．著者は皆，介入の理由として活動を使用する重要性を強調している．より効果的に介入を行うには，技能こそが必要だとも力説している．著者の多くは，活動の使用は作業療法士の独占的領分でもなければ，提供すべき唯一の技能でもないと述べている．作業療法士がより発展的な役割を担うために，心おきなく他職種間と技能を共有し伝統的な作業療法から脱却できるようになるには，まず自分自身の役割や技能への信頼を確実なものにする必要がある．そのうえで本書は，作業療法士と他の司法領域スタッフ双方の役割を理解しやすくし，明確にするのに役立つであろう．また，司法精神科領域で臨床家や管理者として働きたい人にとって，本書は多くの有益な洞察を与えてくれるであろうし，すでにこの領域で働いている人にとっては，熟考し深める機会を与えてくれるであろう．

Mary Crawford
NZ Dip OT, SROT, DMS, MIHM

　Mary Crawford 氏は，保健専門職審議会（the Health Professions Council）の認定作業療法士であり，保健専門職審議会保健委員会長（Chair of the Health Committee on the Health Professions Council）でもある．以前は，ブロードムーア病院においてリハビリテーション局長・臨床支援サービス局長であり，高度保安精神科サービス評議委員会のコンサルタントでもあった．

● 目　次

謝辞 …………………………………………………………………………………… iii
著者紹介 ……………………………………………………………………………… iv
監訳者序文 …………………………………………………………………………… x
序文 …………………………………………………………………………………… xii

第1部　現時点での展望 …………………………………………………………… 1
第1章　出発点 …………………………………………………………………… 2
第2章　では司法精神科作業療法とは何か …………………………………… 12
第3章　よい臨床実践の基礎 …………………………………………………… 22

第2部　中度保安施設における作業療法プロセス ……………………………… 29
第1章　アセスメント …………………………………………………………… 30
第2章　プログラムの計画 ……………………………………………………… 44
第3章　誰もがアーティスト …………………………………………………… 53
第4章　司法精神科作業療法における認知行動療法的グループワーク …… 60
第5章　司法精神科作業療法の臨床実践における評価 ……………………… 72

第3部　さまざまな領域における司法精神科作業療法 ………………………… 83
第1章　高度保安病院の作業療法―ブロードムーア病院の見解 …………… 84
第2章　刑務所に従事する作業療法士 ………………………………………… 93
第3章　地域における司法精神科作業療法の発展 …………………………… 100

第4部　もち上がってきた特別な問題 …………………………………………… 109
第1章　司法精神科作業療法部門の開設 ……………………………………… 110
第2章　中度保安施設に従事する作業療法士のセキュリティ問題 ………… 118
第3章　チームワークと多職種の連携 ………………………………………… 129

第5部　臨床上の問題 ……………………………………………………………… 141
第1章　保安環境の女性患者たち ……………………………………………… 142
第2章　発達障害領域における司法精神科作業療法 ………………………… 151
第3章　自傷行為または制御不能な感情の軽減 ……………………………… 162
第4章　司法領域における依存性行動 ………………………………………… 172
第5章　性的犯罪者と作業療法 ………………………………………………… 183
第6章　人格障害―作業療法の役割 …………………………………………… 193

索引 …………………………………………………………………………………… 204

第1部

現時点での展望
Current Perspectives

第1章

出発点

Lorna Couldrick　　Deborah Alred

はじめに

　私たちは，強い熱意と不安な気持ちとある種の天真爛漫さが織り交ざったような感覚で本書を編集しはじめた．触法精神障害者（mentally disordered offenders）に関わることは，やりがいがあり，興味深く，チャレンジングである一方で，骨の折れる仕事でもあると経験からわかっている．特に作業療法士にとっては，歴史の浅い職種であるうえに司法精神科領域の中でも少数派集団であったことから，より大変な仕事であるかもしれない〔英国作業療法士協会学術部（COT：College of Occupational Therapists 1998）〕．これまでは，司法精神科領域の臨床実践をサポートするための文献が不十分であった．本書は，英国の司法精神科作業療法士によって執筆されたものであり，彼らの経験が記されている．

　多忙なセラピストにとって臨床に有効な文献とするために，私たちはこの本を，読みやすく，静かな仕事場でのひとときに楽しめるものとし，また一方で，議論や臨床実践や，さらに深い文献抄読を啓発し，刺激するものにしたいという明確な目的をもっていた．読者が参考にできるよう，本書を，日々の臨床実践にもとづいた，司法領域の業務の中で生じる複雑な問題を反映したものにしたかったのである．私たちは，こういったコンセプトを基盤にしている．

　その出発点として，私たちは，まず司法精神医学で働く作業療法士たちに連絡をとった．執筆者の選出にあたっては，いくつかのガイドラインに沿った原稿執筆の枠組みを周知したことと，執筆者たちの自発的なやる気の他には特別な基準を設けなかった．この本の制作過程では，言葉の使い方に変化が生じてきた．それは，"司法精神医学の領域で働く作業療法士"について語ることから，"司法精神科作業療法士（forensic occupational therapists）"という，本書の題名にも表れているように，"司法精神科作業療法"について記述するものへと変化していったのである．

　この章では，司法精神科作業療法の概要や本書の根本理念を示し，執筆者に課された課題について述べていく．本書の枠組みを概観し，強調されるべきテーマを繰り返し述べる構成になっている．また，この章では，専門家間のネットワークに対する読者の注意を喚起することによって，司法精神科領域の業務に従事することから受ける恩恵のようなものがもたらされることを期待している．本書全体を通じてその片鱗が少しずつもたらされることになるので，この章は未来を展望することで締めくくることにする．私たちが記載しきれなかったこともあるが，他の著者が今後取り組んでくれるであろう．今後の臨床実践状況の変化，特に司法制度上での変化が指摘され

ており，また，研究文化を発展させる必要性についても考慮すべきである．

司法精神科作業療法士の概要

英国作業療法士協会学術部が実施した調査（Crawford 1998）によると，保安領域に従事する作業療法士の大多数は，司法精神医学における臨床経験が3年以下であることが明らかになった．この調査では，特に特別病院（special hospital：司法病棟）において，技術指導インストラクターやヘルパーとして援助的な役割を担うスタッフのほうが，より多くの経験を有していることがわかった．加えて，保安施設の作業療法士の多くは，専門職種として相当に孤立した状況で従事していることも報告された．大半は上級作業療法士（SeniorⅠgrades）として雇用されているが，司法領域の臨床的技術を専門的なスーパービジョンを受けながら直接学ぶ機会はほとんどない．またこの調査では，施設運営の戦略的なプランニングの中に，作業療法が取り入れられることがほとんどないことも明らかになった．

本書の根本理念

司法精神医学における経験が限られているということに加えて，新たに司法領域の業務に携わる作業療法士を支える文献も不足している．他の専門職，特に看護師に特化したものについては，すでにいくつかの文献が出版されているが，作業療法士のためにあるテキストは，たった1冊だけである（Lloyd 1995）．Chris Lloydは，オーストラリアとカナダの両国で司法領域に従事した作業療法士である．彼女が執筆した『保健専門職種のための司法精神医学（*Forensic Psychiatry for Health Professionals*）』では，司法精神科領域の患者へのリハビリテーションの発展と実践について，十分調査研究された視点をもたらしている．この本の中で彼女は，専門的実践を"どのように行うか"に焦点を当てている．近年の臨床実践の手法とモデルの発展や専門的実践の"なに"や"なぜ"について強調することによって，本書が彼女の業績を補足するものとなることを願っている．これまで司法精神科作業療法を説明するものが，ほとんどなかったことから，本書が基礎的な情報を提供し，それらを組み立て，日常的な臨床経験を伝えるものにしたいと考えている．

作業療法の実践についての情報は，司法精神科領域の多職種連携に関する書物の中にまとめられるべきだという意見もあるかもしれないが，残念なことに他の書物の中でも，作業療法に関する記述は欠落しているか，あるいは省略されているのである（Stone et al. 2000, Mercer et al. 2000, Robinson and Kettles 2000, Webb and Harris 1999, Vaughan and Badger 1995）．本書の編者として，そして臨床家として，作業療法士が，自らの臨床実践を支える明確なものを必要としているのではないかと感じた．それは，専門職としての貢献を認識し価値づけることによって，まさに多職種連携の中で働く自信をもつことができるということである．

本書の主な読者は，専門職の中でも，サポートスタッフや学生を含む，司法領域の従事者であろう．しかし，池に一石を投じるように，本書で述べられている経験，知識，専門的技術の波紋

は外に向かって広がり，他の領域の作業療法士にも届くだろう．本書は，一般精神保健分野・長期療養型施設・デイケアに従事するスタッフや，卒前・卒後の学生，そして波紋の外側にいる身体障害領域や地方自治体の作業療法士にとっても，価値のある一冊となるであろう．臨床実践の状況がまったく違ったとしても，多くの作業療法士は，自分たちが関わっている相手が人格障害か，あるいは法に触れた過去がある人もいることにあらためて気づくであろう．

専門職以外では，活動を計画し展開することに関わり，その活動を意識的に治療的なものにしたいと考える人々にとっても適しているであろう．司法精神科チームの他の職種も，なんらかの関心を見いだすかもしれない．本書は，作業療法士が達成しようとしていることについて理解を深め，専門的役割が重複し相互に補完し合う部分について明らかにするのに役立つのである．なお，本書は英国における臨床実践を記したものであるが，海外の読者にとっても興味深いものになると期待している．

執筆者の課題

私たちがそれぞれの執筆者に課した課題は，日常的に出合う問題やケースの事例を取り上げる等，自らの経験を書くということであった．彼らの臨床実践にもとづいた本にしたかったからである．また，難解で理論的な学術書にしたいのではないということも伝えた．むしろ，それぞれの章が，司法領域での業務がどのようなものであるか，この著者はわかっているなという感じが生き生きと表れているものにしたかったのである．執筆する中で彼らには，すべての答えを提供するのではなく，司法精神科作業療法士が直面している問題の中からいくつかを強調するよう求めた．また，どんな理論も，司法精神科作業療法においてそれがどう適用されるかに焦点を当てるようにした．執筆者たちには，領域内のすべての科学的，理論的な知見を含める必要はないが，読者がさらに知識を深めるための手がかりになる情報は含めるよう求めた．

本書は，執筆者たちが行ってきた経験に焦点を当てており，各章はそのような理解のもとに読んでもらいたい．たとえば，私たちは用語表記の統一はしなかった．そのため，執筆者によって患者，受刑者，クライエント，入所者，犯罪者，サービスユーザー等の異なる表現を使用している．その他の専門用語，課題（task），活動（activity），作業（occupation），専門職種間（interdisciplinary），多職種（multidisciplinary）等についても，各執筆者によってその意味は微妙に異なるようである．たとえば，John Chacksfield は，他の執筆者たちが「重複診断（dual diagnosis）」は精神疾患と発達障害あるいは人格障害の診断が結びついたものとしてきたところを，「重複診断」の定義を精神疾患と物質乱用の問題として扱っている．また，グループワークを一貫して行えるような病床数を有する大規模な地域保安施設に勤務している執筆者もいれば，グループワークを行うことが難しい小規模施設に勤務している者もいる．同様に，2つの章を除いてすべてイングランドにおけるもので，今回ウェールズ，あるいは北アイルランドのものは入っていないが，「司法精神科作業療法部門の開設」と「性的犯罪者と作業療法」の章は，スコットランドにおける経験にもとづいている．法制度等の違いについての判断は，読者の裁量にお任せするところである．

本書の枠組み

　第1部「現時点での展望」では，臨床実践の枠組みとなる内容の章を提示した．Lorna Couldrickによる「では司法精神科作業療法とは何か」では，役割を定義し，なぜ忙しくすること自体が治療的でないのかということについて明確にしようとした．Marion Martinによる「よい臨床実践の基礎」はきわめて重要な章であり，臨床の基礎的理論と現実とのはざまで困惑する司法精神科作業療法を直接的に観察したものである．一般の病棟では，理論的な原理について開示したり明言したりすることはほとんどみられないが，司法精神科領域ほど，このような原理の存在が明らかなところはないのである．

　第2部では，司法精神科作業療法士の大部分は中度保安施設に勤務していることから，「中度保安施設における作業療法プロセス」について紹介する．Claire Bartonによる「アセスメント」は，まさにセラピストにとってのワークブックであり，特に新たに司法領域に従事する者にとって参考になるであろう．他の職種にとっても，作業療法士のアセスメントにおける異なる視点に触れ，それがどのように多職種間のケアプランに活用されているかを理解するのに役立つと思われる．全体を通して，執筆者たちは個別の治療プログラムの重要性について触れている．しかしながら作業療法士は，これらの個別治療プログラムを包括的に捉えて取り扱う必要もある．個別の治療プログラムが積み重なって，病棟全体のプログラムが構成されるからである．Deborah Alredは「プログラムの計画」において，こういった関係のバランスをとるための提案をしている．Mark SpybeyとPhil Morganによる「誰もがアーティスト」では，司法領域で創造的な方法を活用することについて探っている．この章と次の章であるRebecca Kellyによる「司法精神科作業療法における認知行動療法的グループワーク」では，これまでに行ってきた介入の広範で多様な知識の宝庫から，ほんの一部を紹介している．Channine Clarkeは「司法精神科作業療法の臨床実践における評価」において，評価の詳細について触れることで第2部をまとめている．入所者に対する作業療法プログラムの評価と，臨床全体を管理する観点から，サービスにおける作業療法プログラムの評価について考察している．

　第3部では，「さまざまな領域における司法精神科作業療法」の類似点と相違点について読み進めていく．Michelle WalshとJoe Ayresによる「高度保安病院の作業療法—ブロードムーア病院の見解」は，高度保安病院の作業療法についての門戸を開いた．ここでは，ブロードムーア病院で30年過ごした後に中度保安施設に移送された長期在院者の事例についても紹介する．「刑務所に従事する作業療法士」では，新たに出現してきた作業療法士の役割についてRebecca Hillsが記述している．彼女は，刑務所の保健サービスの発展と，作業療法の発展的なアプローチについて示している．Catherine Joeは，「地域における司法精神科作業療法の発展」の中で，障害の医学的モデルから社会的モデルへの転換に焦点を当てている．彼女は読者に，社会的統合をはばむものに対して，より広い視野をもつ必要があることに気づかせようとしている．医学的モデルでは患者のスキルを向上させることに焦点をおくが，彼女は，地域が社会的統合を促進して，特有の臨床実践にチャレンジする傾向に変わるために，作業療法士が担う役割について述べている．

第4部，「もち上がってきた特別な問題」は，必ずしも司法領域独自の特徴というわけではないが，その職務の特性から，事態を悪化させる問題となったり，一般精神科よりも多くの注意を要する問題であったりする．多くの作業療法士たちは，苦い体験を通して，サービスを確立することが，どれほど難しいかを知っている．作業療法は他の職種から，所詮は後からつけ加えられた職種であると認識されたり，非常に漠然とした理解しかされていないことも多く，完全なチームの一員としてポジティブな治療関係に適合していくには，大変な努力を強いられてきた．Gill Urquhart は，「司法精神科作業療法部門の開設」の肯定的な経験について，それがどのように達成されたかを述べている．保安については，すべての章で繰り返し述べられているが，おそらくそれが一般精神保健領域と司法領域とを明白に分ける1つの問題であることから，保安について単独で扱う章が必要であると考えた．「中度保安施設に従事する作業療法士のセキュリティ問題」では，Andrea Neeson と Rebecca Kelly が，新たに司法領域に従事する作業療法士のために役立つガイドを書いている．また，触法精神障害者の活動を請け負うに当たってセキュリティ関連について考える必要がある管理者にとっても有益だろう．「チームワークと多職種の連携」は，司法精神科作業療法が成功するための鍵である．Helena Holford と Deborah Alred が，良好な多職種連携の臨床実践を高めるための積極的なアプローチについて議論したものである．

　第5部，「臨床上の問題」では，特定の対象群に対する作業療法について考える．「保安環境の女性患者たち」は，臨床的な問題としてきちんと考えられることはなかったが，彼女たちのケアは見落とされたり，男性中心のサービスをそのまま付与されたりしてきた．Kathryn Harris は，その背景を説明し，性別に配慮したサービスを可能にするための介入戦略を提案している．Rachel Prentice と Kirsty Wilson は，発達障害のある人々が，なぜ別の専門的サービスで処遇されるべきなのかについて詳しく説明している．彼女たちの執筆した「発達障害領域における司法精神科作業療法」では，優れた臨床実践の中で，どのように権利，自立，選択肢，統合といった重要な理念が折り合っているかについて示している．現在でも相当な数の人々，主に女性が，法に触れた経歴がないにもかかわらず高度保安環境の中で勾留されたままになっている．勾留が続く原因となる行動のほとんどが自傷行為である．Ann McQue は，彼女の章である「自傷行為または制御不能な感情の軽減」において，この難題に取り組んでいる．「司法領域における依存性行動」も，単独の章を設けるに値すると感じたものであるが，John Chacksfield はアルコールや薬物の使用，またはその他の依存行動が，どのように司法精神科領域のリハビリテーション過程に別の複雑さをもたらすかについて強調している．「性的犯罪者と作業療法」では Edward Duncan が，性的犯罪ほど社会からの強い反動を引き起こす犯罪はないことを認めている．感情的な反応を超えて，この対象者群に対する作業療法士の役割について詳細な説明を行い，その発展の可能性について検討している．この第5部は「人格障害―作業療法の役割」で終結する．Lorna Couldrick は，なぜ人々は人格的な問題を抱えた精神病患者は手に負えないと思うのか，なぜすべてのサービスができるだけ早く彼らをよそに受け渡したがるのかについて，処罰・治療・社会防衛の観点から，彼らへの最善の関わり方を織り交ぜながら示している．

繰り返されるテーマ

　本書の全編を通じて，多様な問題が繰り返し語られている．諸問題の最初に挙げられるのは，対象者群の特性である．17歳以上の男女から構成されており，若い男性の比率が比較的優勢である．アセスメントの目的で28日間だけの入院の者もいれば，何十年も保安環境にいる必要性を指摘された者もいる．セキュリティレベルの高い施設に移送される者もいるが，大多数は最終的にセキュリティレベルが下げられて，地域社会に戻っていくのである．しかしながら，少数の者は，刑務所あるいは病院で残りの人生を過ごさなければならない．彼らの精神障害の程度には大きな幅があり，急性期の状態にある者もいれば，精神疾患の症状をまったく経験しない者もいる．彼らはそれぞれの生き方をしてきたわけだが，1つだけ普遍的なものは，モチベーションの欠如と，関わりがとりにくい性質である．司法精神科作業療法は，司法裁判制度と精神保健法制度の接点にある．司法領域のクライエントは，彼らの意思に反して収容されていたり，あるいは地域生活において行動制限を受けていたりする．多くは，それがいつまで続くのか示されていない．専門家ではない一般の人々にとっては，精神保健処分は犯罪者に対する寛大な選択肢にみえるかもしれないが，犯罪者にとって期間の宣告がされていないということは，非常に安易にどうにでも扱われてしまうということなのである．

　もう1つの繰り返し述べられているテーマは，治療と抑制との緊張関係である．この仕事の性質から，リスクアセスメントやセキュリティについて考慮せざるを得ない．治療的な仕事は安全でない環境では行えないが，一方で，厳しいセキュリティ基準では治療的な介入が制限されることにもなる．施設によっては，セキュリティの基準があまりにも高いことが論じられた (Chacksfield 2000)．しかしながら，本書の執筆者たちは，この緊張関係に対して，どのように取り組んできたかを，彼らの臨床的論法を用いて示している．また，執筆者たちは，難しい対象者群に関わるためのサポートと専門的技術の共有の両面において，多職種チームの中で従事することの価値についても述べている．相互に支え合うチームで働くということは，安全を確保するための重要な要素の1つであると考えられる．相互に支え合うチームで働くには，職種間の卓越したコミュニケーション，技術を共有するための自信や信頼，相互の専門的技術に対する敬意等が求められる．

　同じように，セラピスト自身の臨床実践による反響と自己認識を高める必要性について，本書全体を通じて繰り返し述べている．そのためには良質なスーパービジョンとサポートが重要であることを，数名の執筆者たちが強調している．特に専門的に孤立した状態で従事しているセラピストは，強いサポートシステムを構築する必要がある．それはサービス全体に広がり，司法精神科ネットワークを発展させる道へとつながるかもしれないのである．

司法精神科作業療法ネットワーク

　司法精神科作業療法は，英国の専門的臨床実践の分野において急速に成長している．この専門

領域での発展は，英国全土に広がる作業療法士の支援ネットワークをもたらした．
これには以下のようなものが含まれる：

・全国および地域司法精神科作業療法技師長会議（the National and Regional Forensic Head Occupational Therapists Forums）
・地域研究および発展グループ（the Regional Research and Development Groups），すべての階級の作業療法スタッフによって組織されている
・司法精神科施設間のピアスーパービジョンおよびピアサポート．彼らは，共有されたイニシアチブと多中心的運用をもたらした
・全国司法精神科作業療法学会（the National Forensic Occupational Therapy Conference），これは1998年から毎年円滑に運営されており，カーステアーズにある国立病院により組織されている

　これらの団体は，それぞれの専門において良質な臨床実践を発展させることに積極的である．たとえば，「司法精神科収容施設における作業療法実践のための業務規定」（英国作業療法士協会学術部2002a）は，全国および地域司法精神科作業療法技師長会議と共同編集されたもので，先行研究に参加したすべてのスタッフの尽力によるものである．これらのネットワークは，本書の編集を後押しするものであった．

　私たちは，オンライン・ネットワークに根ざした膨大な資料および機会を利用することが可能な時代に生きている．その手始めとして読者には，司法精神科看護情報ホームページ〔the Forensic Nursing Resources Home Page（www.fnrh.freeserve.co.uk）〕を閲覧することをお勧めする*[訳者注]．ここでは関連する多くの文献を入手することができ，また雑誌，共同研究等，他の司法関連サイトへのリンクも提供されている．司法精神科作業療法のメーリングリストも始まっている．司法精神科作業療法士たちが，互いのアイデアを共有し，専門的な問題に対する質疑や議論ができる公開討論の場になっている．ウェブサイトおよび入会案内については，次のサイトで見つけることができる．
http://uk.groups.yahoo.com/group/forensic_occupational_therapy/

司法領域に従事する充実感

　急性期の入院医療においては，リハビリテーションのための時間は減少の一途をたどっている．セラピストたちは，患者を安全に退院させることが優先され，患者の名前を覚える時間すらない回転ドア現象に不満をもっている．地域の精神保健チームでさえ，社会資源の運営管理上，長期間に及ぶ介入の正当性を示すことは難しい状況になってきている．しかし司法精神科領域において，唯一活用できるものは時間なのである．十分計画を練り上げ，より意義深いリハビリテーションを実行するための時間である．入院時の病状が悪く，簡単な身の回りのこともできない状態の

＊：以下，本書で紹介しているホームページの中には，翻訳時（2011年）にアクセスが不可となっているものも含まれるが，原著の記載のままとした．

患者に対して，自分の部屋で自立した生活を送るためのスキルが準備できるプログラムを少しずつ計画していくことは，まさに価値があることである．

また，精力的で刺激的なチームの一員として働く喜びもある．これは，単に他の職種の傍らで働いて，患者の健康および福祉に対する責任を共有するだけではなく，他職種の活動プログラムに積極的に関わり，その重要性を認識し，その一翼を担いたいと望むことでもある．ある女性患者が主治医と一緒にグループの食事をつくっていたときに起きた変化が，とても大切な記憶として残っている．彼女は家族のお気に入りの献立であるチキンカレーを，グループのメンバーに振る舞うことを楽しんでいた．そのグループ，特にメンバーの1人は，以前から彼女に対して畏怖の念や恐怖感を抱いていたのだが，この彼女の分かち合う行動に触れて，彼女の謙虚さや人間性を評価してくれたのである．

推進する

本書では，多くのことが省略されているのも事実である．たとえば，すでに改めるには遅すぎるが，仕事や職業リハビリテーションについて触れることはほとんどなく，また患者の多様な文化的ニーズについてもまったく載せていない．この本をきっかけに，ここで紹介された考えが洗練されて発展するような多くの書物が後に続くことを望むものである．新しいテキストに組み込まれる変化については，予測することはできるが，今現在の臨床実践の一部ではない．このことは，NHS（National Health Service：国民保健サービス）の計画，臨床管理要綱（Department of Health 1998，Department of Health 2000），最近刊行された臨床実践のための専門的基準（College of Occupational Therapists 2002a）を継続的に実行していくことも含まれる．加えて，スコットランドおよびイングランド，ウェールズにおける新たな精神保健法制度については，法令集に掲載されている．

司法精神科領域における作業療法の基礎となる知識や調査に関する書物は，"白紙のキャンバスのようなものであり，今後議論するべき調査や発展には，まだまだ膨大な余地が残されている"（Mountain 1998 p.15）．本書はその出発点であり，現時点の臨床実践の基本について述べている．本書が，今起こっているテーマについて発展させ挑戦しようとする読者を励ましたり，本書で詳述した情報を科学的に論証してみようと奮起させたりするものとなるよう願っている．全国司法精神保健調査および研究プログラム（The National Programme on Forensic Mental Health Research and Development）が，1999年4月に設立された（Department of Health 2002）．この研究グループに委任された専門家の論文は，保健省のウェブサイト（www.doh.gov.uk/fmhrd）で利用可能である．同様に，英国作業療法士協会学術部（College of Occupational Therapists 2002b）でも『司法精神科作業療法における戦略的展望と活動プランの調査と発展（*Research and Development Strategic Vision and Action Plan for Forensic Occupational Therapy*）』を出版した．この中では，職業的および多職種的な調査の目的について確認し，10ヵ年戦略的枠組みづくりにも着手している．加えて，司法精神科作業療法のための調査の最優先事項が完成したところである．これは，臨床実践を行っている臨床家たちの判断によって，このチャレンジングな領域において

優先されるべき調査の枠組みを概説している（Duncan et al. 2003）．

　研究は非常に重要なものであるが，それは崇拝されるべき神ではなく，乗るべき馬なのである．調査は最善の場合，より有効で確実な未来へと私たちを導いてくれるが，最悪の場合には調査が，少なくとも3人の他者がすでに述べていることを証明する必要性を感じずに自らの考えを述べることへの勇気を蝕んでしまう． (Willson 2002 p. 312)

　今のところ，司法精神科作業療法の臨床実践をサポートする実証的なエビデンスはわずかであるが，有効性についてのエビデンスがないという意味ではない．本書では，熟達した臨床家たちの経験を通して得られたエビデンスを提供している．

結論

　私たちは，読者がこの本を楽しんでくれること，そして本書で示した司法精神科作業療法士の経験が，議論を喚起し，刺激するものとなるよう切に願っている．司法精神科領域に従事することは，非常に価値のあることである．またそれは，やりがいがあるものの，骨の折れる仕事でもある．この本は出発点であり，今後より多くの人々が後に続くであろう．将来の研究が，本書で示したアイデアについてよりよいエビデンスをもたらすだろうと確信しているし，研究は臨床実践に関する適切なエビデンスをもたらしてくれるので重要である．しかし，これらは達成されるまでに時間がかかる．それまでの間，本書が読者の理解をうながし，司法精神科作業療法に従事するための自信を得る手助けになるものと信じている．

文　献

Chacksfield J (2000) Patients must get therapeutic space. Therapy Weekly, 20 July 2000.
College of Occupational Therapists (1998) Occupational Therapy Services—Securing the Future? Executive summary of a conference held 12 March 1998. College of Occupational Therapists.
College of Occupational Therapists (2002a) The Standards for Practice：Occupational Therapy in Forensic Residential Settings. College of Occupational Therapists.
College of Occupational Therapists (2002b) Research and Development Strategic Vision and Action Plan for Forensic Occupational Therapy. College of Occupational Therapists.
Crawford M (1998) Current Occupational Therapy Activity and Staff Profiles in Forensic Psychiatry. Presented at Occupational Therapy Services—Securing the Future? Conference held 12 March 1998. College of Occupational Therapists.
Department of Health (1998) A First-class Service：Quality in the New NHS. The Stationery Office.
Department of Health (2000) The NHS Plan：A Plan for Investment, a Plan for Reform. The Stationery Office.
Department of Health (2002) National Programme on Forensic Mental Health Research and Development. Downloaded from http://www.doh.gov.uk/fmhrd.htm on 06/09/02.
Duncan E, Munro K and Nicol M (2003) Research priorities in forensic occupational therapy. The British Journal of Occupational Therapy 66（2）55-64.
Lloyd C (1995) Forensic Psychiatry for Health Professionals. Chapman and Hall.
Mercer D, Mason T, McKeown M and McGann G (eds.) (2000) Forensic Mental Health Care：A Case Study Approach. Churchill Livingstone.

Mountain G (1998) Occupational Therapy in Forensic Settings : A preliminary review of the knowledge and research base. Research and Development Group, College of Occupational Therapists.
Robinson D and Kettles A (eds.) (2000) Forensic Nursing and Multidisciplinary Care of Mentally Disordered Offenders. Jessica Kingsley.
Stone J, Roberts M, O'Grady J and Taylor A with O'Shea K (2000) Faulk's Basic Forensic Psychiatry (3rd edition). Blackwell Science.
Willson M (2002) The Casson Memorial Lecture 2002 : A Culture to Care For. British Journal of Occupational Therapy 65 (7) 306-314.
Vaughan P and Badger D (1995) Working with the Mentally Disordered Offender in the Community. Chapman and Hall.
Webb D and Harris R (eds.) (1999) Mentally Disordered Offenders : Managing People Nobody Owns. Routledge.

用語解説

特別病院（special hospital）―英国の高度保安病院の総称．

保安施設―英国の司法病棟は，患者の状態によって「低度・中度・高度」保安病棟（施設）に分かれ，治療を行っている．日本の医療観察病棟は，英国の中度保安病棟をモデルとしている．日本では医療観察病棟を700床配置する予定であるが，英国の司法病棟は約3,000床であり，人口比を加味すると約10倍の規模である．

第2章

では司法精神科作業療法とは何か

Lorna Couldrick

はじめに

　英国の司法精神科領域に従事する作業療法士の数は，この20年間に飛躍的に増加した．これは，段階的なレベルに応じた保安とリハビリテーションを行う中度保安病床を地域ごとに備えるよう勧告したバトラー報告書（Home Office and Department of Health and Social Security 1974）に従ってのことである．これらが，地域保安施設（RSU：Regional Secure Unit）であった．また，作業療法士の増加は，地域ケアの発展と保護施設の終了によって，提供される精神保健サービスのパターンが変化したことも表している（Prior 1993）．結果として，閉鎖病棟の減少は他害の危険性が増すという公衆の認識と結びついて，触法精神障害者に対するサービスの改善を求める政治的な原動力となった．その後，リード報告書（Department of Health and Home Office 1992）は，中度保安病棟を増やし，精神障害者を刑事司法制度から司法精神医療へ移行すること，触法精神障害者のケアをリハビリテーションも含め向上させることを勧告した．このような拡張に伴って，作業療法は，触法精神障害者の複雑なニーズに取り組むことができる専門職として認知されるようになった．個人の作業活動の特性，精神保健，犯罪的行動には関連性があることも認められるようになった．

　この章のねらいの1つは，作業療法の根底にある哲学や価値の違いを明確にし，なぜ忙しくすること（being busy）それ自体が治療的ではないのかについて，はっきりさせることである．もう1つは，個々の患者への多職種によるケアプランと司法精神科サービスでの組織的で戦略的なプランの，2つのコンセプトを統合するための論理的根拠を示すことである．作業療法は，すべてを治療する"万能薬"的アプローチを求められているのではなく，多職種チームで共有する治療的努力の中に作業療法独自の貢献が明らかにされるようにしなければならない．同様に，すべての活動が作業療法士のみによって行われるのではなく，多くの他職種も関わっているのである．この章では，何が活動を治療的にするのかを識別していく．

　この章は，司法精神科作業療法の定義について探求することから始まり，次に作業療法の目的から忙しくするという概念を切り離していく．自分たちが何をするべきか，作業療法士はもっとはっきりさせる必要があることについて論じる．あまりに長い間，その専門性の核となる目的について誤解と混乱がつきまとってきた．これを正すには，専門性の基礎となる信念と価値観について，作業療法の中核をなす技術とともに熟慮されなければならない．

司法精神科作業療法の定義

「司法（forensic）」という用語を定義することは，比較的簡単である．コンサイス・オックスフォード辞典には，「司法裁判と関連するもの，あるいはそれを活用すること」とある．よって「司法科学」とは，法廷に提出する証拠を確立することに特化し焦点を当てた科学の分野であると説明することができるし，「司法精神医学」は，触法精神障害者のアセスメント，治療，収容および地域でのマネジメントに関わるものといえる．

「作業療法」を定義することは，さほど容易ではない．カナダ作業療法士協会は，「作業療法の基本的な役割は，作業をできるようにすることである」と考えている（Townsend et al. 1997 p. 30）．

「作業とは，身の回りのことをしたり（セルフケア），人生を楽しんだり（余暇），所属する地域の社会的・経済的な組織へ貢献すること（生産性）等を含んだ，人々が自分自身を満たすために行うすべてのことである」（Townsend et al. 1997 p. 30）．人は投獄されると，それまでしていた作業を奪われることになる．現実に司法サービスの目的は，まさに個人が活動に携わることを制限することなのである．ところが，この制限に付随することは，意味のある活動の選択の欠如であり，作業が剥奪された状態が生じた結果として抑うつや無気力な状態におちいるのである．この重要なテーマについては他の章でも取り上げているが，作業の剥奪を防ぐ役割をもつのは司法精神科作業療法士だけといえるであろう．またほかにも，作業に関わる際の治療的有効性を左右する重要な要素がある．

英国作業療法士協会学術部は，次のように定義している．

作業療法とは，身体や精神の疾患あるいは障害がある人々に対して，生活のあらゆる側面においてその人なりの最大限の機能向上と自立を達成する目的のために，特定の選択された作業を通して行う治療である．作業療法士は，個人の身体面，心理面，社会的機能をアセスメントし，機能障害がどこにあるか見分け，障害を克服するための体系化した活動プログラムを通じてその人に関わるのである．選択される活動は，その人の個人的，社会的，文化的，経済的なニーズに関連し，その人の生活を左右する環境的因子を反映するものになる．
(College of Occupational Therapists 1994 p. 2)

本書は，この定義が司法精神科作業療法士の臨床実践の中で，どのように解釈されているか実例を提供している．この章では，司法精神科作業療法士の介入の基礎をなす価値と技術的基盤について考察する．特に重要なのは，専門職としての2つの中核的信念である．1つは，作業は人間が存在するうえで根本的かつ必須なものであるということ，そしてもう1つは，治療の原動力としての作業の価値についてである．これらの信念は，作業療法の目的に沿った治療意図と忙しくすることを区別することによって，さらに発展していくものである．作業療法のもつ役割とほかの司法精神科領域の専門職とを区別するのは，この2つの信念であるということについて論じていく．

本書は主に，司法精神医学における専門的な貢献について述べているが，すべての司法精神科作業療法が，触法精神障害者に向けたものだと仮定するのは極端だろう．確かに，現在のところ，

刑務所で行われるほとんどの作業療法は精神保健の問題を抱える人々が対象であるが，作業活動の特性，疎外，犯罪的行動の間にある関連性についても認識されつつある．社会的隔離病棟による報告（2002）では，拘禁刑は受刑者の大部分の再犯を防ぐことには成功していないと指摘している．受刑者の多くは基本的な生活技能が非常に低く，実のところ拘禁刑は"精神的・身体的な健康を悪化させ，生活技能や思考を蝕むという真の危険"を引き起こしていることが報告によって強調されている（Social Exclusion Unit 2002 p.3）．服役することによって再犯が減るように改善されるべきであると，報告は提案している．この変化をなし遂げるために司法精神科作業療法士の担うべき役割がある．

それはつまり，司法精神科作業療法は法に触れた精神疾患のある人の治療だけでなく，犯罪行動に対処する手段としても認識されるということである．作業的行動とウェルビーイング（well-being：安寧）との重要な関連性について，認識されはじめている．彼らの生活に意味や価値を与える作業へ参加できるよう助け，健康を増進するだけでなく疎外感や反社会的行為を緩和することで，彼らが生活する社会や文化へとつながることができるよう援助することが求められる．

作業療法から忙しくすることの分離

司法領域全体の中では，さまざまな職種が，偶発的あるいはその職種の主要な役割として活動を用いることに関与している．刑務官，技術指導インストラクター，看護師，心理士そして教育者等がこれに含まれる．特別病院はプロテスタントの職業的倫理感にもとづいて設立されたもので，新しいリハビリテーションサービスは古い作業部門から発展してきた．そこでは，職業的あるいは娯楽的な活動をベースとしている（Muth and Williams 1995）．これらの活動は，治療的手段の中できわめて重要であり，価値があると認め理解することは重要である．司法精神科作業療法とかなり重複し，互いに補足し合う実践もある．他の領域の活動に対する貢献について認めつつも，この章では司法精神科作業療法の特性について概観する．

本書の副題として検討していた「（刑務所で）時間をつぶすのではなく，時間を活用する（Using Time Not Doing Time）」というフレーズは，1994年に当時の刑務所監督官であったStephen Tumin判事が行った講義の中から拝借した言葉である．Tumin判事は，郵便袋の裁縫や石割等の作業が受刑者にとっていかに無益であるかについてありありと語った．受刑者が犯罪に依ることのないように将来の準備をするために時間を使うべきである，という彼のビジョンについて概略を述べたのである．それは，あたかも司法精神科作業療法士の役割について述べているかのようであった．活動を懲罰として使ったり，あるいは償いの手段や危険な人々を安全に管理する方法として利用したりすることと，治療的な手段として活動を用いることとでは決定的な違いがある．この違いを明らかにするためには，専門職の哲学的立場について検証する必要がある．

専門職の哲学とは，"信念"あるいは"価値"のシステムである．価値とは，個々の主義あるいは基準であり，人生において何に価値があり重要であるかの個々の判断，と定義づけることができる．価値は厳格に固定されたものではなく，理屈や議論を通じて発展していくものであり，文化やニーズの影響を受けるものである．多くの人が，作業療法の根底をなす哲学を表現しようと

試みてきた（Yerxa 1983, Mayers 1990, Kielhofner 1997, Townsend 1997, Wilcock 1998, Hagedorn 2001）．彼らの業績を要約すると，作業療法が信じ，価値を認めているのは，以下のようなことである．

・人間存在の基本であり，必須である作業
・治療の原動力としての作業
・個人の人間性
・個人の主体的な経験

　これらの価値は，個人が，環境・家族・文化といった広範な文脈において理解されるという前提のもとに設定されている．

　作業（occupation）は「人間存在の基本であり，必須」とあるが，これは元来人間が作業的な性質をもっているからである．作業は人間の自然な営みであり，毎日の生活の枠組みを形づくるものとして当たり前に捉えられている．これまでずっと，人々はその価値を保健において引用してきた（Wilcock 2001）．これは作業療法に限ったことではなく，医師，看護師，ソーシャルワーカー，工芸家，教師およびその他の作業の効果を認識した専門職の先駆者たちも含まれている．他の専門職は，それぞれの度合いにより作業を価値づけてきたことと思われるが，作業を中核的な価値として引用している職種は作業療法士以外にはない．活動は，とても基本的で明らかなものであり，それは絵の背景にあり絵の対象そのものではないとされてきた．作業療法士にとっては違うが，他職種にとってはこの価値が，専門的学習や業務の優先度を順序づけているのである．

　収容されている患者や受刑者は，限られた環境の中にあっても本質的に活動的であり，多くのスタッフは直感的に治療的な活動に関わらせようとするだろう．たとえば，ある看護師は，疑い深くて関わりにくい受刑者と関係を築くために，園芸の技術を用いる．ハンギングバスケットの鉢植えは，お互いを知るための安全で脅かされない方法である．他の専門職が活動を促進することはあるが，多くの場合，薬物治療や保安といった他の業務の後に行われる．しかし作業療法士にとっては，これが最優先事項である．地域生活においては，地域の社会資源を活用しながら，患者がよりよい作業的バランスをとれるようにする．保安環境においては，受刑者や患者が，暇をつぶすのではなく時間を活用する経験ができるよう変化させることである．たとえば，社会的技能や生活技能を学習したり，あるいは苦痛な考えや感情を社会的に受け入れられる形で表現する方法として創造的な活動を行ったりしている．

　第2の価値である「治療の原動力としての作業と活動」は，作業療法の専門性の根底をなす知識や技能である．これは，作業を実践する中で獲得された専門的技術から発生してきた．しかし，この暗黙の「行動から知る」（Schon 1991）ということについて，理路整然と説明することは容易ではない．時に活動は，そのプロセスではなく，作品や製品によって誤って評価をされることがある．その作業が治療的であったかどうかを分析もせずに，ぐらついた非対称の陶器が非難されたり，専門的な技術でつくられたすばらしい木製玩具を納める作業所が賞賛されたりするのを耳にするとがっかりさせられる．大切なのは活動を行うプロセスであり，それこそがわれわれの専門性が最初から備えていた治療的原動力であり，その意味を明らかにして有効性を証明しようと

してきたのである．

　他職種の人々が，治療的成功を保障するのに必要な原動力の理解もしなければ，中核をなす技術の評価さえしないことは，これまでの経験が示している．たとえば，触法精神障害者の集団活動を例に挙げる．このときの課題は，保安施設の中のコミュニティのメンバーのために食事をつくるというものであった．あるスタッフは活動に熱心で，効率よく自分一人で野菜の下準備をしていたのである．注意深く説明する必要があるが，この課題のゴールは，最も効率的な方法で食事をつくることではない．目的は，患者とスタッフが共通の目的に一緒に取り組みながら関係性を育てることなのである．ここに含まれているのは，患者が段階づけた自己コントロールを取り戻すこと，地域社会への参加感や所属感をはぐくむ準備，集団の中で交渉したり協力したりする技能を練習するための社会的な機会への準備，課題がうまく完了したときの達成感や自尊心の感覚，といったこと等である．

　活動に関わるということも，忙しくするということも，それ自体は治療的ではない．多くの司法精神科領域では，活動の隠された目的は，行動を安全に管理することであろう．病棟の外で行う活動には，病棟所属スタッフの息抜き以外に明確な目的もないままに，患者は参加するよう促されるであろう（Muth and Williams 1995）．また，考察や分析に欠けた活動が，役に立つどころか余計にダメージを与えるということもよくある．

　たとえば，コンピュータゲームは，精神疾患の患者と関わるための理想的な方法の１つである．保安施設への初回の入院では，犯罪者によっては，部屋の周りを広く歩き回ったり，同室の他者を見ながらも，話したり関係をとることは望んでいないか，もしくは不可能な者もいる．そんなときコンピュータゲームは，手早く注意を引きつける手段となる．うまく用いることで，信用や信頼関係を深めることができる．すばやい効果を得るためには，個人の特性やレベルに適したゲームを選ばなければならない．しかし残念ながら，コンピュータゲームについては，悪い使用例がみられる．複雑すぎたり，要求水準の高いものを選択したり，あるいはスタッフが患者と競争を始めたりすることによって，彼らの壊れやすい自己感覚を侵害することになるのである．さらに悪いことは，スタッフがゲームに没頭して，患者を無視するようになることである．もちろん，このようなアプローチでは，最終的に患者はコンピュータを叩き壊すことになるのである！

　「個人の人間性」についての考えは，作業療法特有のものではない．しかし，それは司法精神科領域においては重要な価値であり，獲得することは非常に難しいものである．個人の人間性とは，どんな障害にも関係なく，人それぞれの価値観に深く染み込んだ感覚であるといわれている（Kielhofner 1997）．これは，非断定的な肯定的配慮をするクライエント中心主義に結びつくものである（Rogers 1967）．しかし，司法精神科領域の仕事では，社会を脅かし権利や礼儀作法といった社会規範を破った患者群に関わるという特有の性質のために，この概念の実行には困難が伴う．セラピストは，犯罪を超えて個人を理解しようと努力し，彼らの犯罪的行動や攻撃的行動をより理解するために関わることが求められているのである．

　加えて，いくつかの専門職では「個人の主体的な体験」を尊重している．それは，個人の生きた体験に感情移入し，理解し，そして彼らの語る物語に耳を傾けようとするものである．彼らの内面的な世界に近づこうと努力することは，難しいだろう．時にそれは，セラピストにとって苦

痛が伴い，不安にさせられるプロセスでもある．しかし，治療関係を構築するためにはきわめて重要なものであり，それなしには作業療法は始まらないのである．作業療法は，薬物療法のような他の介入方法と異なり，患者の協力なしに実施することはできない．個人の主体的な経験を尊重するということは，行動を大目に見たり許したりすることではなく，犯罪者の言い分にも耳を傾けようとするものである．

作業療法の目的をより明らかにする必要性

　作業療法の独自性について他者が理解することは容易ではないが，この理解の欠如には根本的な3つの理由が挙げられている．第1に，人間作業・健康・ウェルビーイングの3つの関連があまりに基本的なことであるために，ほとんど議論されず，注意深い分析，評価，記録もされないままに放っておかれたことが挙げられる．多職種チームでは，選択した活動の治療的目的について十分認識していないかもしれないということに，ほとんど疑問はない．あるいは患者の作業への関わりを，報告の中では「環境療法」の一言で片づけられてしまうこともある．作業療法士には，もっと自分たちの仕事を他の専門職グループにも広めるよう促している．患者のケアチーム全体に，治療的努力の本質を理解してもらうためには，把握した患者のニーズと明快に説明された臨床的メリットとの間に，明らかな関連性がみえる必要がある．

　第2に，活動があまりに日常的で毎日行うものであることが挙げられる．他の専門職は彼らの役割の中に，たとえば薬物の処方や管理，セキュリティの確保，法的な運用管理といった，それぞれ主要で，明白で，専門的な任務がある．あるいは他の専門職は，個人記録を扱う認可や精神療法の技術といった，特定の熟練技能が求められる業務を担っている．その一方で，作業療法士が行っているのは，ありきたりで日常的な活動である．Creek（1996）は，彼女の論文「学位取得レベルのテーマとしての1杯のお茶を入れること」の中で，このことに触れている．彼女は，お茶を入れるという課題のみかけの単純さと，この活動のもつ深さ，洗練さ，そして用途の広さとを比較している．一般的にみれば，誰にでもできるありきたりで単純な活動であっても，作業療法士にとっては，動機づけの巧妙な技術，活動の複雑さを分析する能力，把握した患者のニーズのために活動を順応させる資質，患者にとっての活動の現実的および象徴的な意味の理解等が求められるのである．それに加えて，作業のバランス（balance in occupation）を取る専門知識も必要となる．

　第3に，作業療法士の役割が，セラピストの功績は最小限にとどめて患者の功績を最大限にすることにあることが挙げられる．優れた作業療法士ほど，仕事中の貢献度はみえにくくなる．つまり，作業療法士の関わりが適切であれば，患者の達成度が明らかになるかわりに活動において彼らの役割は感知できないものになるのである．患者が達成感をもてるようになり，そのためにセラピストが特に一生懸命働きかけた感じがしない場合を成功というのである．アーシェンヒル中度保安病棟での経験を例に挙げると，筆者が食事グループを受けもつときは，いつも患者の参加率が高いと主任看護師からいわれたことがある．彼は，それは筆者の人柄によるものと考えていた．課題を計画する際の筆者の臨床的理論の説明が複雑すぎて，うまく伝えきれなかったから

だろう．筆者は，病棟のために食事をつくるということを提案した瞬間から実行の段階まで，活動について考え，計画を練っているのである．技能レベルと課題とを適合させ，より障害の重い患者もキッチンや作業に誘って，実際の集団活動の前にまず1対1のセッションで，達成可能な個別の課題を練習するのである．グループ内には，集団をリードしていくことができるメンバーがいる一方で，巧みな優しい励ましが必要なメンバーもいる．この活動では，患者たちは料理長の役であり，筆者は彼らの召使い役だったのである．

司法精神科作業療法士の技術

多くのテキストが作業療法士の技術について概説しているので（College of Occupational Therapists 1994, Finlay 1997, Creek 1997, Hagedorn 2001），ここでは司法精神科作業療法士に関連する4つの技術だけに着目することにした．それは，

- 動機づけの技術
- 課題の分析，段階づけと応用
- 患者にとっての活動の意味の理解
- 作業的バランス（occupational balance）

である．

すべての司法精神科作業療法士は，その臨床実践の中核に，高い「動機づけの技術」を身につけていなければならない．司法精神科領域の患者は，強制的に保安施設や地域で拘束されており，制限命令を受けて強制的に監視されている．彼らは，しばしば保健専門職種を含む関係機関の人間と，険悪な敵対的関係にある．このことは，表面的に攻撃的な行動として表出されたり，潜在的な抵抗として密かに示されたりする．それゆえ，彼らは関わりが難しいことが一般的に知られており，自ら好んで孤立し，ベッドにこもることもある．病棟での動機づけは，らせん状に降下していく．セラピストは新たなグループを計画することに時間と努力を費やす；何割かの患者は参加する動機づけが欠如している；セラピストは次のグループには努力を注がなくなる；その結果，参加者の活動への興味はさらに低下し，参加者が減るのである．おそらく，最も熟練した司法精神科作業療法士の多くは，活動プログラム全体が崩壊してしまった経験があるのではないだろうか．

作業療法士は患者を動機づけなければならないだけでなく，自分自身にも再び動機を与えることができなければならない．患者の振る舞いは，スタッフの敵対的な感情を引き起こし，それがセラピスト自身の動機を失わせる原因になることもある．加えて，作業療法士は他のスタッフグループにも，動機と元気を与えることが求められるであろう．なぜなら，プログラムの豊かさは，参加する多くの人によって高められるからである．活動に関わるすべてのスタッフには，サポート，スーパービジョンそして励ましが必要なのである．

「課題の分析，段階づけと応用」については，治療的でない活動においてマイナスの結果となった事例を引き合いに出して説明していく．ある善意あるスタッフのいる小グループが，患者を現

在の能力を超えた活動に参加させようとした．課題は，人形の家を組み立てることで，複雑で時間のかかる仕事であった．彼は次第に衰弱し，抑うつの時期がみられるようになった．善意あるサポートが与えられるこの作業所に，彼は毎日付き添われて来た．しかしながら，結果は，彼はうまくできないと感じていることが観察された．彼の，自分は役に立たないという実感が強められてしまったのである．完成までの予定表をみると，彼がこのような体験を数週間も毎日繰り返していたことがわかり，まるで忍耐力のテストのようになってしまっていた．抑うつの患者は，即時に成功することが必要である．課題は，少なくとも20分以内に，それについての肯定的なフィードバックが提示できるものでなければならない．数多くの小さな成功体験を重ねて，治療的に大きな活動をつくり上げていくのだが，そのためには課題を順序よく，扱いやすい要素に分解する技術が求められるのである．

　活動が注意深く分析されていれば，アセスメントされた多様な患者のニーズに見合うように，融通のきいた創造的な方法で活動を利用することができる．たとえば，芸術は余暇の技能を発展させるために活用できる．一方それは，社会的技能を練習する手段を提供することにもなる．あるいは，患者の内的な世界を探索するために，投影的に芸術が用いられることもある．同様に，調理は即時的に確実な成功体験をもたらすものであり，自尊心を構築するための第1段階としてわずか10分でできるポップコーンづくりをする場合もあれば，地域の自宅に戻る患者の準備のために，注意深く段階づけられて体系的に行われることもある．また，前述のように，料理の専門技術を身につけることを目的とせずに，集団で食事をする目的のために行うこともある．こういった違いは，患者のケアチーム内で明確に特定し，理解しておかなければならないのである．

　作業療法士のマントラともいうべきスローガンは，患者にとって「活動は意味のあるものでなければならない」である．それゆえ作業療法士は，「患者にとって活動の象徴的な意味と現実的な意味」は何かを見極める感覚が深く根づいている必要がある．園芸は，雑用か，単調な仕事か，あるいは人生や再成長にみられる周期的な特質についてスピリチュアルな感覚をもたらす活動であろうか？　活動は，患者の文化的な価値や信念に結びついたものでなければならないのである．

　「作業的バランス」は，いくつかの章で取り上げられている．すべての作業療法士は，生産的活動，セルフケア，余暇の3要素のバランスについて考慮している．司法精神科作業療法士にとっては，そこにもう1つ，治療的バランスがつけ加えられる．他の領域と違い司法精神科領域の患者の時間は，1日24時間管理されており，各患者にプログラムが与えられる必要があると考えられている．多様な活動や方法を使って，さまざまな技能や挑戦を促進している．NVQ職業レベル3の取得に向けた取り組みは，患者の将来的な就労の観点からは非常に価値のあることかもしれないが，触法行為についてまったく取り扱ってこなければ意味がないのである．同様に，密度の高い精神療法に参加したり，内省を進める活動や苦痛な自己発見の旅を始めたりしている患者は，病的に夢中になっていることから解放されるために活動のバランスを必要としていることがある．しばしば，保安環境で不活発で無気力な状態を克服するために身体的な活動を取り入れたりするが，これもバランスを取ることに含まれる．

　司法精神科作業療法士の技能について締めくくる前に，多職種連携で働くことについて考えておきたい．それぞれのチームメンバーは，各専門職独自の技術に加えて，他の専門職と共有した

技術ももっている．中には，高等な専門技術を身につけるスタッフも出てくる．それによって多くのチームメンバーは，すばらしい動機づけ技能をもっているかもしれないが，それはたとえば，すべての看護師，医師，心理士たちが上手に動機づけができるということではない．しかしすべての司法精神科作業療法士にとって，動機づけは，不可欠な中核的技能であると考えている．同様に，すべての治療的活動が，作業療法士単独で実施されるものではなく，チームの関心と資源を引き出すことで，活動プログラム全体を豊かにできることは確かである．しかし，作業療法は，目的の中核に活動を据えている唯一の専門職なのである．

結論

　活動をしない人はない．保安環境に収容されている人も含めて，すべての人間は活動に関わっている．しかしながら，活動，それ自体は必ずしも治療的ではなく，時には有害なこともある．活動から身を引いたり孤立したりする患者もいるが，苦痛な内的葛藤から目をそらすために過度に忙しくさせたり，あるいは彼らの能力以上の課題を行うよう勧めたりすることは，逆に彼らのネガティブな自己概念を強化してしまうことになるのである．活動の本質を理解すること—活動がどのように個人の価値体系と関連しているか，課題分析の技術と動機づけの能力，患者のレベルに適した活動への関わりと実行—は作業療法の中核的技能である．さらに司法精神科作業療法士は，人々の人生に意味や価値を与え，彼らの生きている社会や文化につながるための作業に携われるように援助している．このことは，健康を増進するだけでなく，疎外感や反社会的行動を軽減するものとなるのである．

文献

College of Occupational Therapists（1994）Core Skills and a Conceptual Framework for Practice：A Position Statement. College of Occupational Therapists.
Creek J（ed.）（1997）Occupational Therapy and Mental Health（2nd edition）. Churchill Livingstone.
Creek J（1996）Making a cup of tea as an honours degree subject. British Journal of Occupational Therapy 59（3）128-130.
Department of Health and Home Office（1992）Review of Health and Social Services for Mentally Disordered Offenders and Others Requiring Similar Services, chaired by Dr John Reed. Final Summary Report. HMSO.
Finlay L（1997）The Practice of Psychosocial Occupational Therapy（2nd edition）. Stanley Thornes.
Hagedorn R（2001）Foundations for Practice in Occupational Therapy（3rd edition）. Churchill Livingstone.
Home Office and Department of Health and Social Security（1974）Interim Report of the Committee on Mentally Abnormal Offenders.（The Butler Committee）. HMSO.
Kielhofner G（1997）The Conceptual Foundations of Occupational Therapy（2nd edition）. F. A. Davis Company.
Mayers C（1990）A philosophy unique to occupational therapy. British Journal of Occupational Therapy 53（9）379-380.
Muth Z and Williams R（Eds）（1995）With Care in Mind Secure：A review for the Special Hospitals Service Authority of the services provided by Ashworth Hospital. Health Advisory Service.
Prior L（1993）The Social Organisation of Mental Illness. Sage Publications.
Rogers C（1967）On Becoming a Person：A Therapist's View of Psychotherapy. Constable.

Schon D (1991) The Reflective Practitioner：How Professionals Think in Action. Arena.
Social Exclusion Unit (2002) Reducing Re-Offending by Ex-Prisoners. Social Exclusion Unit.
Townsend E (ed.) (1997) Enabling Occupation：An Occupational Therapy Perspective. CAOT Publications.
Wilcock A (1998) An Occupational Perspective of Health. Slack Inc.
Wilcock A (2001) Occupation for Health, Volume 1. British Association and College of Occupational Therapists.
Yerxa E (1983) Audacious values：The energy source for occupational therapy Practice. In：Health Through Occupation：Theory and Practice in Occupational Therapy, Kielhofner G (ed.). F. A. Davis and Co.

用語解説

環境療法（milieu therapy）――患者の生活環境に働きかけて，社会生活への適応を高め，社会復帰の実現を促進する治療法である．病院や施設の環境を治療的雰囲気をもった治療共同体としての環境に変え，提供することが重要である．

NVQ――英国の全国職業資格（National Vocational Qualification）の略である．資格のレベルを統一するために，1988年から本格導入された．5段階に分類されている．

- レベル1　基本的な知識を活用する仕事．主に定型的な作業や予測可能な仕事である．
- レベル2　異なる状況に適応すること，他者との共同作業が常時必要とされる．
- レベル3　複雑な内容，異なる状況への対処が必要である．自主性や責任感，他者への配慮も必要となる．
- レベル4　より複雑で高度な技術や専門的技能，高度な自主性および責任感が求められる．部門の管理責任（人，物）が生じてくる．
- レベル5　あらゆる知識や技術を応用して多様な状況に対処すること，部門を管理，運営する能力が求められる．非常に高い自主性，責任が求められる．

となっている．

第3章 よい臨床実践の基礎

Marion Martin

なぜ理論を用いるのか

　理論の価値を疑う作業療法の学生や臨床家たちは多い．基準となる理論体系や実践モデル等を理解し応用するために無駄な時間を費やさなくとも，効果的な介入はできるという意見もあるだろう．しかし，自分たちの仕事について説明し，正当性を示すよう専門家に対して要望する声が高まっており，どの領域の臨床家も，その専門の基本的な論理的根拠について熟考することが求められているのである．

　理論はしばしば，複雑すぎるうえに特殊な用語が満載していると批判され，比較的簡単な介入を不必要に複雑にするだけだといわれる．しかし司法精神科作業療法士にとって，自らの仕事に強い影響力をもつ重要な考え方を理解しておくことは，不可欠なことである．それは，閉鎖的な施設の中で，きわめて複雑なニーズのある人々に関わっているという，まさに保安環境に従事している司法精神科作業療法士ならではの特質があるからである．施設ごとにその集団の風潮やアプローチ法があるが，大切なことは，作業療法士がこういったアプローチを支える信念を理解して，さらに自分の仕事にどう調和させるべきか理解していることである．

　作業療法士の業務に理論が関連するよい例として，特に司法領域では，遺伝-環境論争が挙げられる．遺伝論派側は，人がとる行動は遺伝学的にそのように行動する傾向をもっているという理論であり，暗に犯罪のケースは死刑や終身刑，薬物療法あるいは外科的な治療が指示される等，抜本的措置をとるほかにないとほのめかしている．一方，環境論側の理論では，環境が与える個人への影響を認めており，暗にもっと支持的な環境であればリハビリテーションは可能であるとほのめかしている．この2つの立場はこれほど単純ではないにしても，重大な罪を犯し精神疾患もある人々に対する治療に，なぜ多様な傾向があるのかを説明する発端にはなるだろう（Prins 1995, Pilgrim and Rogers 1999）．

　また，作業療法士は自分たちが何をしているか，なぜそうするのかについて，他者に説明するために理論を応用することもできる．作業療法はその特性から，しばしば安易にみられ，過小評価されがちである．たとえば，サッカーの試合や調理グループ等は，ソーシャルワーカーの面接等に比べると，他のスタッフから中断されやすい．このようなことが起こるのは，活動そのものを捉えて，その活動を通して何を達成しようとしているのかを捉えていないからである．臨床実践の根底をなす理論を理解していれば，司法精神科作業療法士は，自らが行うアプローチの独自

性を高め，正当性を示すことができる．

　Finlay（1997）は，4 通りの理論の活用法を示している．それは，臨床実践の手引き，臨床実践を選択する際の手引き，チーム協業を促進するツール，そして専門性を進展させる方法である．そのうえで彼女は，読者に対して「モデル，理論，アプローチ，基準となる理論体系といった用語の定義を巡っては，多くの混乱や議論がある」（Finlay 1997 p. 16）と注意を促している．筆者から読者へのアドバイスは，特定の理論にこだわりすぎず，いくつかの考え方について理解を深め，それがどのように自分自身の経験に結びつくかを認識していくことである．

歴史的側面

　作業療法の理論について概観する際に，その歴史的な側面に目を向けることから始めるとよい．専門性を見いだした先駆者たちは，1917 年に全米作業療法推進協会の目的について，「治療的な尺度としての作業の向上；人間にとっての作業効果の研究；およびこの知識の科学的体系化」としている（Wilcock 1998 p. 167 からの引用）．

　それまでは，「人間にとっての作業効果の研究」あるいは「この知識の科学的体系化」はほとんど行われていなかった．

　しばらくの間，作業療法の基本的信念は発展せずに止まっていた．それはおそらく，その基本的信念がどんな調査研究にももとづいたものではなかったため，実行されなかった．作業療法の専門性は，他の分野，特に医学の基本的な論理的根拠を取り入れることになったが，それはより科学的だったからである．しかし，作業療法士は次第に，自分たちの専門性を他者に説明したり，自分たち独自の役割が実際どのようなものかを理路整然と論じたりすることが難しくなってきた（Yerxa 2000）．身体領域においては，病院から短期間で退院できるように，作業療法士の還元主義的な介入に対して，患者は無抵抗で受け入れるようになった．精神領域では，作業療法士たちは，カウンセリングや認知行動療法といった話をする治療法を好むようになり，活動の実行には助手を使うようになった．

　1980 年代には，作業療法は自らの仕事を分析して正当性を示すために，実践モデルに関心をもちはじめた．この時点で，医学のような他の専門領域から論理的根拠を借りてくるのではなく，独自のモデルを発展させる必要性を感じたのである．患者全体を捉えた実践（全体論的実践），クライエント中心主義的実践といった，いくつもの基本的な概念モデルを寄せ集め，セラピストがアセスメントや介入計画を組み立てられるよう首尾一貫した枠組みをつくるために統合していった．

　実践的な作業療法モデルは，作業適応モデル（the Adaptation through Occupation Model）（Reed and Sanderson 1999），カナダ作業遂行モデル（CMOP：Canadian Model of Occupational Performance）（Canadian Association of Occupational Therapists 1991，Townsend 1997），人間作業モデル（MOHO：Model of Human Occupation）（Kielhofner 1995）等，非常に幅広く応用されていった．これらモデルの簡潔な要約は，精神保健領域のケーススタディを通して，より理解を深めようとした Rosemary Hagedorn（2001）と Linda Finlay（1997）の著書にみられる．これ

らのモデルは，作業療法の中核をなすいくつかの価値を共有している．細かくいえば，どんな治療もクライエント中心で行われるよう患者個人を相互作用システムの真ん中におくということと，それぞれの環境に患者が適応できるようにするための作業の重要性を強調することである．臨床家たちは，この患者群のニーズが非常に多様であることから，さらに特殊なアプローチよりも，司法領域に従事する作業療法士にとって有用な包括的なモデルを見いだしてきた．これらのモデルは，関連するアセスメントとともに，介入計画を構築するときや結果の分析にも活用できる．人間作業モデルを用いる可能性は「性的犯罪者と作業療法」の章で Eddie Duncan が論じている．Lorna Couldrick は，「人格障害—作業療法の役割」の章で，作業適応モデルの活用について述べている．

　基準となる理論体系とそれに関連したアプローチは，個々のニーズと介入の必要性に合わせて，実践モデルの中で用いられる．精神保健領域において最も一般的に用いられるのは，精神力学的アプローチ，人間的アプローチ，行動療法的アプローチ，認知行動療法的アプローチ，そして人格障害の人々への治療共同体の考え方によるアプローチである．Rebecca Kelly は，彼女の章の中で，グループワークにおいて認知行動療法をどのように用いているかについて述べている．繰り返しになるが，理論の要約については Hagedorn (2001) や Finlay (1997) の著書にあり，治療共同体については Cullen と Jones (1997) の著書等に示されている．異なるアプローチ同士は互いに対立するものもあるため，それぞれの根底にある前提を理解しておくことが大切である．チームメンバーが介入において対立的な手法を使っている場合は，不十分な結果を招きがちである．これは，チーム内で作業療法が統合されていないことを表しているとともに，患者に困惑や苦痛を与えているということでもある．

　より広範な司法精神科チームにおいては，アプローチ法，基礎的理論，モデル等，選んだものによって介入の種類が決まる．たとえば，看護師が行動療法的プログラムを用いて"不適切"な行動を無視する，心理療法士は分析的なグループワークを用いて怒りの気持ちを表出するよう促す，医師は薬物療法を用いて活発な症状を抑える，そして作業療法士は人間的アプローチを用いて絵を描くことで自分を表現するよう促す，といったシナリオを想定することができるのである．しかし，それぞれの専門職が患者に期待するものが異なると，患者は静かに行儀よく行動しなければならないのか，それとも感情を自由に表現してよいのか戸惑ってしまうことがある．司法精神科領域の作業療法士の経験からわかっていることは，他の専門職の根底にある前提をよく理解していることがとても重要だということである．相互理解ができていれば，チームは協力的に機能し，対立的でなく補完的な介入が可能になる．相互理解のない風潮が残っている場合，チームワークは不十分でバラバラになり，達成は困難になってしまう．

作業科学

　比較的新しい専門分野である作業療法は，1990 年代に成熟したときを迎えた．セラピストの一部は，作業療法の創設者たちの中核的信念が，重要で潜在的な可能性を秘めた革新的な方法で健康に着目していたにもかかわらず，これまで十分に掘り下げられてこなかったことに気づいた

(Whiteford et al. 2000). これが作業科学の発端となった．このテーマについてさらに探求したい読者は，ZemkeとClark（1996），Clarkら（1998）の著書や，Ann Wilcock（1998，2001，2002）の業績を探してみることをお勧めする．

　司法領域に従事する作業療法士は，治療としての作業を十分に活用できる最良の立場にいる．急性期領域に従事する作業療法士が，患者全体のアセスメントや介入計画を行う時間がないのに対して，司法精神科作業療法士にはそれが可能である．実のところ，臨床家たちに，なぜ保安施設で働くことに決めたかを尋ねると，時間があることが一番重要な理由として示された．患者と治療的関係を構築する時間があり，包括的な作業療法のプログラムを提供する機会もある．

　作業療法の専門性は，その初期から方向性を欠いていたと主張する作業療法士が多くみられるが，司法領域における作業療法の役割について述べる著者たちは，長年にわたり，重要な中核的価値が強く強調されることにこだわっている．Lloydは，1987年に次のように記している．

　　合目的な課題を設定し実行することは，司法精神医学領域の他の精神保健専門職と作業療法とを区別し，作業療法士の存在を特徴づけている．作業療法に課せられているのは，関わっている患者が個人の生活上の課題や役割を果たす中で達成感が深まるように，探索的な行動を引き出し，彼らを刺激し，挑戦させるための環境を設定することである．　　　　　　　　　　　　　　　　　　　　　　（Lloyd 1987 p. 24）

　作業科学について述べる著者たちは，人間は生きるためだけでなく力強く成長するためにも，何かしらの作業に関わる必要があると主張している．人は不安や脅かされていると感じるときに，家事やコンピュータゲームといった何かしらの活動を行いたくなる本能的な衝動がある．余暇活動も，仕事の作業と同じようなウェルビーイング（安寧）やフロー（没頭）の感覚をもたらしてくれる．Csikszentmihalyi（1992，1997）は，フローとは，われを忘れるほど活動に没頭することによって起こる「最善の経験」であると説明している．フローを頻繁に経験している人は，強くて自信のある自己が発達する．フローが起こるのは，詩を書いたりゴールを決めたりする等，挑戦と技能の両方が最高レベルに達していると個人が感じる瞬間である．フローと相対するのは，無関心，退屈，不安等である．このような状態にあると，失業の研究が示すように（Wilcock 1998），人は不健康になったり，社会的に受け入れられない行動をとりやすくなったりする．

　作業療法士は，活動分析と臨床推論の技能を使って，患者にフローが起こる機会を与えられる理想的な立場にある．しかしながら，司法病棟に勤務するセラピストにとって困難なのは，患者が入院前にすでに反社会的活動によって統制感やフローを経験してきていることが多いという点である．彼らは，身体的な暴力や恐怖感を与える技術を駆使して，10代に不良のリーダーになったり，刑務所の"最高権力者"になったりしてきたのである．作業療法士の仕事は，単に人々を忙しくさせることではない．何が患者を動機づけ，どうしたら患者自身が自分の長所に気づけるか等，患者の深い理解に関わることである．そしてこれを治療的プログラムに組み込み，何かを求められていると患者が感じられるような作業を，患者の力量の範囲内で提供することである．

作業的喪失

　司法領域に従事するセラピストのもう1つの難題は，作業的喪失であり，それは「個人が直接的に関与することができない理由によって，必要性と重要性のある作業への参加が不可能な状態」である（Whiteford 2000, p.201）．

　作業的喪失とは，個人が選択した活動の実行が妨げられ個人ではどうしようもない状態，というのが主な前提である．これは，もちろん，自身の安全と公共の安全の両方の観点から選択の自由が許されていない司法精神科領域の患者に起こっていることである．

　Brenda Flood（1997）は，司法領域において活動の実践が制限される要因を概説している．彼女が示したのは，保安と地域に対するアクセスの制限→設備や付き添いといった社会資源へのアクセスの減少→活動への参加の縮小→患者のモチベーションの低下→自分で自分の人生をコントロールできないと思うようになる，ということである．これは，Whiteford（1997, 2000）が表現した作業的剥奪でもある．他の著者とも意見が一致しているこのテーマにおいて，Flood は，コントロールの感覚を育成するには，患者自らが活動を選択できることが重要であると主張している．

　保安病棟に従事する作業療法士の数は近年急速に増加しており，このような体制の中で暮らすことを強いられている患者に関わるというとても豊かな経験に通じている．セラピストの主要な関心事の1つは，退院し地域に出た人々のことである．入院中の患者は，意味のある活動が与えられる機会が多々あり，援助するスタッフとともに行えるが，いったん"自由"を獲得すると，彼らは貧しく敵対的な環境に戻ってしまう可能性がある．これは，Catherine Joe が彼女の章である「地域における司法精神科作業療法の発展」でも述べている難題である．

　Farnworth ら（1987）や Whiteford（1997）は，刑務所での作業療法士の役割について研究しており，患者の自尊心を高め自己コントロール感を体験できるよう援助するためのセラピストのねらいについても触れている．繰り返し失敗した経過がある人々は，意欲をくじかれた状態に陥りやすく，自分の人生の出来事を自分でコントロールできないと感じやすい．彼らは目的を達成しようとするときに逸脱した方法で行おうとすることがあるが，このことがその理由の1つといえるかもしれない．作業療法士の実践における基本原則は，チーム内で何をどう限定するかの確認さえできていれば，患者個人は活動やその難易度を自分自身で選択し，決定するだけのパワーをもっているということである（Farnworth et al. 1987）．

将来

　司法精神科作業療法士は，患者のメンタルヘルスの改善に加えて，司法病棟に患者が入院する原因となった反社会的行為について取り扱うという社会に対する責任を負っている．この領域における作業療法士の役割は複雑であるが，セラピストの能力を最大限に引き伸ばしてくれるため，非常に満足のいく役割となる．作業療法の理論は，その専門的業務を支えるべく日々発展してい

るが，司法病棟においては，まだまだもっと多くのエビデンスを必要としている．作業と精神疾患と犯罪の3つの関連性を明確にするために，研究を深めなければならないからである．司法病棟において精神疾患と再犯を減少させるとともに，地域社会においては作業の活用方法について理解しておくことが大切である．作業療法士は将来，防犯政策の顧問として起用され，より健康な社会の創出に貢献するようになるかもしれない．

結論

　多忙な作業療法士たちは，このところ絶えず出される多くの理論的概念を読みこなす時間が十分にあるとは思っていないだろう．しかし，時間を取って行ってみたほうがいい．なぜなら，自分が実施することを決断した臨床実践について，専門家として説明するよう，ますます求められているからである．

　作業療法は，意味のある作業を実行することが治療的であるという信念がその発端である．この信念は，エビデンスよりもむしろ直感にもとづいていた．作業療法の創始者たちはこの原則について非常に明確に説明していたにもかかわらず，後継者たちは自らの臨床実践の論理的根拠を医学や心理学等の他の専門分野に求めることが増えるにつれて，この信念を貫くのが困難になった．1980年代に，作業療法士は，クライエント中心主義や患者全体を捉えた介入等，彼らの中核的な信念を取り入れた臨床実践モデルを開発しはじめた．これらのモデルは，司法精神科領域では特に役に立つものである．というのも，この領域に従事する作業療法士は，患者の抱える多様で広範な諸問題に関わらなければならないからである．

　また基準となる理論体系は，司法精神科領域のセラピストにとって，多専門職チームの他のメンバーとの関連の中で，自分が用いるアプローチがどういうものであるかを確認するのにも役立つ．チーム内で起こり得る諸問題への洞察を与え，より効果的に協業する方法を確認する機会も与えてくれる．近年，作業が人々の人生において果たす役割について新たな見解がみられるようになり，新しい学問分野である作業科学が，治療的特性として活動的であることについての研究を後押しするものとして台頭してきている．司法領域に従事する作業療法士は，伝統的に作業科学と一致する価値観をもっている．自分自身で人生をコントロールする経験がほとんどなかった患者の自尊心が低いという事実に気づき，患者の作業的活動を患者自身に選択させることの重要性に気づいた．このような患者たちは大抵，あらゆる治療プログラムに対してやる気のなさが認められるため，活動を提供する際には，彼らにとってやりがいと意味のある活動でなければならない．

　作業科学は，刑務所や他の司法環境での作業的剥奪が無関心を招き，最終的には抑うつや精神的な病気を招くということだけでなく，反社会的行為を引き起こす主な原因の1つになり得るものであるということを教えてくれている．社会の中で犯罪が増えている状況を改め，犯罪者，特にメンタルヘルスに問題のある犯罪者のリハビリテーションを促進するならば，作業療法士としての責任は，多専門職チームから社会政策立案者まで，すべてのレベルにおいて，このような問題に対する気づきを向上させることである．

文献

Canadian Association of Occupational Therapists (1991) Occupational Therapy Guideline for Client-centred Practice. Canadian Association of Occupational Therapists Publications.
Clark F, Wood W and Larson E (1998) Occupational science: Occupational therapy's legacy for the 21st century. In: Willard & Spackman's Occupational Therapy (9th edition), Neistadt M and Blesedell-Crepeau E (eds.). J B Lippincott-Raven.
Csikszentmihalyi M (1992) Flow: The Psychology of Happiness. Rider.
Csikszentmihalyi M (1997) Living Well: The Psychology of Everyday Life. Harper Collins.
Cullen E and Jones L (1997) Therapeutic Communities for Offenders. Wiley series in Offender Rehabilitation. John Wiley & Sons.
Farnworth L, Morgan S and Fernando B (1987) Prison-based occupational therapy. Australian Journal of Occupational Therapy 34 (2) 40-46.
Finlay L (1997) The practice of Psychosocial Occupational Therapy (2nd edition). Stanley Thornes Publications.
Flood B (1997) An introduction to occupational therapy in forensic psychiatry. British Journal of Therapy and Rehabilitation 4 (7) 375-380.
Hogedorn R (2001) Foundation for Practice in Occupational Therapy (3rd edition). Churchill Livingstone.
Kielhofner G (ed.) (1995) Human Occupation: Theory and Application (2nd edition). Williams & Wilkins.
Lloyd C (1987) The role of occupational therapy in the treatment of the forensic psychiatric patient. Australian Occupational Therapy Journal 34 (1) 20-25.
Pilgrim D and Rogers A (1999) A sociology of Mental Health and Illness (2nd edition). Open University Press.
Prins H (1995) Offenders, Deviants or Patients? (2nd edition). Routledge.
Reed K and Sanderson S (1999) Concepts of Occupational Therapy (4th edition). Lippincott, Williams & Wilkins.
Townsend E (ed.) (1997) Enabling Occupation: An Occupational Therapy Perspective. Canadian Association of Occupational Therapists.
Whiteford G (2000) Occupational deprivation: Global challenge in the new millennium. British Journal of Occupational Therapy 63 (5) 200-204.
Whiteford G (1997) Occupational deprivation and incarceration. Journal of Occupational Science: Australia 6 (3) 124-130.
Whiteford G, Townsend E and Hocking C (2000) Reflections on a renaissance of occupation. Canadian Journal of Occupational Therapy 67 (1) 61-69.
Wilcock A (1998) An Occupational Perspective of Health. Slack Inc.
Wilcock A (2001) Occupation for Health: Volume 1. British Association and College of Occupational Therapists.
Wilcock A (2002) Occupation for Health: Volume 2. British Association and College of Occupational Therapists.
Yerxa E (2000) Confessions of an occupational therapist who became a detective. British Journal of Occupational Therapy 63 (5) 192-200.
Zemke R and Clark R (1996) Occupaitonal Science: The Evolving Discipline. FA Davis Co.

用語解説

作業適応モデル——Reed and Sandersonによって提唱された，作業療法の概念モデル．人は多様な作業（occupation）を用いることを通して，環境に順応あるいは適応していくものであるという仮説にもとづいている．Canadian Model of Occupational Performance and Engagement（CMOP-E）の枠組みの基礎としても影響を及ぼした．

第2部

中度保安施設における作業療法プロセス
The Occupational Therapy Process in a Medium Secure Unit

第1章 アセスメント

Claire Barton

はじめに

　アセスメント（評価）は，作業療法の過程には不可欠なものであり，患者のニーズや能力が環境からどのような影響を受けているか，またその結果が患者の日々の生活の質（QOL）にどう影響しているかについて，セラピストが考察することを可能にするものである（Kielhofner 1997）．患者の入院中にセラピストはアセスメントを行い，その結果を患者の安定を確保するための介入計画の段階づけや，可能であれば技能向上のためにも利用する（Hagedorn 1995）．これはどの臨床分野においても一致したことではあるが，司法領域の患者群はニーズが多面的であることによりアセスメントの過程は複雑なものとなり（Vaughan and Done 2000），内務省や保安とリスクの問題とも関連する．

　この章では，アセスメントの過程を詳細に提示し，司法領域における適切な評価ツールの選択と実施について，作業療法士にとって実用的な情報を提供する．作業療法士以外の者にとっては，作業療法士が行うアセスメントの独特の視点を理解するのに役立つだろう．理論が臨床実践の中でどう有効に活用されているか，個人的な経験にもとづいて説明している．また，患者と臨床チームの双方に対して行うアセスメントの伝達方法や記録方法についても考察する．

アセスメント―共有される技能

　ブラクトンセンター（Bracton Centre）では，多職種チームのすべてのメンバーが患者のアセスメントに関わっている．作業療法の独自性とはいったいどのようなものかというと，まずはアセスメントの手段として活動を使用することである．これは，適切な観察の技能や，活動を分析する鋭い能力が必要とされる．次に，個人がどのように仕事，余暇，そしてセルフケアに対処するかを，機能的な技能に焦点を当てて考察するということである．司法精神科作業療法士は，患者の作業活動の特性を探ったり明確にしたりするために，増え続ける数多くの評価ツールに精通し，その中から適切に選択できなければならない．

なぜアセスメントするのか

アセスメント自体が患者の能力を向上させることはないが，以下のようなことがいえる．

1. 患者自身にケアへの積極的な関与を促し，さらに好ましい結果を促進する（Law et al. 1998）．また，それはナショナル・サービス・フレームワーク（Department of Health 1998）のスタンダード4により支持されている．
2. 患者に対するセラピストの理解，および患者の自分自身への理解を高める．アセスメントの情報を多職種チームに伝えることで，さらに十分なリスクアセスメントの助けになる（Snowden 1997, Fuller and Cowan 1999）．
3. セラピストが，患者の能力とニーズの基準を明らかにできる．
4. セラピストと患者が，個々に適した介入計画を立案するための現実的なゴールを設定する助けとなる．
5. 適切な評価ツールを活用することで，客観的なモニタリングを可能にする（McAdam et al. 2001）．エビデンスにもとづいたケアを行うにはアセスメントは必須であり，それによりセラピストは効果的な介入を明示することができる（Seally 1999）．
6. 多職種チームと患者の双方に対して，作業療法士の役割，アドバイスの提供，技能においての特徴となる要素を明確にする助けになる．

何をアセスメントするのか

英国作業療法士協会学術部（College of Occupational Therapists 1995）は，精神保健のニーズがある患者のアセスメントについてガイドラインを出している．アセスメントに含まれる領域は，セルフケア，作業活動，余暇，社会的/対人関係技能，認知技能，そして日常生活活動（ADL）である．どのアセスメントの方法においても，患者の年齢，性別，文化的背景および機能レベル（スタンダード3）に適したものでなければならない．たとえば退院先をどこにするかというような患者の将来的な計画や目標は，患者が地域でうまくやっていくために欠かせない技能に沿って考慮する必要があり，また適切な生活の質（QOL）を保持する責任もある．たとえば，もし患者が働いた経験がなく，働くことは望まずに退院後はデイケアに行きたいのなら，就労技能のアセスメントは適切ではないということである．司法領域においては，セラピストはリスクアセスメントも継続的に行うことになるだろう．

いつアセスメントするのか

司法領域における運営方針の重要な特徴は，保安環境の維持，アセスメントそしてリスクマネジメント（危機管理）であろう．内務省と臨床チームの双方は，潜在的なリスクが突き止められ

たと十分納得できるまで，患者の活動を制限するだろう．つまりアセスメントの機会は，患者の経過と，もともとのリスクマネジメント計画の双方によって左右されるというのが現状である．

　作業療法士の業務におけるアセスメントの特徴は，形式的な方法と非形式的な方法の両方を活用することである．患者の入院初期の段階では，非形式的なアセスメントがセラピストにとって患者とラポール（信頼関係）を築くのに最も役立つかもしれない．たとえば，ビリヤードを行っているときに，観察技能や傾聴技能を用いるのである．このようなアプローチは恐怖感を与えず，治療的な関係の発展を可能にする．構造化面接のような，より形式的なアセスメントは，ある程度の信頼関係が構築された後に始めるのがよい．患者によっては，形式的なアセスメントが可能な段階に至るまでに数カ月かかることもまれではない．

　入院の初期段階では，患者は，非常に調子が悪く，幻聴や体感幻覚および妄想を含む急性期のはなばなしい精神症状を経験している場合がある．この時点で形式的なアセスメントを実施するのが適切かどうかは，議論に値する．患者は，集中力に欠けた状態になりやすく，それによって活動の遂行が損なわれ，調子がよいときの患者の能力が正確に反映されないかもしれない．いつものようにできないことは特に自尊心を傷つけるので，とても慎重に考えるべきである．その一方で，患者の不調時の能力を非形式的な方法でアセスメントすることで，たとえば，不調時に身の回りのことをしなくなる傾向がある患者には在宅サポートを増やす必要がある等，リスクマネジメントの戦略を強化することができる．

　入院中の患者には，薬物調整が始まる．それは，視力障害，唾液分泌過多，眠気，無気力，振戦，体位性高血圧等の不愉快な副作用を引き起こす可能性がある．これらの副作用は，不安や困惑を引き起こし，日常の活動の遂行がきわめて損なわれてしまうかもしれない．経験からいえるのは，患者のアセスメントをする前に，処方されている薬と副作用の有無を確認しておくことが有益である．もし，午前中に眠気が強いといったある特定の時間に生じる副作用が認められる場合は，セッションを行う時間帯に配慮することも，とても重要である．

アセスメントの方法

　5つの基本的なアセスメント方法が認められている．構造化された観察，行動評価，面接，自己評価，標準化されたテストの5つである（Wilson 1987, Finlay 1997）．アセスメントの選択は，利用するサービスや作業療法モデルの理念を補完するものである．人間作業モデル（MOHO）のようないくつかの実践モデルは，臨床実践を導く理論的な枠組みを与えると同時に，広範囲に非常によく研究された評価ツールとして発展してきた（Kielhofner 1997）．患者により，どのアプローチがより有効かは異なる．たとえば，彼らは面接室に座るような形式的な状況においては次第に不安が募ってくるかもしれないが，庭を歩いているときはそれほどでもないだろう．つまり，アセスメントへの柔軟なアプローチが有効なのである．文化・年齢・性別は，患者の信念，価値観，実践に影響を及ぼす．それゆえ，これらに対する気づきや理解は，誤解や無意味なアセスメントを避けるために必要不可欠なのである（Buchan 2002）．

　活動を行っている患者への構造化された観察を通したアセスメントは，作業療法士にとって核

となる技能であり，課題分析の専門知識に付随するものである．セラピストは，患者に形式的な面接や，運動および処理技能評価（AMPS：Assessment of Motor and Process Skills）を実施できない場合がある．それでも，患者と一緒にケーキをつくることならできるかもしれない．この種の活動を利用したアセスメントは，形式的な評価項目をアセスメントできるわけではないものの，得られる情報は豊富である．30分以内に終了し，提示したらすぐに開始できるような，慎重に分析された活動をいくつか用意しておくと便利である．簡単に達成可能な課題を行うことで，患者を動機づけることが目的であり，最後には満足な結果をもたらす活動である．課題自体は，文章での指示，実際に手本を示す，口頭での指示というような個別の要素をもち，患者の活動の遂行を詳細に分析できるものである．例としては，簡単な木製キットの組み立て，スコーンづくり，あるいは印刷機やコンピュータを使用しての自分専用の便箋の作成等がある．豊富な情報は，鋭い観察や傾聴の技能を通して得られるものである．**表1**は決して完全なリストではないが，役立つヒントを与えてくれるものである．

　活動中の患者の様子から，たとえば集中力のわずかな低下や特定の話題に関する固執等，精神状態の微妙な変化が明らかになることがある．たとえば，芸術に取り組むある患者は，軍隊の装備品に強い興味を示し，戦争に関連する作品を繰り返しつくっていた．これは，彼の精神状態の悪化を示す初期のサインとなった．このケースでは，精神科医が形式的に精神状態の診察を行うよりも，芸術グループの中にいるときのほうが患者の警戒は少なかったといえる．

　患者が活動に取り組むことが難しい場合は，セラピストはその理由を考える必要がある．性別や文化に見合った適切な活動をセラピストが与えなかったからかもしれないし，あるいは"失敗"に対する不安や恐れから患者自身が活動を避けているのかもしれない．司法領域の患者の多くは識字能力に問題を抱えており，それははじめに集中の困難さとして表れる．このような場合，サポート，励まし，そして活動の慎重な段階づけが必要である．

　多くの部門において，作業遂行を検査するための独自のツールを発展させてきたが，たとえば調理を行う中でのアセスメント等は，調査研究はされていないために客観的に進展を測定する有用性には限界があるだろう．利点としては，それぞれの部門の特定のニーズに合わせて発展してきたことから，同じ部門内での比較が可能なことである．独自のツールを使うことで，たとえば

表1　活動の観察によるアセスメントのチェックリスト

- 運動技能（巧緻性，粗大，協調性）
- コミュニケーション（言語的および非言語的，理解力，言語，声の調子・大きさ，内容，自発性）
- 感覚（視覚，聴覚，味覚，嗅覚，触覚）
- 心理社会的（相互作用，他者との関係，自己認識，耐性，自己主張，不安）
- 認知能力（集中力，記憶力，計画性，手順，構成力，見当識）
- 態度（対立，受容，受動的，攻撃性，自信）
- 知覚技能（空間認知，図，場所等）
- プロセス技能（問題解決，意思決定）
- モチベーション（内在的および外在的，取り組みの程度，持続力）
- 洞察力（ニーズ，行動，状況）
- 対処戦略（回避，代償，引きこもり，物質乱用，自傷，攻撃）

患者の調理技能の向上を明らかにしたり，試したさまざまな調理技能の記録を残すのに役に立つであろう．しかし正式な調査研究はされていないことから，独自に発展したツールは，評価者間の信頼性や一般化の検証においては不合格といえる．

面接は，アセスメントの柱である．面接はアセスメントに，深く豊かな理解をもたらす．また，ラポールの発展にもつながる．面接には構造化されたものからそうでないものまで目的によって多様なレベルがあり，どの段階のアセスメントにおいても活用できる．たとえば，初期段階の面接では関係性の構築が主な目的となったり，後期の面接では患者が以前に行っていた日常生活の中で家事を取り仕切る活動を確立することに特化して行われたりする．Finlay (1997) が，面接に役立つガイドを提供している．

自己評価および標準化されたテストは，司法精神科作業療法において，とても役立つだろう．下記は，ブラクトンセンターの患者に適切と思われ，適用しているもののリストである．それぞれの目的や有用性について述べておくが，さらなる情報を求める場合は，参考資料等を探していただきたい．

興味チェックリスト（Rogers 1988）

これは，有用な出発点となるだろう．このツールは，患者に恐怖心を与えない．入院前の興味や入院の影響も含めた会話を始めることができ，選択的な活動を探ることが可能となる．実行する前に，患者の識字能力のレベルを確認しておくことが重要である．かぎられた能力しかない患者は，サポートを受けながらその用紙を最初から最後まで読みたいというかもしれない．しかし，もし患者が恥ずかしがったり，恐れたり，嫌がるならば，セラピストがそれぞれの項目を読み上げるほうがいいかもしれない．チェックリストに記載された項目は，患者にとって価値のある重要な活動を生み出すために使用できる．興味チェックリストを不必要に繰り返すことには気をつけなければいけない．誰かが最近実施したかどうかを確認し，もし実施しているようなら，それを患者との対話に活用し，必要に応じて情報を更新しておくのがよい．

作業に関する自己評価—OSA：Occupational Self-Assessment（Baron et al. 2002）

OSAは，患者の長所やニーズについての認識を聞き出す簡潔な方法であり，作業の遂行能力，習慣，役割，そして意志を探ることによって行う．機能に対する環境の影響は考慮される．セラピストと患者の双方とも周囲の環境をコントロールすることはできないため，特に司法領域においては重要である．この形式は，患者が作業領域に優先順位をつける際の助けになる．たとえば囚人が早い回転で入れ替わる刑務所等，特に時間が最重要であるときに，このアセスメントが非常に役立つ．また，面接場面になると不安になってしまう患者にも有用である．この形式は実施しやすく，マニュアルも用意されている．正式なトレーニングも要求されない．

作業遂行歴面接—第2版—OPHI-Ⅱ：Occupational Performance History Interview（Kielhofner et al. 1998）

OPHI-Ⅱは，人間作業モデルにもとづいた評価スケールを使う半構造化面接である．このアセ

スメントは柔軟で，段階に応じてツールのすべて，あるいは一部分が実施される．患者の背景や興味，日々行っていること，生活上の役割，価値観や目標，そして患者の能力やニーズに対する認識等を含む詳細な情報が得られる．環境や，人生における重要な出来事の影響は考慮される．OPHI-Ⅱは，将来の目標の計画を立てる支援をする中で，患者の生活や現在の状況に対する包括的なイメージをふくらませることができるので，大いに役立つものである．しかしながら，患者によっては，この面接場面に居心地の悪さを感じ，立ち入られているように思うかもしれない．この評価ツールは，初めは患者に恐怖心を与える可能性がある．正式なトレーニングは要求されないが，セラピストは人間作業モデルに精通している必要があり，最初に面接を見学したり練習したりすることが望ましいかもしれない．

他者との生活におけるハンプシャー評価—HALO：Hampshire Assessment of Living with Others（Shackleton and Pidcock 1982）

HALOは，課題にもとづいた評価スケールによって行うアセスメントで，自立レベルを測定する．このアセスメントは，退院計画を援助するためにつくられたものであり，トレーニングの必要性や退院に向けて必要とされる援助の程度を明確にしてくれる．ブラクトンセンターでは，このツールは，特定のニーズに的を絞って支援を行う退院前のサービスを，患者に利用してもらうかどうか判断する際に役立っている．特にHALOは，患者，看護スタッフ，作業療法スタッフの協働を促進し，患者の進展をモニターしたり評価したりするのにも役立つ．一見すると長くて複雑な形式のように思えるが，一度実施してみると，シンプルで比較的早く実行でき，広範囲にわたる詳細な情報が得られる．マニュアルもシンプルで，一歩一歩段階を追った手引きになっている．正式なトレーニングも要求されない．

コミュニケーションと交流技能評価—ACIS：Assessment of Communication and Interaction Skills（Forsyth et al. 1999）

ACISは，地域社会において目的のある活動を行っている中でのコミュニケーションや相互交流技能の観察にもとづいて行うツールである．このアセスメントは，22の技能の要素について調べ，身体性，情報交換，関係性の3つのカテゴリーに分けられる．多様な社会的状況において，環境が患者のコミュニケーション能力や他者との交流技能にどのように影響するかを調べ，理解するために実施される．正式なトレーニングは必要とされず，マニュアルに沿ってすぐに実施できる．

意志質問紙—VQ：Volitional Questionnaire（Heras et al. 1998）

これは，患者が活動に従事しているときに実施されるものである．セラピストは，仕事，余暇，日常生活活動の3つの環境的領域において，患者の活動に従事する意志や能力の程度を判断できる．

運動および処理技能評価—AMPS：Assessment of Motor and Process Skills（Fisher 1999）

　AMPSは，構造化された観察を用いて，多様で複雑な日常的課題（日常生活に役に立つ活動）を実施するのに必要な運動技能と処理技能を測る評価である．5日間の正式なトレーニングが必要であり，それは多くのセラピストにとってコストの面で受講に制限があるかもしれない．いくつかのAMPSの課題では，鋭利な道具やその他の用具を使用する必要があるため，司法領域においては特別なリスクマネジメントが必要となるかもしれない．それにもかかわらず，臨床経験においてAMPSは，さまざまな患者に活用できるきわめて有用な効果測定ツールであるということが実証されてきた．

アセスメントを実施する際の手引き

　患者に自己紹介し，多職種チームにおける作業療法士の役割を説明した後，以下の手順を踏むことで，個人の安全を脅かさない効果的で丁寧なアセスメントの実施を保証する．

1．情報収集

　作業療法士によって異なる．法に触れた過去について詳細な情報を収集する前に，患者に会うことを好むセラピストもいる．その理由は，患者の犯罪により偏見を抱く前に彼らを知りたいからである．経験から述べると，患者に関する入手可能なすべての資料を読み，リスクのある領域や細心の注意を払うべき問題を特定し，以前に患者と関わりのあった専門家に連絡を取ることをお勧めする．不必要な繰り返しを避けるために，実施されたアセスメントをすべて挙げておく．これらの情報の明確さや正確さについては，患者とともに確認することができる．このような準備は，患者や彼らの背景について学ぼうと努力していることを示すのに役立つ．

2．コミュニケーション

　多職種チームのメンバーとして作業療法士は，ケアプログラムアプローチ（CPA：Care Programme Approach）（Department of Health 1999）を用いながらコミュニケーションを図り，自らの仕事をチームの中に調和させる責任を負っている．そのため，行う予定の作業療法アセスメントについて，チーム内で明確にすることが必要となる．患者が入院して早期の段階では，いくつかの専門職が患者のアセスメントを行いたがるだろう．その際は，チームミーティングでアセスメントの優先順位をつけることが有用である．これにより，ソーシャルワーカー，作業療法士，看護師，精神科医，心理療法士といったすべての職種が，次のCPAミーティングまでの1週間のうちに患者をアセスメントしようとするのを避けることができる．

3．タイミング

　患者とセラピストのお互いに都合のよい時間を，患者と一緒に調整することが重要である．患者は，セラピストの都合のよい時間に会うことが可能である，あるいは希望していると当然のように思ってはいけない．時間を交渉することによって，セラピストは患者に一種のコントロールをゆだねることができ，計画立案や意思決定の技能のトレーニングにもなり，より対等な関係性

の構築にもつながるのである．セラピストは，すでに得ている患者の情報についてよく考えなければならない．患者は朝かなり眠気が強いのではないか？　もしそうであれば，アセスメント中の患者の作業遂行はそれに影響されていたのではないか？　そのために，患者の能力は正確に表れていないのではないか？　といったようなことである．また，アセスメントを実施する環境と時間帯についても考慮しなければならない．たとえば，もし昼食の時間帯に調理を用いたアセスメントを行うとしたら，調理室はとても混雑しているのではないか？　他のスタッフのサポートが必要な場合は，申し送りや与薬のような時間帯は避けよう，といったことを考える必要がある．

4．準備

セラピスト自身が，実施するアセスメントのツールや活動に慣れていなければならない．活動を実施する際には，必要な道具すべてが利用可能な状態にあるかを確認すること．患者が活動を開始した後に，追加で物品を取りに行くことは困難である．患者を，セラピストの観察が届かない状態にしてしまうからである．

5．部屋の選択

選択した活動に適していることや，作業遂行を効果的にするために部屋を選択することに加えて，セラピスト自身の安全も考慮する必要がある．

- 支援が必要になったときに，即座に他のスタッフが対応可能な便利な部屋を選ぶ．
- 部屋は適度に整頓され，いかなる物も武器となる可能性がないことを確実にする．
- 適度に広い部屋を選ぶ（せまい部屋は，患者に恐怖心を与えかねない．パーソナルスペースを確保することの重要性と，人によって落ちつける場所はさまざまであるということを覚えておく）．
- 邪魔が入りそうな刺激の強い環境や部屋は避ける．患者の集中力が低い場合等は，特に配慮する．

6．リスクマネジメント

上記に加え，自己や他者の安全を確実にするために役立ついくつかの対策がある．

- 予定している面談の前に，関わったスタッフから申し送りを受けておく．それにより，アセスメントを進めることが安全かつ適切かどうかを導き出すことができる．
- 現在のケアプランや，リスクアセスメントを承知しておく．
- 警報器の場所と使用方法をあらかじめ知っておく．
- セラピストはドア付近に位置取り，避難経路を確保しておく．
- 面談場所と終了予定時間について，スタッフに正確な情報を伝えておく．
- 患者が示すどのような微妙な変化にも，常に注意を払う．それは，セッションを終了して，次の機会にする必要があることを意味しているかもしれない．
- 他のスタッフがいないエリアで動くときは，携帯電話をもっておく．
- セラピストが予定時間に戻らない場合に，スタッフが連絡する先を確認しておく．

7．患者への情報提供

何のためのアセスメントか，その情報はどのように使用され，また誰がその情報を使用するの

かについて説明する必要がある．患者は，情報共有によって病状や自傷他害に対する考えが暴露され，外出の制限や観察下におかれて，安全なリスク管理のために薬を増量されるのではないかと心配しやすい．もし，申し送りされた情報が直接的にこういった対応の原因になるとすれば，明らかに治療関係における信頼は影響を受けるだろう．大切なことは，すべての情報は，すべての心配事に対する安全を維持するために共有されるということである．

8. 実施

可能なかぎり，実施方法どおりに行う．特に，標準化されたアセスメントを実施し，そのツールの妥当性を主張したい場合には重要である．患者には，実施方法をわかりやすく伝える．セッションにおいては，設定による境界を定め，時間制限を順守して行う．標準化されたアセスメントでは，個人的な性質のコミュニケーションを除外してしまうことがある．患者がなんらかの打ち明け話をしたにもかかわらず，セラピストが規定どおりのやり方で形式的なアセスメントを続けようとしたら，患者はセラピストを冷たく無情だと思うだろう．繊細で，柔軟で，個人に沿ったアプローチで実施されるアセスメントが，強く支持されるのである．患者は作業遂行に関連した不安や，感情的に困難を伴う特定の領域を有していることも認識しておく．もし，メモを取る必要があるなら，患者にそうするつもりであることを伝える．メモを取るときは，メモを取ることだけに集中するのではなく，適切なレベルのアイコンタクトを維持するよう気をつけなければならない．積極的な傾聴をはっきり示し，励ましの言葉と態度を伝えるようにする．また，自分の書いたものの正確性についてもチェックする必要がある．患者に言われたことを理解したか，そのことを正しく記録しているかを確実にするためである．可能なかぎり，患者自身の言葉を使用して記録する．

9. 情報の共有

アセスメントの結果については，できるだけ早急にチームへ簡潔なフィードバックを行い，後に詳細なまとめを行う．患者に対する情報のフィードバックも，同様に重要である．最初に提示した簡潔なフィードバックについて，さらに包括的な報告をしてフォローする．アセスメントの結果は，時間の経過とともに事実がゆがむというよくある過失を避けるためにも，できるだけ早急に詳しい記録にまとめるべきである．

報告書の作成

アセスメントの結果をまとめるとき，あるいは経過報告の報告書を準備するときは，専門性を保持したままで，明白かつ簡単な言葉を使用する．内容は，患者にも他職種の専門家にも，双方にとってわかりやすいものであるべきである．どんなことがあっても，特殊な用語は避けたい．可能であれば，患者の言葉を使用し，例を加える．あなた自身の取り組みを構造化することである．作業療法のプロセスを経過報告の枠組みに使用したり，あるいはOPHI-Ⅱのような特定のアセスメントの報告書の作成時に選択した実践モデルを使用したりすることは有益だと気づくだろう．いくつかの部門では，報告書の作成時にセラピストが利用できる様式をつくっている．その例の1つが，**表2**である（下記参照）．使用したアセスメントについて，目的や方法，いつ，どの

表 2 アセスメントの報告書の記入例

[病院の名前]
作業療法[初期/見直し/特定]アセスメント
　患者氏名：　　　　　　　　　　　　　　　アセスメント実施日：
　病棟名：　　　　　　　　　　　　　　　　生年月日：
　入院日：　　　　　　　　　　　　　　　　担当作業療法士：
はじめに
　報告の目的を明確にする（たとえば，アセスメント結果の申し送りのためなのか，患者が決められた期限内に成し遂げた進展を強調するためなのか，等）．
　情報源について述べる（たとえば，記録，患者，観察，他の関係専門職等）．
　以前に作成されたプランについて言及する．
アセスメント
　アセスメントの目的と，どのように実施されたかについて述べ，簡潔に概説する．
　アセスメント中になされた重要な観察について記述する．
　ニーズのある領域についてまとめる（患者自身の認識も含む）．
現在の作業療法介入プラン
　治療の目的と目標，およびその方法について述べる．
経過
　患者が定期的に行っている活動のスケジュール表をつくる．患者が追加で別のグループ/活動にも関係していたかどうかも明記する．患者のモチベーションや見受けられた態度について記述する（出席，関与，参加のレベルを考慮する）．設定した目標に対する経過を評価する．活動を通して明確になった技能やニーズについて強調する．リスクを考慮する．その他，気になったことや問題があれば記載する．脆弱性/搾取，交通安全等，実際的な安全面での問題，欲求不満や失望に対処する能力，葛藤の解決，子どもへの態度/関心，アルコールの問題等である．
結論
　これまでの経過と，作業の中で顕著な領域について概要を説明する．
　作業療法の介入プランを提案する．
　アセスメントの領域をさらに進める．次の一定の期間における目的や目標を設定する．
[名前]：　　　　　　　　　　　　　　　　[サイン]
[指示]
[日付]

くらいの期間実施したかを述べる．そして，主要な結果を要約する．アセスメント中に観察されたことを解説する．患者の長所やニーズを，本人の認識を含め明確にする．自尊心をさらに深く傷つけることを避けるために，常に長所とニーズのバランスに気を配る．最後に，ニーズがある領域に対して，どのようなプランが提示されてきたのか，そして，どのような介入が必要かを示す．

ケーススタディ

デニスは25歳の女性で，精神疾患があり，過去には薬物乱用，放火，暴行の経歴もある．調子が悪いときには，自傷や他害をそそのかす幻聴がある．時々，彼女は，他者が彼女を傷

つけようとしていると思い込んでしまう．このようなときは，武器として使用できる危険物，大抵の場合はナイフやフォーク等を隠しもっている．デニスは2度フォークでスタッフを突き刺そうとしたことがあり，切ったり不適切な物を飲み込んだりして自傷行為に及んだこともある．地域生活では，薬に毒が入っていると信じ，経口での服薬は続かなかった．入院前，デニスは母親と兄弟2人と生活していた．デニスは，家族内で性的虐待があったと報告している．いくつかのニーズは，観察，入手可能な記録，他の専門家からのフィードバック等を通じて特定され，それは人間作業モデル（MOHO）を枠組みとして使用することではっきりした．

意志
　デニスの関心は家族が中心であり，それはいつも家族の誰かによって引き起こされた．彼女は，一人でやり通せる活動がほとんどなく，そのために他者への依存が助長された．自分の能力に対する自信が欠如しているようであり，自分の課題を実行するにも他者に頼っていたため，彼女自身の技能の発達が制限されてしまったのである．デニスは家族に高い価値をおいており，主な目標は家族と一緒の生活に戻ることであった．この目標は，チーム内で共有されたものではなかった．その他，彼女は自分の外見に関しても，高い価値をおいていた．

習慣
　家族関係以外では，デニスは，スタッフや仲間との関係を築くことも含め，新しい日課に適応したり，生活上の役割を身につけたりすることに困難があるように思われた．彼女は，他者のニーズの認識に欠けており，特に男性患者からの被害を受けやすかった．自宅から距離が離れていることもあって，家族との接触は最小限であった．これらの要因から，デニスは長時間自室のベッドで眠って過ごしていた．

作業遂行
　いくつかの領域におけるデニスの技能は，それまで他力本願でやってきたため，また地域で経験できる機会が限られていたために，乏しいように見受けられた．ニーズの領域は，個人および家庭内での日常生活活動，特に衛生面，食事と調理，識字能力と数学の基礎知識，対人技能および地域生活技能（公共の交通機関の利用，買い物，地域の施設を知り利用すること）である．

OTの関与
　自分で選択して経験したい活動についての話し合いを促すため，デニスに興味チェックリストを実施した．これは彼女に，自ら選択し，自らの責任をある程度受け入れることを奨励するものであった．デニスは，静かに質問されたことにのみ答えていたが，関与しようとす

る意志はあるように思われた．彼女の応答は，大抵は短く素っ気ないものであった．
　デニスが選択した活動は調理であったが，潜在的リスクの高い活動を安全に行うという観点から台所ではない場所で行われた．彼女は，鋭利な道具や台所の使用に制限がかけられたため，調理器具を使わずに限られた設備でつくることができるメニューを選択する必要があった．この活動の主な目的は，

・治療的な関係性を築く．
・他者との相互関係を促進する．
・活動の成功体験を通してデニスに達成感を与える．
・デニスの機能的な技能のアセスメントを始める．

　セラピストは，デニスのそばで課題を共有したり必要に応じて情報を与えたりしながら，発展的アプローチを行った．デニスはよい結果を出すことに成功し，他の患者たちや病棟スタッフとともに結果を分かち合い，たくさんの賞賛や励ましを受けた．セッションは，いくつかの長所やニーズを強調するものであった．デニスの良好な経過についての報告書は，彼女にとって有益なものとなり，彼女は自分の作業遂行について説明するよう積極的に勧められた．さらに個人セッションを何回か重ねた後，デニスはセラピストのサポートや指示にほとんど頼ることなく，成人教育やジムを活用するような別の活動にも参加しはじめた．他者への気づきも増え，相互交流においても自信がついたように見受けられ，多職種チームの他のメンバーと親しい関係性を構築するようになった．次第にデニスは，他患者のそばで一緒に作業をするようになった．
　デニスのニーズについて本人の認識を確認するために，OSAが実施された．このツールは，短時間で簡単に実施できることから選ばれた．デニスの集中力が低下していたため，ツールの選択は重要であった．彼女は，形式的な状況に直面したときに特に困難を感じ，不安を覚えた．またOSAは，デニスに自分自身の価値やニーズについて構造的に考える機会を与え，自分の目標を設定したり優先順位をつけたりする助けとなった．彼女は，改善させたいいくつかの領域を特定することができ，その領域で重要性に応じた優先順位をつけることができるようになった．彼女の優先リストのトップは，退院だった．この目標を設定したことで，セラピストとデニスは介入プランについて話し合えるようになった．デニスは，買い物，金銭管理，献立や調理といった，退院を成功させるすべての基本的な技能を含む多くの領域に手助けが必要であることを認識した．基本的な日常生活技能を獲得するためのツールとして，HALOが選択された．介入プランは，ニーズが明らかな領域で，最初に対応されるべき優先順位の高い領域に焦点を当てた．さらなる介入の後，進展があったかを客観的に測定するために，HALOが，繰り返し実施された．

結論

　この章では，アセスメントの根拠について探り，アセスメント方法の選択，計画，実施に関する実践的な情報を与えている．たくさんのツールが挙げられ，観察や傾聴の技能の重要性が強調されている．アセスメントに対する協調的なチームアプローチの大切さについて，積極的な患者の関与を促進することの重要性とともに強調している．また，安全に働く環境を整えるためのリスクと管理の戦略についての考察も与えられている．最後に，報告書の作成や患者と臨床チームの情報共有を支援するためのガイドラインが提供されている．

文　献

Baron K, Kielhofner G, Iyenger A, Goldhammer V and Wolenski J（2002）The Occupational Self-Assessment—Version 2.0. University of Illinois.

Buchan T（2002）The impact of language and culture when administering the assessment of motor and process skills：A case study. British Journal of Therapy and Rehabilitation 65（8）371-373.

College of Occupational Therapists（1995）Standards, Policies and Procedures：Guidelines for Occupational Therapy Services in Mental Health, 110A（January）. College of Occupational Therapists.

Department of Health（1998）National Service Framework for Mental Health. Department of Health.

Department of Health（1999）Effective Care Coordination in Mental Health Services：Modernising the Care Programme Approach. Department of Health.

Finlay L（1997）The Practice of Psychosocial Occupational Therapy（2nd edition）. Stanley Thornes.

Fisher A（1999）Assessment of Motor and Process Skills（3rd edition）. Three Star Press.

Forsyth K, Lai J-S and Kielhofner G（1999）The assessment of communication and interaction skills（ACIS）：Measurement properties. British Journal of Occupational Therapy 62（2）69-74.

Fuller J and Cowan J（1999）Risk assessment in a multi-disciplinary forensic setting：Clinical judgement revisited. Journal of Forensic Psychiatry 10（2）276-289.

Hagedorn R（1995）Occupational Therapy Perspectives and Processes. Churchill Livingstone.

Heras C, Geist R and Kielhofner G（1998）The Volitional Questionnaire（VQ）. University of Illinois.

Kielhofner G（1997）The Conceptual Foundations of Occupational Therapy（2nd edition）. F. A. Davis Company.

Kielhofner G, Mallinson T, Crawford C, Nowak M, Rigby M, Henry A and Walens D（1998）The Occupational Performance History Interview—Version 2.0. University of Illinois.

Law M, Steinwender S and Leclair L（1998）Occupation, Health and Well-being. Canadian Journal of Occupational Therapy 65（2）81-91.

McAdam K, Thomas W and Chard G（2001）The assessment of motor and process skills：An evaluation of the impact of training on service delivery. British Journal of Occupational Therapy 64（7）357-363.

Rogers J（1988）The NPI Interest Checklist. In：Mental Health Assessment in Occupational Therapy, Hemphill B（ed.）. Slack.

Seally C（1999）Clinical governance：An information guide for occupational therapists. British Journal of Occupational Therapy 62（6）263-268.

Shackleton M and Pidcock B（1982）Hampshire Assessment for Living with Others. Social Services Department of Hampshire County Council.

Snowden P（1997）Practical aspects of clinical risk assessment and management. British Journal of Psychiatry 170（32）32-34.

Vaughan G and Done D（2000）Recent research relevant to discharge planning from medium secure psychiatric

units：Re-examining the literature. Journal of Forensic Psychiatry 11（2）372-389.
Wilson M（1987）Occupational Therapy in Long-term Psychiatry（2nd edition）. Churchill Livingstone.

.... **用語解説** ....

ナショナル・サービス・フレームワーク（NSF）──NSF は NHS の改革の一環で設定した疾患別の障害者プランである．英国保健省は，1998 年に「第一級のサービス，新 NHS における質」という白書で，改革のビジョンと戦略目標を提示した．翌 1999 年には，ビジョンと戦略を実行するために「精神保健に関するナショナル・サービス・フレームワーク」という 10 年間の計画を発表した．この中には，スタンダード 1 から 7 までの課題と達成水準が規定されており，5 つの領域に分かれている．

スタンダード 1	精神的健康の増進
スタンダード 2 と 3	プライマリケアとサービスの利用
スタンダード 4 と 5	重度の精神疾患者への効果的なサービス
スタンダード 6	ケアを行う人々へのケア
スタンダード 7	自殺予防

ケアプログラムアプローチ（Care Programme Approach）──精神障害者の退院後のケア施策として，CPA 制度が導入されている．この制度は，ケアコーディネーターと患者が一緒にケアプランを作成し，精神科医や地域精神科看護師，PSW 等の複数の専門職種から構成されたケアチーム（CMHT：Community Mental Health Team）がケアプランにもとづいてサービスを提供．地域で暮らす精神障害者を退院後もサポートし，再発を防止するというものである．CPA 制度により，患者のニーズを正確に把握し，医療から福祉までの幅広い要求により柔軟に対応できるため，社会復帰につながりやすくなっている．また，ケアプランは 6 カ月ごとに定期的にモニタリングされ，必要に応じて臨機応変に変更される．CPA の対象は，精神保健法第 117 条に規定された，16 歳以上の精神障害を抱えるすべての人（入院患者，外来患者，地域でなんらかのサポートを必要とする人）である．24 時間いつでもサービスを受けられるので，触法精神障害者においては，社会復帰支援と同時に退院後のリスクマネジメント（再犯予防）対策として効果を発揮している．

第2章 プログラムの計画

Deborah Alred

はじめに

　包括的な治療およびリハビリテーションプログラムの計画と調整は，司法精神科作業療法士の重要な役割の1つである．この章では，司法精神科領域に入院中の患者の目的に合わせたプログラム開発について考えていく．プログラムを運営するのに必要な対象者グループの特徴，検討すべき事項を認識することから始め，プログラム全体に役立つと思われるグループのタイプについて再検討していく．そして最後には，充実しバランスのとれたプログラムを計画し継続していくことに関わるスタッフ養成の問題について検討する．この章ではこれらの考えを出発点として提示しているが，これは著者自身の経験に加えて，同じような分野で活躍してきた多くの作業療法士長たちの経験によるものである．

　地域（中度）保安病棟は，より優れた治療的効果と保安的環境をもたらすという期待を受けて，患者に対する職員比率が高く設定されている（Stone et al. 2000）．作業療法士は，特殊な治療的ニーズに合致するためには，どのように活動を適応させ活用すればいいかを理解していることから，治療的な努力を促進する理想的な立場にある．これには，環境，日課，実施する活動等について考慮することも含まれる．著者は，ホステルとともに中度および低度保安病棟でも従事しているが，それらの部門はそれぞれ独立して運営されているのではなく，病棟における作業療法領域は一体となっている．その結果，作業療法プログラムも，病棟運営の中で統合されたものとなっている．この章を通して，主に作業療法と看護のスタッフについて述べることになるが，それはこの2つの大きなスタッフグループが協業することが，病棟における治療的生活に影響を与えているからである．

対象者グループ

　司法精神科領域の対象者グループの受け入れ基準は，精神疾患に伴う保安の必要性にもとづいている．その結果，広範な特徴やニーズのある対象者グループが構成されることになる．刑事司法からのコートダイバージョンによって受け入れたケースでは，まだ急性の精神病症状のさなかにある場合がある．ブロードムーア，ランプトン，アシュワースまたはカーステアーズのような高度保安病棟からの受け入れケースでは，対象者は安定した状態で継続的なリハビリテーション

の準備ができている．入所者は重複診断を抱えていることも多く，発達的，精神保健および物質乱用の領域にニーズがある．入所者が係争中の裁判を抱えている場合は，その準備に注意が向けられるであろう．このような場合，彼らは即座の釈放を期待していることから，病棟生活でのあらゆることに気乗りしない状態になってしまう．

　スタッフは，乱暴で危険な人々が存在する場であることを承知のうえで自らの選択で勤務しているが，入所者には選択肢はなく，そこにいることを強いられている．彼らは，他の入所者に対して神経を尖らせており，ほとんどの時間を気が進まないまま一緒に過ごしている．彼らは病棟で，他者の押しつけがましく不当な要求をする行動への対処に苦慮し，他の入所者や衝突を避けるために自分の部屋に閉じこもるようになることもある．法律によって入院してきた司法精神科の患者たちは，他の患者たちとは異なる退院基準が設定されている．このことは入院期間の長期化につながり，退院が遅れることで彼らの欲求不満や失望感を引き起こすことにもなる．これにより，症状の再発や，セラピストの援助が適切でないと患者が感じるようになると，セラピストに対する憤りの感情を引き起こすことにもなりかねない（Lloyd 1995）．著者の従事するサービスでは，中度保安病棟での平均入院期間は7カ月であり，低度保安病棟では4年となっている．

　これらすべてが示しているのは，いついかなるときでも病棟には，広範な技能，能力，ニーズをもつ入所者グループがいるということである．中には，動機づけがあり自らプログラムに参加する人もいるが，病棟に関するすべてのことに関わろうとしない人もいる．このニーズの多様性は，プログラムの優先順位を考える際に，作業療法士に相当困難な課題をもたらすことになるのである．

　プログラム開発には，多くの意味が含まれている．この章では，あらゆる活動の計画，調整および実行と，活動を行うための他サービスとの調整の方法の双方に言及していく．MacDonald（1978　p.274）は，長期在院者のプログラムの一般的な目的について「再動機づけ（Remotivation），再社会化（Resocialisation），再訓練（Retraining），再定着化（Resettlement）」であると簡潔に述べている．これは，司法精神科領域で達成しようとしていることに，かなり関連している．司法領域の対象者グループには，幅広い機会を与え，さまざまな治療的目標に合致する，多様なレベルの集団プログラムが推奨される．

病棟コミュニティ活動

　病棟コミュニティ活動とは，病棟周辺で行う一般的なレクリエーションや気分転換の活動のことである．これは，個人が活動に参加するさまざまな機会を提供するように意図されたもので，入所者の身体的，精神的そして社会的な健康を促進することを目標としている（Ryan 1993）．作業療法士が，これらすべての活動を促進するわけではないが，活動を調整したり，活動を発展させるために病棟スタッフを支援する役割を担っている．調理プログラムの材料調達のような具体的な実践上の支援や，スタッフへの技術的指導，スーパービジョンの提供等が含まれる．また，肯定的で創造的な環境をもたらすことや，それぞれの病棟独自の文化を発展させるような活動を行うきっかけとして，入所者からの意見や情報を活用するということも含まれる．入所者の考え

や関心に対する作業療法士の開かれた姿勢や，安全で現実的な方法で彼らを実践に導くための理解が，プログラムを促進し，入所者とスタッフの双方をプログラムへ関わらせることに役立つのである．リハビリテーション病棟で最も要望の多い活動は，一貫して外出と調理であるが，それはプログラムにも反映されている．

最近，個人やグループでの外出を促進するために，新たに自転車を何台か購入した．安全対策用具を確保するだけでなく，自転車の使用が可能な対象者について明確なガイドラインを作成することによって，安全性への配慮に取り組んだ．自転車の適性を評価するために形式的なアセスメントを活用することで，入所者たちにある種の責任感を喚起し，道路交通の感覚を強化することにもなった．病棟業務や勤務シフトの関係で定期的な週間プログラムには専念できないが，活動の促進には関心のある病棟スタッフが，臨時に入所者とともに実践的セッションに参加し自転車の整備をすることもある．自転車は，個人のリハビリテーションプログラムを発展させることに役に立っているのである．入所者たちは，自転車で職業リハビリテーションセンターに通ったり，商店に行って材料を購入したりしている．同様に，病棟スタッフも，自転車を用いてグループの外出を引率する等，有益に活用している．また，スポーツへの参加には気が進まない人にも，身体的活動を提供することができる．こういったテーマまたは活動を理解し分析するという方針は，明確な方法と安全な手順を確保することにつながる．これにより，スタッフの関与が促進されて，病棟内の幅広いプロジェクトにおいて実施されることになるのである．

一貫した活動プログラムは，安定した予測可能な構造をもたらし，活動を基本とした治療的プログラムの根底をなすものとなる．それは入所者が，関係性を構築しコミュニティの感覚を深める機会をもたらしてくれる．優れた活動プログラムには，活動自体の計画実行以上に，はるかに多くのことが伴うものである．また，「意思決定の機会や自立を促進する雰囲気が創出され，入所者たちは励まされ援助されながらも，参加を強制されたり無理強いされることのない雰囲気であるべきである．これは，動機づけにとって非常に重要な要因となる」(Ryan 1993 p.198)．

課題活動

司法精神医療の環境において作業療法士は，自らの中核となるスキルを再発見することになる．作業療法の手法を用いた課題介入は，活動プログラムの中に組み込まれているであろうが，そこにはレクリエーション活動とはまったく異なる目的がある．遂行中の活動の分析や，個人または集団における入所者の作業遂行を観察することで，作業療法士は「行為者としての個人」や「把握している問題とニーズ，設定された治療目標」に焦点を当てられるようになる(Hagedorn 1997 p.26)．活動の枠組みの中で個人と意志疎通しモニタリングを行うことによって，作業療法士は個人の遂行技能のすべての側面をアセスメントでき，そこで得た評価や情報は，プログラムの別の側面を計画するために活用することができる．

心理教育プログラム

　入所者に集中力があり，より構造化し焦点化された介入の効果を得る能力をもつようになってきたのであれば，特定の問題を扱うグループワークに参加させるのにいい時期である．心理教育グループは，特定の対処技能に触れて，その技能を伸ばすよう意図されている（Eaton 2002）．グループでは，認知行動療法の技術を利用しており，特定の精神疾患の状態と症状に対処する技術の実践について学習する．不安や怒りのマネジメントを学ぶグループ等では，入所者にマネジメントに関する一般的な過程や戦略についての有益情報をもたらす．方法を獲得した入所者は，それらを自分の状況に関連づけて，病棟での実際の場面に取り入れることができる．たとえば，病棟カルテ回診のようなストレスのかかる状況において，入所者はそのストレスのかかる出来事が始まる前にグループ内で話し，どのように対処するかについてフィードバックを受けることで，不安マネジメントの技術を使い始めることができる．こういった練習によって，そのスキルに関する知識と自信が蓄積されていくのである．チーム内のさまざまなメンバーが，これらのグループに関与し促進することによって，グループにより豊かな経験や考え方をもたらすことになる．入所者にとっては，異なる領域の専門家に会えるということも有益である．

支持的グループワーク

　入所者が認知行動的な技術に対して自信を高めるにつれて，グループにうまく溶け込めるような作業や，彼らのより個人的な問題への対処が，支持的グループワークの中で展開されるようになる．1例を示すと，「退院グループ」という退院前のグループワークでは，退院を前にした入所者が抱えているさまざまな気持ちや不安を共有することで，退院に備えられるようになっていく．そこでは，話し合いや支援の場を提供している．繰り返しになるが，グループワークは多職種によって促進されるのが理想的である．同様に，個人の治療プロセスがどのような段階にあっても，資格をもったセラピストと病棟スタッフが共同で運営する，芸術療法や音楽療法等の非言語的な創作療法は，感情を表出し探索するための安全な場となり得る．

成人教育

　入所施設におかれるということは，最も安定した環境が与えられるということでもあり，中には長期間このような環境で過ごす人もいる．これにより，成人教育を行う必要が出てきたのである．地域の成人学習施設スタッフとの連携を構築することにより，さまざまな講座に援助付き通学が認められるようになった．大学では，教師に，保安施設において基礎的な成人学習を担うための予算を提供することに異論はないようである．しかしながら，その最低配置基準数は非現実的な数字である．いくつかの司法精神科施設においては，この問題に対応するため，成人教育の教師に対して，より小規模なクラスを運営できる予算を提供している．地域の公的教育監督機関

は，すべての人に教育の機会を提供する政策に対して，ますます着目していることから，適切な講座を認定し運営したり，入所者の公開講座への参加を援助したりする等，パートナーとして協力しながら進めていこうとしている．塗装や装飾等の職業的講座は，個人が社会的ネットワークを構築することを助け，外界との橋渡しにもなる有益なつながりをもたらすものとなる．

職業リハビリテーション

「働くことは，個人に生きがいや価値観をもたらすだけでなく，標準的な社会的ネットワークの構築に役立つ社会的接触の機会をもたらすものである」（Lloyd 1995 p. 121）．入所者は，履歴書の書き方，面接の技術，就労規定等を含む，仕事に関するあらゆる技術ついて経験を深める必要がある．就労の機会を開発することで，保護的環境の中で個人のニーズに適した経験を増やすことが可能になる．就労プログラムを向上させるためには，就労体験や雇用を専門とした多くの機関，その他のサービスと密接に連携する必要がある．就労体験は，入所者が装飾や園芸といった特定の職業技能等を施設内でも発展させることができ，いくつかの施設では就職の斡旋につながるNVQコースを設けている．入所者たちは，最初は収入を補う職を得るために訓練に参加するが，定刻に出勤するといった彼らが負うべき責任によって，将来の彼らの進歩にとって必要な訓練が徐々に進められることになるのである．

地域の職業リハビリテーション事業との連携を深めることは，専門家のいる機関と価値の高いつながりをもたらすことになる．そこで，看護師や作業療法士のスタッフが，地域職業リハビリテーションセンターで行われる合計週4回のセッションに入所者を同伴参加させるプロジェクトをつくった．スタッフは，情報交換のシステムや，センターの中でそれぞれが果たすべき役割について，時間をかけて検討した．同伴者数を抑えるためだけでなく，継続的な技術の共有を促進するために，司法精神科のスタッフがセンターにおいて意味のある役割を担うことは重要であると考えられた．このことは，一貫した職業的習慣を必要としている入所者にとって価値の高いサービスとなり，また，退院先の地域において同様のセンターを利用したい入所者にも，よい経験を与えるものとなっている．

現在では，一般就労で雇用の可能性がある技術レベルの高い入所者もみられるが，これを支援し，機会を提供する働きかけが必要である．Ruth Garner（1995）は，中度保安施設のリーサイドと，バーミンガム市職業訓練施設の提携によって成功したプロジェクトについて述べている．ここでは，就労技術を向上させるために，保安施設が地域の訓練施設の専門技術を活用できるようにした．仕事の組織化，職務遂行のモニタリング，賃金の体系化等，個人のニーズに適した経験を与え，その進歩を広範囲のチームメンバーにフィードバックしていくことは，スタッフにとって，かなりの時間と労力を要するものであった．理想をいえば，専門家として技術を磨き続けるために，専任のスタッフが関わることが望ましいが，小規模施設ではそれが常に実現できるとは限らない．

教育や就労の機会に関連して，外部機関と関係を構築することにより，作業療法士は，司法精神科の対象者をとりまく，ある種の不安やスティグマに対処することが可能となる．情報交換の

システムを構築し，安全でリスク評価された介入を準備するまでには時間がかかる．時には，システムを構築していた入所者が退所してしまったり，あるいは病気の再発によって参加できなくなったりする場合もある．それは残念なことではあるが，無駄な努力にはならない．なぜなら，一度，他機関との関係を構築しておけば，その後の入所者のために関係を保つことはできるからある．

バランスを取る

プログラムを展開する際に重要なことは，それを行うことで何が達成されるのかについて，現実的になることである．すべての入所者が，すべての活動に参加することはできないのであり，さまざまな臨床的な状況に応じて判断していかなければならない．入所者とケアチームの両者が一緒になって，入所者のニーズに適したプログラムを開発していけるかどうかは，作業療法士の詳細なアセスメントや密接な協業を通じた関わりにかかっている．また，把握しているニーズにプログラムが適合していることと，プログラム自体の進歩を確実にするために，定期的な振り返りが不可欠である．

ここまで，さまざまなタイプのグループを一連で紹介してきたが，グループの種類は，それぞれの個人の進展状況に適したものが選ばれる．「すべてのプログラムは現実的であるべきであり，メンタルヘルス，学習のペース，服薬，自信，過去の経験，制限等において，再び悪化する可能性を考慮しながら柔軟に構築していかなければならない」(Garner 1995 p. 3)．入所者の平均在院期間から考えると，グループワークは10週間ごとのブロックに分け，合間に気分転換できる活動を取り入れるように構成すると効果的になるだろう．いくつかの病棟では，これは有効であった．この方法であれば，グループの振り返りを行う余裕が生まれ，区切りもよい．入所者にも，プログラムから離れて休暇を楽しむ機会を与えられる．時期によっては，その季節ならではの活動をプログラムに加えることができる．たとえば，クリスマスに向けて，入所者が友人や家族のためにプレゼントをつくる手工芸グループ等が提供できるのである．

スタッフへの励まし

ダイナミックでおもしろいプログラムの提供は，まさに多職種の努力によるものであり，スタッフのプログラムへの関わりと調整を促進することには，力を注いでいかなければならない．そこには，病棟スタッフがグループのプログラムにも参加できるように，病棟管理者の人員配置への支援を確保すること等も含まれる．グループのプログラムを促進するためには，勤務時間内の構造化された時間だけでなく，治療的な介入の準備や振り返りを行う時間も必要である．チーム全体からの信頼は，多職種の協業に対する障壁を認識し，対処するためになくてはならないものである．任されるということは，多職種チームに関わるすべての人にとって，特に病棟からのあらゆる要望に応える際には困難な課題となるが，豊富な専門的技術を駆使することで，肯定的な方法でなし遂げることができるものである．

活動グループにおける多職種の関わりには，かなりの努力および調整そして教育が求められる．司法精神科領域では，より多くのスタッフが配置されているため，特にその傾向が顕著であるが，「よりレベルの高いグループとサポートを実践の中で獲得できるという利点もある」(Fairbairn 2000 p.292)．個々のスタッフのプログラムに関わる中で，どのような関心をもっているのか個々のスタッフの言葉を聞く時間をとることや，病棟でのプログラムの目的について彼らを教育することは，大切であり価値がある．最近，看護師と作業療法士が共同で新人研修を行い始めたところであるが，病棟に入職するすべての新人職員にとっても有意義なスタートとなることが明らかになってきている．個々の新人職員は，補助スタッフのグループとともに1週間を過ごす．作業療法の職員は，病棟全体の運営状況について深く理解することができ，看護の職員は，活動プログラムの原則や関わり方等について学ぶ．

グループの中で人材育成を支援するシステムを構築することは，病棟文化の学びを促進し，専門的知識をより広くチーム間に広めていくことになる．グループ開発委員会のような多職種ミーティングは，心理士が議長を務め，グループワークを実施したいと考える職員が，グループの提案や調整について議論する場となる．ミーティングでは，グループの場所や時間等の実際上の問題だけでなく，グループプログラムが互いに補助し合うものになることを確認する場にもなる．また，プログラムの振り返りや今後の展開のための計画を立て，グループの基準について合意を得たり，その他グループに関わるすべての問題について議論したりする場にもなる．この多職種ミーティングにより，臨床におけるグループプログラムは，把握された入所者のニーズに対して敏感に反応できるのである．たとえば，入所者たちが，心理教育や支持的グループワークの恩恵を受ける前に，もっと気楽にグループに参加できるようになりたいと申し出てきたことがあった．その求めに対して，彼らのニーズに応じたグループがつくられたのである．

治療プログラムにおけるチームスタッフの教育と関与は，その成功に関わる非常に重要なことである．ケアプランにある個人の治療と，活動計画によって，その他の治療的体制の中での治療が設定されていくことになる．病棟カルテ回診時に，個々の入所者の活動への参加についてフィードバックし話し合うことは，入所者の治療計画全般における活動の重要性を補強し，多職種チームにも価値の高い情報をもたらすことになる．病棟スタッフは，病棟での実践を行うときも個々の活動計画が確実に考慮されるように，個人の活動計画に精通している必要がある．たとえば，ある活動時間の付近に別の予約を入れる場合等である．プログラムついての非公式な話し合いに，すべてのスタッフが関わり，そこからそのプログラムに対する支持を得る．もし，実際に活動を行うよりも，計画するために議論する時間を多く費やしているとしたら，それはおそらくきちんとバランスがとれているということであろう．このことは，グループの運営を円滑にし，入所者に参加を動機づける支援と，参加後にグループについての問いかけを行うスタッフを強化することにつながる．

グループが発展するためのオープンで包括的なアプローチにより，個々のスタッフが自信を高め，技術を進歩させるための支援が可能になる．心理教育あるいはサポートグループは，2人の経験者と，1人の方法を学んだりする観察者の役割をもつ者との3人のファシリテーターによって非常に円滑に運営されている．グループの発展について観察すると同時に，安全な状況で技術を

学び，実践するのである．この方法では，ファシリテーターの1人が出席できない場合でも，グループの継続が保証されるという付加価値もある．この柔軟さは，特に看護職員がグループに関与できるよう支援する際に重要である．看護職員は，病棟のスタッフ不足をカバーしたり，何かが起きるとすぐに病棟に戻らなければならないからである．多くの試みを重ねる中で，病棟スタッフの関与をさらに推進するためには，週に一度だけ業務から外して9時から5時の勤務時間にすることで，継続的なグループへの関与を促進できることが明らかになってきた．

　活動について考慮するときには，入所者のニーズに合うように，スタッフの関心と知識が利用され適応されるだろう．たとえば，人気があり成功しているプログラムに，車の整備と写真のグループがある．これらのグループは，看護スタッフの課題技能と，作業療法士のグループ計画の専門的技能が結合して運営されている．研究および専門家グループを立ち上げるために小さな多職種グループを構築することは，チームの技術的基盤を向上させることにつながる．それはまた，最良の実践を基盤としてグループが発展することとなり，スタッフにとっても最適な方法で入所者のニーズにもとづいた実践が行われることを確実にする．司法精神医学等の狭い専門領域で働くことの長所は，相互のコミュニケーションが増え，最良の実践についての知見を共有でき，同じような領域に従事している他職種から専門技術を学ぶ機会が増えることである．たとえば，ランプトン病院の臨床専門看護師であるGlen Thomasは，高度保安領域において物質乱用の患者のためのグループを開発した．彼は非常に寛大にわれわれを援助し，彼らの資源を共有させてくれたため，中度および低度保安領域でも彼の成果を活用することができたのである．

結論

　一貫性のある活動プログラムは，安定した見通しのある基盤を生み出し，司法精神科作業療法を行う際の根底を成すものとなる．ダイナミックで，成功している，おもしろいプログラムを提供していくためには，まさに多職種が連携した努力が求められるのである．この章では，中度および低度保安病棟における治療プログラムの展開にまつわる人材の配置と育成や，組織的な問題について吟味してきた．そして，プログラムにおける多職種の関わりを促進するための実行可能な戦略を認識し，包括的な治療プログラム生み出すために協働するいくつかのグループや介入方法の種類について，概要を提示してきたのである．

文献

Eaton P (2002) Psychoeducation in acute mental health settings : Is there a role for occupational therapists? British Journal of Occupational Therapy 65 (7) 321-326.
Fairbairn C (2000) Psychiatric rehabilitation units : How can occupational therapists help them into the new millennium? British Journal of Occupational Therapy 63 (6) 291-293.
Garner R (1995) Prevocational training within a secure environment : A programme designed to enable the forensic patient to prepare for mainstream opportunities. British Journal of Occupational Therapy 58 (1) 2-6.
Hagedorn R (1997) Foundations for Practice in Occupational Therapy (2nd edition). Churchill Livingstone.
Lloyd C (1995) Forensic Psychiatry for Health Professionals. Chapman and Hall.

MacDonald E (1978) Occupational Therapy in Rehabilitation (4th edition). Baillière Tindall.
Ryan S (1993) Practice Issues in Occupational Therapy, Intraprofessional Team Building. Slack.
Stone J, Roberts M, O'Grady J and Taylor A with O'Shea K (2000) Faulk's Basic Forensic Psychiatry (3rd edition). Blackwell Science.

用語解説

ホステル―日本においては，精神障害者の援護寮および生活訓練施設にあたる．

コートダイバージョン（court diversion）―英国のシステムで，触法精神障害者を裁判所や警察署等の刑事手続きの諸段階で外し，司法精神科病棟等の医療・福祉機関に送ることができる制度．

病棟カルテ回診（ward round）―週1回のカルテ回診．その週の状況によって患者本人にMDT（multidisciplinary team：多職種チーム）が面接をすることもある．日本では医療観察法の治療評価会議に相当する．すべての患者の経過，評価についてMDTで報告・確認・議論を行う．

第3章

誰もがアーティスト

Mark Spybey　　Phil Morgan

はじめに

　精神保健領域で働く作業療法士は，歴史的に創造的活動を治療手段として活用してきた．では，なぜ作業療法士は創造性を高める活動を用いるのか，考えたことはあるだろうか．あるいは，司法精神科領域において創造性を高める活動が妥当かどうか問いかけたことはあるだろうか．絵画や作詞は，患者にどのような利益をもたらすのだろうか．

　司法精神科領域のほとんどの患者は，これまでの人生において相当な苦難を経験してきている．彼らの精神保健上の問題は若いときに始まり，陽性や陰性の精神症状に苦しんだり，長期の物質乱用による精神の荒廃にさいなまれたりしてきた．彼らは深刻で重大な犯罪に関与し，大抵は困難を抱える労働者階級の出身である．「労働者階級」という言葉は，司法精神科領域の患者は正規労働の機会に恵まれない場合が多いことから，ある意味で彼らにとっては皮肉かもしれない．彼らは，おそらくさまざまな施設に勾留されてきたことから，はからずも実際にはそれが仕事に関わる能力を減退させたといえる．患者は，文化的教養に乏しく，刺激が少なく，常に引きこもっていることが多い．それゆえ，どんな技術や能力をもっていたとしても，それらは蝕まれてしまうのである．

　作業療法士の主な役割は，患者が自分自身の能力，興味および目標を再発見し，それらを発展させる，あるいは維持する機会を提供することである．これらは肯定的で意味のある方法で行うことができ，その手段の1つとして創造的活動が用いられる．

　創造性の定義というと，問題解決の場面で，新しい考え方，別の選択肢，可能性等を生みだしたり気づいたりできる個人の能力に着目しがちである（Franken 2001）．一方で，臨床家や特に創作療法セラピストは，創造性を高めることにより，自分自身，他者そして自分たちが存在する世界についてもっと学ぶことができると述べている（Gordon 1983）．

　1989年の欧州会議では，創造的活動が犯罪者のリハビリテーションに役立つことが「刑務所における教育」という記録によって示され，創造的活動の役割が認知されることになった（Council of Europe 1989）．この記録では，創造的活動に取り組んで自己肯定感を向上させることによって，個人を犯罪者から一般市民に転換できると示唆している．経済的な安定は，就職に役立つ技能を身につけた結果得ることができる．さらに個人は，判断の下し方，反省や社会的関与の方法等を改善することができる．この章では，創造的活動を通して患者の自己効力感を高める技能を推進，

発展させ，回復過程を促進させるために，作業療法士はどのように患者を援助できるかについて強調していく．

誰もがアーティスト

　アーティストは，社会ではある程度，特権的な地位にあった．ミケランジェロからダミアン・ハーストまで，アーティストは後援者から支援を受けて，おそらくは間違いなく，傾聴され，ある程度尊敬され，注目される（大抵は挑発的な）羨望の立場を享受していたであろう．精神障害者や犯罪者は，芸術家や芸術評論家，芸術専攻の学生等と同じように芸術にたずさわる人としてみなされることはないが，彼らも創造的になることはできる．芸術は，すべての人に広く開かれ，社会的にも文化的にも意味があるという考えを推進していくことは重要である．

　創造的な表現は，すべての文化の独自性の中核をなすものである．芸術は，社会的および政治的な動向を形づくり，影響を与えるものである．たとえば，作家で元反体制派のヴァーツラフ・ハヴェルは，チェコ共和国の初代大統領である．状況主義インターナショナルという団体の「アーティスト」は，1968年のパリ暴動となった出来事を引き起こし，あやうくフランス政府を消滅させるところだった．世界中の無数のアーティストが，彼らの信念により投獄され，さらし者にされたのである．

　美的価値観は，テレビを見たり，料理をしたり，音楽を聴いたりといった人々の日常生活に本質的に結びついている．人は，常に何が好きで何が嫌いかを選択している．ドイツのアーティストであるヨーゼフ・ボイス（1921-1986）は，テレビのドキュメンタリー番組で「誰もがアーティストである」（Beuys 1988）と控えめに，しかし雄弁に宣言している．また，彼は次のようにも述べている．

　人間を定義する重要な言葉，それは「アーティスト」である．しかし「アート」という言葉のもつ意味により，人にはアーティストとアーティストではない人，つまり何かをすることができる人とできない人がいる，という考え方に引き戻されてしまう．

　俳優で劇作家のスティーブン・バーコフ（Berkoff 1991）は，著者の一人に宛てた手紙の中で次のように述べた．

　誰もがアーティストであるという考えは，最上の真実でありながら，ある特定の人々だけがアーティストと呼ばれる特権をもつという，きわめて中流の見解を支持するほとんどの人々が拒み続けてきたものであると思う．それゆえに，私たちはつまらない芸術しかもち合わせていないのである．

　アーティストのライフスタイルが（司法精神科領域の患者のように）社会的規範と衝突するのをよく目にすることについて，熟考するとおもしろい．Felix Post（1994）によると，アーティストは，うつやアルコール依存に向かいやすいのと同様に，さまざまな病的性格特性に苦しむ傾向があるという．この性格特性は，なんらかの価値ある創造性に関連し，あるいはそれによって引き起こされると示唆している．加えて興味深いのは，リスクと創造性との関連である．ジャズ奏

者で作曲家のベニー・ゴルソン（Goleman et al. 1993 からの引用）によると，創造性の高い人々は，リスクを冒す考えに陥りやすいという．明るく照らされた（既知の）道を行く人と，対照的に本能を頼りに創造性に駆り立てられる人とを区別し，後者はその結果，未知の暗闇へと進路を変えながら自分自身の道を創造するのである．

司法精神科領域の患者すべてが，危険な行動を行ったか，関わったかのどちらかであるが，司法精神科作業療法士の役割の1つは，患者たちが自らの行動を管理して危険行為のリスクを最小限にするために援助することである．創造的な活動に関わることを通して，患者たちは自らの創造性を探求し，コントロールされた安全な方法によってリスクを冒すことができるのである．

創造的活動や創作療法への関与

作業療法士には，治療的手法の1つとして創造的活動を用いる資格はあるのだろうか．あるいは，主に創造的な手法を精力的に用いることに重点をおいたトレーニングをした創作療法セラピスト（絵画，音楽，ダンス，演劇のセラピスト等）にだけ許されるべきものだろうか．

創造的な技法を扱う専門家グループにはそれぞれの役割があり，その違いは治療過程のどこに着目するかにある．作業療法では，患者の芸術の内容を解釈したり，芸術の経験を通して起こる患者自身の内的感情を探ったりすることにとらわれるべきではない．作業療法の治療的な関わりは，創造的活動を行うことそのものにある．芸術は，すべての文化にみられる作業形式であり，余暇と生産性の両方の側面を含んでいる．治療的な価値は「行いの中にある」という考え方は，長期にわたり精神疾患に苦しんだアーティストで作家のメアリー・バーンズ（1923-2001）の考えを反映したものである．芸術は，いかに分析されるかではなく，ありのままを受け入れられるべきものであると彼女は主張した（Barnes and Scott 1989）．

創造の過程

治療的過程は行いの中にあると言うことは簡単であるが，患者が芸術を「行う」にあたって作業療法士はどう手助けできるだろうか．それにはまず，創造の過程のさまざまな段階と，それぞれの段階と作業療法との関連について模索しておくことが重要である．Golemanら（1993）の研究では，創造の過程段階を初めて明確にしたのはフランスの数学者ジュール・アンリ・ポワンカレ（1854-1912）であるとしたが，これについては実に多くの理論家たちが繰り返し行ってきた．4つの主な段階は，以下の通りである．

1．準備

まず，創造的活動に関わるときは，積極的に準備状態を整えておくことが望ましいといえる．活動に没頭し，いろいろな物（ペン，紙，キャンバス，筆，粘土，テーブル，裏が粘着質のプラスティック，洗剤の空き容器）を並べ置き，それらの物になんらかのつながりを見いだすのである．

この段階では，ついありきたりな解答にたどり着く能力に頼ってしまう．たとえば，洗剤の空き容器等は，宇宙ロケットや大好きな叔父さんにあげる便利な鉛筆立てにつくり変えるのではなく，捨ててしまったほうがよいと思ってしまう．あるいは，（もし何か普通ではないことをしたら，人は自分のことをバカだと思うだろう）といった心の中の懐疑的な声を信じてしまったり，自分の明らかな進歩の欠如に失望したりすることもある．

創造的活動に関わることからうまく逃れようとする患者も，必ずいる．患者が「私は，絵は描けません．絵は描けないと学校で言われました」と言うのを耳にしたことがあるだろう．同様に誰もが，活動によってすぐに失望したり，認知機能障害があったり，動機づけの低い患者に関わった経験もあるだろう．つまり，活動への関わりに関する問題には，多くの要因が存在する．おそらく，最もやっかいな問題は回避である．「私はやってみるつもりすらないです」という罠に，残念なことにセラピストも患者も陥ってしまう．それは一種の施設環境的な選択肢の欠如であり，独創性に欠けた消極的態度である．

これを改善しようと努めることは作業療法士の役割ではあるが，ある意味でそれは最も難しい部分である．患者の刺激となり意志的な鍵となる何かを，患者が興味をもちそうなこと，あるいは過去に関心をもっていたことから探して提供するためには，患者個人に関する知識を利用しなければならない．そのため，患者がこの準備段階に関わることができる機会を与え，無条件の肯定的評価と材料等の物品を提供することも，セラピストの役割である．

2. 培養

次に，アイデアを培養する段階である．人は，集めた情報を受動的に処理していくものである．大抵の場合は，無意識に行われることであると推測される．これは神経心理学的な過程であり，Sperry, Gazzaniga, Bogen らにより提唱されている（Zdenek 1985 からの引用）．彼らは，左脳と右脳の働きの違いについて説明を可能にし，ある特定の過程では決まって左脳より右脳が関係すると断定している．Hoppe（Zdenek 1985 からの引用）は，脳の右側を刺激することによって，創造的な能力を高めることができると示唆している．

創造的活動に関して予想される左脳の反応は，簡単にいえば，活動に対する言い逃れや単に空の洗剤容器を「洗剤の空き容器」とみることである．右脳のアプローチは，ある意味ダイナミックであり創造的関与を可能にするが，よい成果を保証するものではない．洗剤の空き容器は，火星の景色の一部になるかもしれないし，もちろんならないかもしれない．アーティストたちは，これを「白いキャンバス」症候群と呼び，まっさらなキャンバスは，名作にも失敗作にもなり得ることを示している．そこで，新しい可能性を探り，新たな洞察を見いだすために，右脳を刺激する活動を用いるのである．Amabile（1983）は，創造的関与において大切なことは，問題を乗り越えるための新しい方法を探究し，開発へと向かうことにあると主張している．

創造的活動を準備し，うまく関われるところまで来たら，作業療法士の責任は，患者が活動を続けられると感じる状態を確保することである．たとえば，新たな素材や道具を利用できる機会を提供したり，患者が新しく斬新なアプローチを促進することを援助したり，問題解決への気づきを増進する等，実際の取り組みの中から生まれてきたアイデアについて話し合いながら行って

いく．基本的にこれは，リスクを冒す方向へと向かうことである．どんなに小さくても，リスクはリスクである．活動への参加を維持することは，リスクを冒すよう求められるものであるが，患者が安全で支持的な方法で段階づけられたリスクを体験できるようにすることは作業療法士の役割である．

3. 啓示

創造的過程の第3段階は，啓示の瞬間である．それは，突然，満足感や達成感がこみ上げてくるのを感じる瞬間である．答えは，どこからともなく現れる．アーティストたちは，しばしばこの瞬間を「創造的高揚感」と呼んでいる．この瞬間は，準備と培養の段階の実現なくして起こることはないと覚えておくことは重要である．この啓示の段階では，作業療法士は「創造的高揚感」の価値を強化し，患者が次の段階のプロジェクトへと目を向け，完了までに至るよう，患者の意志を維持しながら援助する．

4. 転換

最後は，創造的活動の経験を実生活の行動に転換する段階である．経験から獲得したものは，一時的な洞察というよりも現実の生活に利用価値の高いものとセラピストは認識している．しかし，司法精神科領域の患者の多くは，自分には肯定的な特徴や価値の高い技能があるということをなかなか受け入れられない．それはいわば「学習された無価値感」とでもいうようなものである．社会的な経過が創造性の認識において重大な役割を果たすことは，一般的に認められている（Amabile 1983）．患者の多くは，他者との関係性において相当な問題を抱えているが，それは家族の機能不全からきたものかもしれない．その結果として，彼らには，変化や成長によい影響を与えない役割や行動に従うよう，非常に厳しい社会的圧力がかかったかもしれない．課題が完了したときは，患者に，完了までの過程を振り返ることと，どのように問題を解決しリスクを冒したかに着目することを奨励すべきである．それは，これらの考えをどう総括するかを議論するという効果も生むのである．

創造的過程の全段階において，それぞれの患者に応じた異なるレベルのサポートが必要であり，活動にはそれに相応した段階づけが必要であると留意しておくことが重要である．

ジャックの物語

ジャックは過去8年間，刑務所と中度保安施設で過ごした．ジャックは精神疾患と自傷，物質依存の経過がある．逮捕され，その後病院へ移送される前まで，彼は飲酒や薬物，軽犯罪に関わる日々を送り，時々は短期間の下働きの仕事を行っていた．

ジャックは，関係をとるのが難しいことで知られていた．関係が近くなってくると，いつも失踪したり飲酒をしたり，薬物を再使用したりした．病棟の新しい作業療法士は，形式的

なアセスメントではなく，病棟のデイルーム等で彼と一緒に座って話をし，できるかぎり頻繁に彼と接触する機会をもつようにした．そのうちに，ジャックは若いころ，くず紙や厚紙で模型をつくっていたことがわかってきた．ジャックは，もう一度，模型製作をやりたいと言ってみたが，材料を得るにはアートグループへ参加しなければならないと言われてしまったことがあったと述べた．彼にとって模型製作は個人的なことであり，自室でやりたいと思っていたため，アートグループにはまったく関心がなかった．そこで担当作業療法士は，病棟回診でジャックの気持ちを支持し，自室で模型製作をするために必要な材料をもらえるよう交渉した．ジャックを擁護していく中で，担当作業療法士は信頼関係を築き，ジャックは次第に模型製作について安心して話せるようになった．担当作業療法士とジャックは，一緒に地域外出を始め，交通博物館や模型店を訪れてはジャックの興味を深めていった．

ジャックは，自室で小さく複雑な車と船の模型をつくり始めた．彼は何のプランもなくつくり始めたが，仕上がりについてのはっきりしたイメージをもっていた．完成すると，彼は自尊感情を示し，肯定的なフィードバックを受けた．徐々に彼は，自分の作品を見せるためにスタッフや仲間を部屋に招待したがるようになっていった．そして，彼の興味はさらに発展し，機能と美しさを備えた小さな張り子の家具をつくることに関心をもつようになっていった．彼は仲間に，これらの作品をプレゼントするようになった．

ジャックは，新しい考えに対してもより受容的になり，以前の生活を振り返るようになっていった．スタッフや仲間から受けた肯定的なフィードバックによって，彼は自信を高めていったのである．担当作業療法士の支援を受けて，彼は木工を勉強するために大学へ行くことを考え始めた．

もちろん，患者すべてがジャックのように劇的な改善をするわけではないことは明らかである．しかし，このケーススタディは，人々が創造的活動に関わると，作業遂行技能や生活の質，自尊心が向上するため，小さな変化が起こり得るということを示している．

結論

司法精神医学におけるリハビリテーションの過程は，予測可能で理路整然としたものであることはめったにない．創造的過程は機械的なものではないため，作業療法士がどのように患者と関係を築いていけばいいかを理解できる構造が必要である．作業療法士は関わりの中で，成功と失敗の両方の機会を提供しなければならないし，合法的にリスクを冒すことを推奨しなければならない．これは，創造的活動を通してできることである．なぜなら，創造的活動そのものが，たとえジャックの模型製作の事例のように比較的低いリスクであっても，参加者にリスクを冒すことを求めるものだからである．創造的関与は，神秘的で不可思議な過程ではない．それは教育的，社会的，文化的背景に関係なく，また能力やニーズにも関係なく，潜在的な意志に突き動かされ

るものであり，誰もが保有しているものである．

　作業療法士は，"自分自身のためにも"芸術的活動の提供を怠るべきではない．活動は，油絵（水彩画），描画，彫刻，執筆，演劇，ダンス，動作，パントマイム，音楽，陶芸，写真，家具製作，調理，裁縫，かごづくり（そう，かごづくりでさえも），そしてコンピュータ・デザインやビデオ製作といった，多くの領域を網羅することができる．

　創造的活動の事前の準備と効果的な関与を促進することにより，取り組まなくてはならない新たな課題や問題がみえてくる．当然ながら作業療法士は，患者の想像力豊かに考える能力に対して絶対的な信頼が必要であり，その結果，創造的であることが治療的効果を得ることにつながるのである．

文　献

Amabile T (1983) The Social Psychology of Creativity. Springer-Verlag.
Barnes M and Scott H (1989) Something Sacred：Conversations, Writings, Paintings. Free Association Books.
Berkoff S (1991) Personal communication to Mark Spybey.
Beuys J (1988) State of the Art, BBC Television Documentary. British Broadcasting Corporation.
Council of Europe (1989) Education in Prisons. Council of Europe.
Franken R (2001) Human Motivation. Brooks Cole.
Goleman D, Raufman P and Ray M (1993) The Creative Spirit. Plume.
Gordon R (1983) The creative process：self-expression and self-transcendence. In：Creative Therapy, Jennings S (ed.). Kemble Press.
Post F (1994) Creativity and Psychopathology：A study of 291 world famous men. British Journal of Psychiatry 165 (2) 22-34.
Zdenek M (1985) The Right-brain Experience. Corgi Books.

用語解説

状況主義インターナショナル（SI：Situationist Internationale）　—1957年，シュルレアリスム（超現実主義）の理論的，実践的乗り越えを目指し，ヨーロッパ各国の前衛芸術家によって結成されたグループ．芸術と政治，文化批判と社会批評を結びあわせ行われた独自の運動は，後にフランス，イタリア等，ヨーロッパの文化革命に多大な影響を与えた．

第4章
司法精神科作業療法における認知行動療法的グループワーク

Rebecca Kelly

はじめに

　グループワークは,心理社会の領域で行う治療として作業療法士が一般に使用する手段である.グループは,課題をもとにした活動を通じて,社会性の発達やコミュニケーション技能の向上など,幅広い治療に用いることができる.また,さまざまな社会的環境における個人の発達に,効果的に焦点を当てることもできるものである.

　司法精神科の患者は,生涯を通して協調性のある関係を築くことが困難な場合が多く,このような理由からオックスフォードクリニック(中度保安)では,グループワークの重要性に着目している.病棟という環境の中では,ある種の社会的な所属感をはぐくむことが重要である.自分のニーズに対して即座に応じてもらえないと,患者は完全に引きこもってしまったり,極端に要求が増えたりする例を多数みてきた.彼らは,自分のニーズと一致しないかぎり,他者のニーズを意識することはできないのである.慌ただしい入院病棟では,たった30分間,グループで同じ部屋に集まるだけも大変なことである.認知行動的グループワークは,通常,患者が活動グループで他者と協力的に作業ができるという一定の能力を確認した後にのみ,作業療法士が適切な治療法として計画するものである.

　WhiteとFreeman(2000)や,Jonesら(2000)等は,認知行動療法が,多くの患者が幅広い問題を乗り越えるのを助ける際に効果的であると実証した.司法精神科領域の患者は,守るべき社会的な規範に反する行動を示し,それが結果的にスティグマを生み,社会から孤立していくと定義されている.患者が作業的行動に適応できるかどうかは,変化の必要性をどれだけ認識できるかにかかっており,したがって変化の過程に患者自身が積極的に関わることはきわめて重要である.

　この章では,認知行動療法の理論的な基礎と,司法精神科領域の患者に効果的な治療手段であるグループ療法を使用する明らかな利点について簡潔に探っていく.関心のある読者には,さらに深く,さまざまな問題に対して一般的に使われている技術等についても,探求することをお勧めする.

理論

　Beck（1976）の認知モデルの適用は，認知行動的アプローチの治療における基本である．認知モデルでは，（引き金となる）ある現象や状況についてどのように認知し思考するか（Lazarus 1991）ということと，現象や思考の相互作用の結果として生じる行動によって引き起こされた気持ちとの間には関連があるとしている．行動とは，個人が最良の結果を得られると考えるものをもとに起こすものである．どんな行動にも結果は生じるが，個人が即時的な満足を得ようとして，長期的な結果をないがしろにしてしまうことが多々ある．認知モデルのこのような側面は，変化を促進するために打破する必要のある自己認識のサイクルとして捉えることができる．

グループプログラムの種類

　オックスフォードクリニックで現在利用可能な認知行動治療の様式は，**表1**に挙げたものである．このリストは完全なものではないが，読者がさまざまな技術を探求し，概要のわかる実践的なテキストにたどり着くための出発点として提供するものである．

表1　触法精神障害者のためにオックスフォードクリニックで使用されている認知行動療法による介入

介入	問題の種類	戦略	文献
怒りのコントロールトレーニング	・乏しい衝動コントロール ・爆発的な怒り ・非言語的な行動の脅し ・非難の投射 ・自己主張の欠如 ・乏しい問題解決技能	・怒りの日記 ・結果として生じる考え/損失：利益の分析 ・誤った認識/自己沈静状態 ・高いリスクの状況 ・生理的亢進の沈静 ・ライフスタイルの修正 ・ロールプレイ/ビデオによるフィードバック ・再発防止計画	Williams and Barlow（1998） Goldstein et al.（1998）
問題解決思考技能	・犯罪的な行動 ・限られた，幅の狭い思考形式 ・衝動的な行動 ・乏しい問題解決 ・社会技能の欠如 ・乏しい把握能力	・創造的な考え方の訓練 ・結果として生じる考え ・問題解決 ・目標設定 ・SST（social skills training） ・道徳的推論 ・役割の転換	Offending Behaviours Unit（2000） De Bono（1994）
再発防止	・依存的行為	・アディクションのABC ・欲求に関する日記 ・ライフスタイルの修正や目標設定 ・認知の歪みや正当化への取り組み ・肯定的なアディクション ・結果として生じる考え	Marlatt and Gordon（1985） Greanias and Seigel（2000）

表 1　触法精神障害者のためにオックスフォードクリニックで使用されている認知行動療法による介入（つづき）

介入	問題の種類	戦略	文献
症状のマネジメント	・治療抵抗性の精神症状 ・乏しい/不安定なコンプライアンス	・教育 ・生理的覚醒の沈静 ・"気晴らし" たとえばカラオケ等 ・身体的な活動 ・楽しみ ・社会化 ・認知コントロール ・早期の注意サイン ・再発防止 ・問題解決 ・SST	Chadwick et al. (1996) Kingdon and Turkington (1994)
アサーティブ（自己主張）トレーニング	・乏しい自尊心 ・受動的/攻撃的 ・操作性	・交渉 ・歩み寄り ・個人の権利 ・ロールプレイ/ビデオによるフィードバック ・自信構築	Holland and Ward (2001)
ストレスマネジメント	・高い緊張 ・慢性的な不安 ・乏しい問題解決技能 ・回避行動	・生理的覚醒の沈静 ・目標設定 ・問題解決 ・楽しい活動 ・段階づけられた課題付与 ・自己沈静状態	Whitehead and Adams (1996) Powell and Enright (1990)

ケーススタディ

　ピーターは 30 代後半の，長期にわたるアルコール乱用歴のある男性である．加えて，窃盗，暴行，交通事犯といった犯罪歴もあり，反社会性人格障害がベースにある遅発性の妄想型統合失調症という診断である．対象行為時は，彼が激しく暴行を加えたケアスタッフに対して妄想的になっていた．ピーターは当初，他人のせいにできない問題について，まったく認めたがらなかった．対象行為の原因となった問題に対する彼の認知的な理解は，被害者のケアスタッフが十分なケアを行わなかった責任を取るべきだったというものであった．彼自身の飲酒は，建設業に従事する人々の正常な活動であり，問題ないものと捉えていた．彼の犯罪行為は，銀行や余裕のある人々のみをターゲットにしたということで道理にかなったものであり（とにかく彼の主な問題は，捕まったことだけであった），精神疾患については，どのような治療も必要としないストレス反応であると捉えていた．アルコールを手に入れるために，彼は何度も離院しようとし，実際に成功したこともあった．

　ピーターは，多くの認知行動療法のグループに参加してきた．グループでは，彼の怒りの

コントロールや問題解決技能を向上することを目的とした．彼はまた，自己再発防止訓練にも取り組んだ．これらを通して，彼は自分にとって何の役にも立たない結果を招く考え方や暴力的な行動について認識し始めた．彼は，自分の飲酒は衝動的で，（自分には待遇を受ける資格があるといった）自分に称号を与える考えに関連していると認識し，また，彼の病院での問題のある行動が，彼自身の進歩を妨げる直接的な原因となっていたことも認識するようになった．あるとき彼は，離院せずにはいられない気持ちになったときの認知過程の働きについて表現した．彼は「休暇をとる権利がある」という自らの信念について考える取り組みをし，そのことが彼の将来や退院の要望に対して，どんな影響を与えるかを考えた．このときは，それが彼の衝動を止めるまでには至らなかったが，しかし彼は離院したその日に自発的に戻り，このエピソード全体を振り返って考えた．こういったことは，以前には決してできないことであった．

不適応な特徴

触法患者たちの経過に共通して見受けられる不適応な特徴の種類は，人格障害においても一般的にみられるものである．それは，以下のものを含む．

衝動性：ある状況において否定的な結論に飛躍するという強い傾向があり，考えずに反応する．衝動的な人は，考えるために立ち止まることが困難で，結果として問題解決技能をほとんどもち合わせていない．彼らは，自分自身の思考過程を認識することに困難を感じている．リスクが高い行動に関与してしまうのは，判断力の欠如や乏しい問題解決技能が原因といえる．犯罪に関する重要な個人的要因の1つは，衝動性の高さである（Farrington 1996）．

ケーススタディ

ジェーンは，境界性人格障害をもつ女性患者である．彼女は，ほんの少しの非難の兆候や，無視されているかもしれないという思いだけで，怒って衝動的にグループから飛び出したり，彼女自身が楽しんでいた活動さえも拒否したりと，常に反応を示していた．したがって，グループワークを通して学ぶまでの彼女は，自分の行動を管理することが難しく，感情が混乱する場面では状況を避けたり不適切に注目を集めたりする傾向があった．このような行動は，自信を深めたりグループのメンバーとの関係性を築いたりするためには何の助けにもならなかった．

バランスのとれた見方の欠如：行動や反応は，個人にとって正しいと感じることにもとづいて起こる傾向がある．自分自身の行動が他者に与える影響については，ほとんど考えられていない．なぜなら大抵の場合，他者の視点や気持ちに立って考えることは大変難しいからである（Chandler 1973）．「道徳的推論トレーニング」は，共感する技能を育むための治療であり，「攻撃性を別のものに置き換えるトレーニング」（Goldstein et al. 1998）や，「思考技能強化プログラム」（Offending Behaviours Programme Unit 2000）等を行う際にも鍵となるものでもある．役割の転換等の技術を使用することで，患者は「役柄」の気持ちを自分の経験として認識したり，元々慕う気持ちをもっていない別の「役柄」がどう感じていたのかを理解して驚いたりする．ある患者は，過去にひどい虐待を経験しており，そのせいで暴力的かつ攻撃的になってしまったが，擁護者の役になってみて，これこそが常に彼が他者にしてほしかったことであったと認めることができた．

責任の拒否と非難の投射：患者には他責的という特徴があり，そのため問題は大抵外在化される．この他人を責める行動は，助けにならない考え方を強固に持続させることにつながっている（Young 1999）．物事がうまくいかないことの責任を他者に転嫁することは，自己価値観や権利があるという気持ちを支える方法の1つである．これは前述のジェーンにもみられたことであるが，彼女はスタッフが自分のケアをしてくれず故意に妨害しようとしたと信じて，彼女の自傷行為や衝動的な行動をスタッフのせいにした．そこで彼女の治療は，助けにならない信念や極端な考え方に向き合い，自己価値観がない気持ちや，子どものころに無視や虐待をされた経験について話せるようになることに焦点を当てた．

対人問題：対人関係の難しさは，共通の問題である．多くの患者は，表面的な社会的交流は可能であるが，距離の近い親密な関係において困難を経験している．これは，不健全な家族の歴史の中で，満たされず制限のある関係が実際に多々あったことが原因かもしれない．自己主張が過剰もしくは過少な傾向があることを含め社会技能の乏しさ，会話能力の乏しさ，状況に応じて選択的に対処する戦略を構築する困難さ等が患者に共通した問題といえる．

頑固さ：頑固な思考過程は，特に人格障害に関連しており，中度保安領域でよくみられる．融通の利かない態度，信念，行動は，変えることが難しく，強く持続する．創造的思考技能や，歪んだ認知に取り組もうとする認識や能力は，患者が変化するための現実的な可能性を提供するうえで，とても重要なものである．

グループワークへの取り組み

認知行動療法的グループワークを用いた，作業療法士のための潜在価値の高い取り組みは，数多くある．

自己の治療的利用：セラピストがグループの患者と築く関係性の中には，変化を促進する大きな可能性がある．これらの技能は，作業療法士の役割において中核をなすものである．セラピストは，自己認識し，熟考する必要がある．指導したり，ロールモデルになったり，誘導的に促進

する等，ソクラテス式質問法（**表2**参照）として知られている技能を利用することで（Beck 1976），患者は新しい技能や行動を探求し，実践することができるようになる．患者が自分の意思に反して勾留される司法精神科領域においては，セラピストに必要とされる技能は特に重要である．セラピストのもつ技能が，患者の治療的なグループに関わろうとする意欲に影響を与えるかもしれない．あるいは，個人的な経験からいえば，患者によっては内的な動機づけからではなく，外的な期待がかかることによって参加せざるを得ないと感じるかもしれない．この参加することへのプレッシャーは，臨床チームから，あるいは参加こそが退院への唯一の道だという認識から来るものである．このため，認知行動療法的グループワークは，とてもストレスの溜まる経験となり得ることから，セラピストは患者の変化に対するセラピスト自身の期待において現実的でなくてはならない．

　このように，セラピストの仕事は骨の折れる取り組みであり，フラストレーションが溜まることもあるため，セラピストは常にサポートや指導が得られるスーパーバイズのネットワークを確保しておく必要があるといえる．

ケーススタディ

　テリーは再発防止プログラムをいい形で終了し，飲酒は彼を攻撃的にする作用があること，結果として母親を殺害してしまったことを認識した．将来はアルコールを避けると約束したことから，彼はアルコールが自分自身や他者に与えるリスクに気づいているように思われた．数カ月後，彼は退院したら完全に飲むつもりであり，飲酒が彼を暴力的にしたことはなかったとはっきり述べた．グループの他のメンバーが効果的に彼に働きかけようとしたが，彼の将来の行動を変える可能性に治療が影響したことは，ほとんどなかったことがはっきりした．患者は期待通りの反応を"学ぶ"こともできる点に注意しておくことは常に重要であり，セラピストは患者の目標に対して現実的になる必要がある．

　凝集性：凝集性は，グループ療法の鍵となる目標の１つである．凝集性が高まるほど，個人的な違いを受け入れ，孤立を防ぐグループの能力も高まるといえる（White and Freeman 2000）．凝集性のあるグループでは，メンバー同士で共通の目標をもち，お互いの進展や成長の様子を気にかけている．司法精神科領域の患者は，典型的に他者のニーズを認識することが困難であるといえる．

　課題の焦点：認知行動療法は，患者が問題を認識し，解決法を見いだすための過程である（White and Freeman 2000）．ここでは，目標は明快であり，また結果も明確である．患者はしばしば，保安環境を離れ自由になった後の目標を探すことが困難なようである．また，患者の多くが，それまで効果的なチームワークの経験をしたことがない場合は，共通の目標に向けて一緒に取り組む

こと，それ自体が難しい取り組みとなる．グループの機能を最適にするためには，凝集の必要性と課題の焦点の重要性とのバランスを取るセラピストの技能が求められる．

環境の制限：中度保安領域には，根強い施設固有の特徴が存在する．どのような施設環境にも本来備わっている構造が，保安環境内では強められる．保安領域に存在するすべてのものは，安全性維持の観点から管理されており，患者が権限をもつ機会は，ほとんど与えられていない．再発が深刻であれば，リスクアセスメントやリスクマネジメントの過程を経て，普通なら当然与えられるはずの機会さえも，このグループには与えない結果となってしまう．臨床チームは，治療への関与を重要なものとして重んじている．これはしばしば，外的なコントロールによって患者をグループに参加させる結果となる．患者が治療に積極的に関われるようになる前に，患者に権限を与え，彼らのもつ問題を自分の問題と認めることができるよう試みることはセラピストの責任である．患者は大抵，医者や看護師と同じように権威のある対象として作業療法士をみていない．作業療法士は，治療チームの他のメンバーとは"違う"とよくいわれた．患者が作業療法士を違った目でみる傾向があるのはなぜかというと，作業療法士が，時間や楽しめる活動を提供するからである．これは，患者を治療へ関与させる際に有利になり得る．

関与の問題に加え，保安環境は，社会を公平に反映しているものとは考えにくい．大抵の場合，人は自分のおかれた環境に適応することを学ぶ．患者は，スタッフの否定的な評価を恐れて，怒りや欲求不満のような否定的な感情を表出することは気が進まなくなってしまう．彼らは，感情を表現した結果，外出の機会や現状の地位を失ったり，退院が延びたりといった罰を与えられるのではないかと思っている．これでは，地域での実際の生活とは違う"模範的"な行動をさせるだけになってしまう．前述のテリーは，病棟で自分の抱える問題を理解する過程では順調だったものの，初回外出時に，すぐにアルコールに戻ってしまった男性の例であり，このことを実証している．認知行動的グループワークは，問題の認識と解決を基盤としている．すなわち，ここでは新たな技能の基礎をはぐくみ，患者特有の認知を変え，適応的行動を実践することを患者に求めているのである．

グループの計画

どんな様式のグループであれ，可能なかぎり確実に効果的なものにするために，セラピストはいくつもの問題を考慮しなければならない．

ファシリテーター：2人の人によってプログラムが実施されることが常に奨励されており，彼らは認知行動療法的技術に関する知識と経験の両方を備えているべきである．これにより，促進する役割や責任を分かち合うことが可能になり，フィードバックや考察，セッション後に必要となる計画等の手助けとなる．このような患者のグループは，非常にやる気を起こさせることがわかってきた．別の経験をしてきた同僚と働くことは，作業療法士の集中やモチベーションを維持するのに役立つ．オックスフォードクリニックでは，作業療法部門は臨床心理部門と連携しており，それぞれの専門職から最低1人はファシリテーターとしてメンバーに入るようにしている．

これにより，それぞれの専門職の異なる視点や技能が生かされて，グループの経験は幅広く豊かなものになる．心理療法士が査定や心理の評価等，特別な専門知識を提供してくれるので，作業療法士はとても効果的に参加者の動機づけや，グループのコーディネートや実施，環境面の考慮といったことに取り組め，多くの利益を享受できるのである．専門家たちの技能発展のためにグループ内で研修の場を与えることは，スタッフ数が多いグループに関する知識や応用を増やすことや，指導的なセラピストがいない状態でも治療の継続性を確保することの両方にとって，とてもよい方法であることが証明されてきた．

治療期間：通常，認知行動的プログラムは時間が限られており，8～20セッションで実施される．プログラムの時間は，グループの焦点やメンバーの能力によって決まる．それぞれのセッションは，45分～1時間30分程度である．グループでは，最初に提示されたスケジュールに変更があるときは，必ず話し合いを行うことが重要である．著者の経験では，セッションが行われる回数を明確にしておくと，患者が参加するかどうかを考える際の判断材料になる．

同時に複数の認知行動療法が実施される中で，とてもためになることを学んだ．それは，患者は，1つのグループで情報を処理することは困難ではないが，いくつかのグループに参加すると混乱し，やる気がなくなる感じがするということである．ある患者などは，自分はどのグループに入っているのかと聞き，何を話し合うはずだったのかも思い出せなかった．今では，患者が一度に1つの認識している問題に焦点を当てられるようにし，次へ進むための知識を積み重ねられるように援助している．

患者の選択：グループの認知能力を把握しておくとともに，グループの人数，同種性，障害の特性や程度等を考慮しなければならない．5～10人のグループが好ましい人数といえる．患者が少なすぎると成長の可能性の幅がせばまり，多すぎると課題に焦点を当てる能力が弱まる．精神症状が活発，あるいは重度の人格障害の場合は，中断の可能性が高くなる．患者が似たような特徴を共有できるように，グループ内の障害の程度について考慮する必要がある．否定的な行動が強化されるリスク等の問題は，セラピストがうまく管理しないかぎり問題となる．自傷行為のある患者は，対抗意識をもつようになったり，注意を引くための行動を互いに非難し合うようになったりする．それでもやはり，患者が共有した経験を認識でき，他者を思いやる力をもつようになることは，グループの凝集性を高めるためにも重要である．

男女混合と過去の犯罪行動の性質も，また重要である．著者が関わった女性のほとんどは，男性が性的虐待を犯したのでなければ，同じグループで男性と一緒に実践を行うことを心配する様子はなかった．男女混合が可能かどうかは，通常，その女性自身の虐待や被害を受けた経験の内容によって決まる．それにもかかわらず治療側は，人数が少なすぎて十分なグループも組めないのに，女性のための特別なグループプログラムを提供しようとしてしまう．

ほとんどの患者は，選択の余地なく同じ病棟内で一緒に生活している．そのため，正直な自己開示を促す際に，必然的にいくつかの問題が起きる．患者はしばしば，お互いにとても批判的で断定的であり，また軽視したり非難したりする傾向がある．偏見探しや，自分自身の行動を軽視する危険性について認識することは，患者が自らの変化の必要性を意識するうえで重要である．

プログラムを計画する際には，活発な精神症状や障害のためプログラムに十分に関与できない患者の障害の程度について考慮しなくてはならない．急性症状は，認知能力を整理したり統制したりする個人の能力に大きく影響する．そのため，学習能力は妨げられる．認知行動療法的グループワークが最も適しているのは，病気や障害が安定している患者であろう．残存する症状をもつ患者がグループに少数存在するのはかまわないが，病状が活発な場合は課題に焦点を当てるグループの能力の妨げとなる．

　グループの実施場所：グループを実施するのに適切な場所を見つけることは，難しいかもしれない．セラピストや患者が安全で，他の同僚たちもその場所を知っていることを確実にするよう配慮しなければならない．保安は，患者がセラピストによって守られていると感じられる等，患者個人の安全に対する心理的環境がはぐくまれることによって得られる部分もある．場所は常に不足しているが，適応的な技術を学ぶための中心的な方法であるロールプレイを積極的に行うには，上記の条件を十分に備えた部屋が不可欠である．

　アセスメントと評価：認知行動的プログラムの前後で，セラピストはアセスメントの手順を考える必要がある．これには，グループで扱われた特定の問題に関する事前および事後のグループ精神測定質問法も含まれる．オックスフォードクリニックでは，心理チームがこれらのアセスメントを調整する．これらのアセスメントに加えて，患者には自分の目的の進展について考えることや，定期的にグループの内容の有用性についてフィードバックを求めている．これによりセラピストは，プログラムを評価したり，ここで得たフィードバックを今後実施するグループに取り入れたりすることができる．

　グループの課程全体を通じて，患者には宿題が与えられる．これによりセラピストやグループの他のメンバーは，グループ内での進歩状況や動機づけをモニターできる．多くの患者が，この宿題に取り組むことを"忘れて"しまうことは経験から示されているが，これは彼らの関与の程度を評価するのによい指標となる．グループが終了する時点で，患者は学習に対する評価を求められ，セラピストはそれぞれの個人の進展について，形式的アセスメント，セラピストの印象，患者の個人的な評価，目的の達成度等にもとづいた報告書を作成することになる．このプロセスは開かれたものであり，患者は報告書をみて意見することも可能である．

　動機づけ：患者の心を捉えるには，落ち着いて座り，個人ベースで患者と一緒に隠さず正直に彼らの個人的なニーズについて探索するよりほかによい方法はない．すべての治療には個人の目的が反映されるべきであり，最初の段階は問題を認識するということである．これは，対処しなければならない問題を抱えていることを認識できない患者たちにとっては難しい過程である．このような場合，セラピストは，内在的または外在的な動機づけを，個人が認識するよう援助できるかどうか問われることになる（Oliver 1993）．内在的動機づけとは，患者の興味や好奇心を刺激し，変化は彼らの最大の利益になるという信念をかき立てるものである．外在的動機づけとは，積極的に参加することが退院の可能性を増やしたり，その他の肯定的な報奨を手に入れたりできることである．効果的なグループでは，ある程度選択できることが重要であり，患者に参加を強

制することにはほとんど意味がない．

　患者が一度グループに参加すれば，セラピストの技能や有意義なグループの一員であった経験により，うまくすると患者をさらにグループに引きつけることができる．個人的な動機づけや積極的な参加をうながす特に効果的な方法は，受け入れられる過程を経験することである．すべてのスタッフや患者に対して，グループ内での受容は個人の進歩をもたらす肯定的なステップとして捉えるよう奨励している．意識の高いメンバーや，プライマリナース，医療スタッフのようなチームの主要なメンバーには，必要な情報を与えている．グループに重要な価値があると誰もが思っているなら，それは敬意をもって取り扱われるだろう．個人的な経験からいうと，グループに参加する人々は，学んだ経験を他者と分かち合い，培った技術を般化する手助けを日々病棟内で行っている．患者は，グループについて他者が話し合っていることや，彼らにとって役立つかもしれないいくつかの技術について耳にすることがある．仲間からのプレッシャーや対抗意識は，動機づけへの強い役割を果たすことから，セラピストはこれを，たとえばグループへの参加を増やしたり，宿題を終わらせたりするため等，肯定的な方向に活用することができる．

　ソクラテス式質問法：触法患者のグループに使用してきた技術の中で，最も有益なのがソクラテス式質問法であった（Beck 1976）．その目的は，体系的な質問や帰納的推理を使用して，学びと開示を促進することである．特に，一般的な対人関係における葛藤を回避したり，患者が自立して考える技能を発展させて，信念や意見から事実を分離することを促進したりするのに役立つ．患者はしばしば，セラピストに対してさかんに抗議し，自分自身の信念の体系に固執し続ける．ソクラテス式質問法は，患者に，何の助けにもならない信念や態度について考えさせる．ソクラテス式質問法は，**表2**に説明や例があるように，答えに制限のない自由形式の質問から成り立っている．

結論

　司法精神科領域の患者に対する認知行動療法的グループワークは，とても挑戦的な介入である．それはしばしば，挫折感を引き起こしたり，がっかりしたりするものであり，そのうえ変化は小さく，ゆっくりしたものである．しかしそれに取り組んだ，よい熱心な治療スタッフのチームは，患者が自分自身や行動について考えるようになったとき，大きな報酬を得ることができるのである．たとえば，積極的に治療に関与した患者であるトニーは，彼がどれほど変わってきたかを一貫して述べてきたが，この変化は，病院の中での彼の一般的な行動や肯定的な対処メカニズムの使用により，実証されたものである．自己の要求を正当に表現するアサーティブ技能が向上し，今では彼は，自分の考えに向き合い，自分自身で問題を解決する能力を示すことができている．衝動性も減少し，過度のプレッシャーを感じるときは助けを求めることもできるようになっている．彼にとっての挑戦は，病院を出て他の環境に移った際に，これを般化できるように学ぶことである．

　作業療法士は，認知行動療法的治療を提供する訓練を十分に受けていないと指摘されることが

表 2　ソクラテス式質問法（Beck 1976 より改変）

質問の種類	説明	例
記憶	情報の想起（思考や感情を含む）	・彼がそう言ったとき，どうしましたか？ ・何を考えていましたか？
転換	適切な理解を確実にするための，情報や考え方の変更	・これと，あれとを，どのように関係づけますか？
解釈	事実，一般論，価値観，信念の間にある関係性の発見	・どのような点で，その行動とあなたの犯罪行動が似ていると思いますか？ ・人生のどの時点で，これと同じように感じましたか？
応用	特別な状況や問題に対する技能の応用	・それを変えるために，他にどのようなことができますか？ ・あなたはそれから何を学びましたか？
分析	問題解決と客観的な推理技能	・この問題の原因は何だと思いますか？　また，どうすれば，あなたが正しいか間違っているかわかりますか？ ・これが真実であるという証拠は何ですか？
統合	創造的な思考	・その状況について他にどのように考えますか？ ・それを行う理由は，他に何があり得ましたか？
評価	個人的な基準にもとづく価値判断　思考や感情を明確化	・友情関係に何を求めますか？　またそれはなぜですか？

あるかもしれない．しかし，作業療法士の専門的な教育には，認知的アプローチやクライエント中心技術の訓練が組み込まれており，認知行動的アプローチにも十分適したものである．大学院の教育を通じて，これらの技能を伸ばす機会もある．また，経験豊富なスタッフの優れたスーパービジョンが受けられる経験にもとづく学習は，なにものにも代えられない．作業療法士のもつ，グループワークや変化を促すための活動の使用に関する特別な技能は，認知行動療法的グループプログラムを運営していくうえで理想的に適したものとなる．

　この章では，作業療法士が司法精神科領域の患者の複雑な諸問題について理解を深めるのを助け，保安環境で認知行動療法的グループワークのプログラムを設定する際の，いくつかの治療上の問題を考える助けとなることを目的としてきた．実践での症例を使用することで，触法精神障害者に関わる際のフラストレーションとやりがいの両方を示し，読者に実践を強化するためのいくつかの手法が提供できればと望むものである．

文　献

Beck A (1976) Cognitive Therapy and the Emotional Disorders. International Universities Press.
Chadwick P, Birchwood M and Trower P (1996) Cognitive Therapy for Delusions, Voices and Paranoia. John Wiley.
Chandler MJ (1973) Egocentrism and antisocial behaviour: The assessment and training of social perspective-taking skills. Developmental Psychology (9) 326-332.

De Bono E (1994) De Bono's Thinking Course. BBC Consumer Publishing (books).
Farrington D (1996) Criminal Psychology: Individual and family factors in the explanation and prevention of offending. In: Working with Offenders: Psychological Practice in Offender Rehabilitation, Hollin C (ed.). John Wiley.
Goldstein A, Glick B and Gibbs J (1998) Aggression Replacement Training. Research Press.
Greanias T and Seigal S (2000) 'Dual Diagnosis'. In: Cognitive-Behavioural Group Therapy for Specific Problems and Populations, White J and Freeman A (eds.). American Psychological Association.
Holland S and Ward C (2001) Assertiveness: A Practical Approach. Speechmark.
Jones C, Cormac I, Mota J and Campbell C (2000) Cognitive Behaviour Therapy for Schizophrenia (Cochrane Review). The Cochrane Library, Issue 4. Update Software.
Kingdon D and Turkington D (1994) Cognitive Behavioural Therapy of Schizophrenia. Psychology Press.
Lazarus R (1991) Cognition and motivation in emotion. American Psychologist 46 (4) 352-367.
Marlatt G and Gordon J (1985) Relapse Prevention. Guilford Press.
Offending Behaviours Programme Unit (2000) Enhanced Thinking Skills. HM Prison Service, unpublished.
Oliver R (1993) Psychology and Health Care. Baillière Tindall.
Powell T and Enright S (1990) Anxiety and Stress Management. Routledge.
White J and Freeman A (eds.) (2000) Cognitive-Behavioural Group Therapy for Specfic Problems and Populations. American Psychological Association.
Whitehead C and Adams L (1996) Relaxation Techniques. Folens Publishers.
Williams E and Barlow R (1998) Anger Control Training. Winslow Press.
Young J (1999) Cognitive Therapy for Personality Disorders: A Schema-focused Approach (3rd edition). Professional Resource Press.

第5章
司法精神科作業療法の臨床実践における評価

Channine Clarke

はじめに

　最近のヘルスケアおよびソーシャルケアにおいては，医療の専門職は自らの価値と効果を示すよう，ますます求められる傾向にあり，提供するサービスの評価は作業療法士にとって，きわめて重要なものとなっている．それは，臨床的な有効性の評価よりも重要といえる．サービスを評価することは，患者やセラピスト自身やサービスに生じた変化だけでなく，何がそれらの変化を導いたかをセラピストが吟味することが可能になる．効果測定，臨床調査，当事者の関与，根拠にもとづく実践，といった手法を用いることにより，セラピストは自分たちのサービスを評価することができ，患者のケアの質を改善し，サービスの利用者やケアの提供者，管理者，経営委員会および一般大衆に対して臨床効果を示すことが可能となる．この章は，司法精神医学における作業療法のサービスの質と効果をセラピストが評価できる方法について述べることを目的としている．

効果の測定

　作業療法の臨床的効果のエビデンスを提供するために，臨床家は自らの介入の効果を評価すべきである．効果とは，介入の最終的な成果あるいは結果であり，「確実にその介入によって生じた個人の状態における変化」として定義することができる（College of Occupational Therapists 2001 p.5）．作業療法士にとって，これは作業療法の介入の結果として患者に起こった意味のある変化（効果）を評価していなければならないことを意味している．

　最近では質の高いサービスの提供を重視する傾向にあることから，作業療法士は，効果的で効率的で適切なサービスが司法精神科領域の患者に提供されていることを裏づけるために，効果測定を使用することができる．効果測定を通して，セラピストは以下のことが可能となる．

・作業療法のサービス提供の効果を評価する
・経過を患者に明示する
・サービスの利用者にとって意味をもたらすように介入プログラムを修正する
・無駄または無効な介入戦略を排除する

・将来のサービス開発を計画する
・将来のサービス利用者への介入の影響を予測する
・臨床実践を支持する根拠を提供する

　司法精神科医学の中で，患者やセラピストが期待する効果は多様である．たとえば，日常生活の活動における自立度の増加，社会的技能の向上，怒りまたは不安の減少，セキュリティレベルまたは認知されているリスクの減少，精神的健康状態の改善，治療目標/目的の達成，サービスまたはよりよいQOLへの満足感の向上，地域への退院等である．

　効果の測定時にセラピストが直面する困難の1つは，患者の状態の変化が作業療法の介入によるものかどうかが不明確なところである．これはすべての専門家が遭遇する問題であって，作業療法士に特有のものではない．たとえば，他のチームメンバーは患者に変化をもたらしたのは，薬物，心理的介入，カウンセリングあるいは時間の経過等と思っていても，作業療法士は作業療法によってもたらされた変化だと主張することができるであろう．しかし，提供された介入が唯一作業療法だけだったということでもないかぎり，実際の実践における患者の回復は，彼らが利用可能なさまざまな処置と治療法の組み合わせによる場合が多い．したがって，専門家の誰もが，自分の介入が回復をもたらしたと主張することは非常に難しいのである．作業療法士は可能なかぎり，臨床的効果に関するエビデンスを提供できるように効果測定を活用し続けなければならないが，多職種チームの効果を測定するために他の専門家と協力することも考える必要があるといえる．

　このことは，小規模のリハビリテーションホステルに関わった個人的な経験による事例から示すことができる．ここでは4名の多職種スタッフからなるチームが，患者のケアの効果を評価していた．患者の目標は，毎月見直しされている．ケアの評価の中には，作業療法の有効性として評価される測面もあり，たとえば，6回の個人セッションの後に評価される，調理を自立して行う能力はその一例であるが，患者が特定のチームの目標を達成するかぎり，どの専門家がその達成を促進したのかを，はっきりさせる必要はないというのがホステルのスタッフの見解である．ホステル居住者からのフィードバックでもわかったことは，彼らにとって重要なことは"よくなること（getting better）"であり，彼らの目標に到達することであって，スタッフの誰がそれを可能にしてくれたのかではなかった．

　効果測定は，主に4つのカテゴリーに分類されることが多いが（College of Occupational Therapists 2001），それは以下のものである．

　機能，健康，QOLの変化：これらは患者の身体的，精神的，社会的な健康の変化，またはQOLの変化について評価するものである．セラピストは，作業療法の介入前後の機能や精神的健康状態等と比較するために，介入に先立って基準となるアセスメントを確立しておくことが求められる．この「機能，健康，QOLの変化」の測定は，異なる介入を受けた患者の効果を比較したり，介入を受けなかった患者の効果を比較したりと，異なる介入の有効性を比較する場合にも用いることができる．この測定を使用するセラピストは，精神的な健康状態がその日ごとに変動する個人を評価する場合には，結果の信頼性がゆらぐことがあるということに留意しておく必要がある．

したがって，急性期の司法精神科領域では介入の"事前事後"測定を使用することは，あまり適していないかもしれないが，「目標の達成」のような別の測定と組み合わせて使うことによって，より正確な効果測定の結果を得ることができる．

　目標の達成：患者の目標が，作業療法の介入を通して，どの程度達成されたのかを測定する．たとえば，作業療法を受けて，患者が「自立して夕食を料理する」「3人の人と1時間，社会的なボードゲームをする」等が可能になったかどうかを測定する．この評価を行う際に重要なことは，目標を達成することが患者に"作業的変化"をもたらしたかどうかを確かめることである．つまり，以前には不可能だった日常生活の課題を今は実行できるようになっているか？（College of Occupational Therapists 2001）ということを評価するのである．

　患者の満足感：介入またはサービスに対する，患者/介護者の満足レベルを評価する．作業療法の介入が，どのようにうまく機能しているのか評価するために満足度を利用するには，患者/介護者に，介入やケアを受けたことで以前できなかった課題を現在は成し遂げられるようになったかどうか尋ねることが重要である．こういった介入の効果に関する質問をすることによってのみ，セラピストは介入とサービス提供の有効性を評価することができるのである．

　患者群の変化や効果：より一般的な測定であり，患者グループのサービス効果の情報が得られる．たとえば，入院および再入院，退院と転院の数，作業療法の時間の長さ，再発率や自殺率のような測定結果は，セラピストが将来的にどんなサービスを提供するかを考える際に役立つであろう．また，これらの変化の多くにおいて作業療法士の関与は限られており，チーム全体に影響を及ぼすものであることから，この領域は多職種評価に適している．

　司法精神科領域に従事する作業療法士が利用できる標準化された評価や効果測定はいくつもあるが，大多数は司法精神科分野にも作業療法にも特有のものではない．適正な効果測定を選択するには，セラピストはどんな対象者の何の効果を測定したいのか，つまり患者，セラピスト，グループ，多職種チームまたはサービス，機能レベル，目標の達成，満足感等の何を評価するのかを，はっきりさせる必要がある．これが決まれば，セラピストは，さまざまな測定の結果を振り返ることによって，求められている情報を提供するためにはどの測定が適しているかを確かめることができる．効果測定についての包括的なガイドは，英国作業療法士協会学術部（College of Occupational Therapists 2001）から出版されており，そこには司法精神科作業療法士がよく使う評価法のリストも掲載されている．

診療評価

　診療評価とは，患者に提供する治療の質を系統的に評価するものであり，司法精神科作業療法士にとっても有益である．それは保健省により「患者の診断と治療方法，資源の利用，効果，QOLなど臨床上のケアの質の系統的で批判的な分析」と定義されている（1993, College of Occupational Therapists 1998a p.1 からの引用）．あらかじめ定義された基準達成度と良質なサービスが

維持されていることを保障するために，この"分析"には，基準と実践を比較することも含まれている．

政府（Department of Health 1998a, 2000a, 2000b）は質の向上を課題としていることから，診療評価は，臨床上のケアの質を評価し，基準の達成をモニターし，専門的な実践の質を向上するための重要なツールとなっている．患者のために確実に質の高いサービスを提供することが，すべての作業療法士の責任であるので，診療評価は，司法精神医学の分野における実践の評価と向上に重要な役割を果たしているといえる．司法精神科作業療法が提供するサービスの多くは，評価が可能である．たとえばホステルでの実践では，以下のもの等が評価に含まれていた．

・**実践モデル使用の根拠**　モデルの使用を支持する文献，患者グループへのモデル適用に関する参考文献の利用，アセスメントが実践モデルの基礎となっているエビデンス等．
・**アセスメントの使用**　アセスメント選択時のスタッフのクリニカルリーズニングを示す能力の監査，作業療法スタッフの多職種リスクアセスメントへの関与，アセスメントのローカル基準の遵守，アセスメント結果の記録があり再評価のエビデンスがあること等．
・**書類管理**　英国作業療法士協会学術部による記録保管についての標準的基準をスタッフが遵守する等．
・**介入**：測定可能な治療目標は評価結果にもとづいて証明される，治療計画における患者の関与のエビデンスがあること，実施された治療的活動ごとに書面にした実施要綱がある等．
・**評価**　効果測定を使用するエビデンスがある，治療を評価することにおける患者の関与が記載されている，退院サマリーが用意されている，施設サービスの評価をする定期的な意見交換会が患者およびスタッフで行われている，継続的な診療評価活動がある等．
・**スタッフの能力**　すべてのスタッフが継続して専門的資質向上を行っているエビデンスを示すことができる，スタッフの定期的な研修の記録があること等．

このような評価によってセラピストは，改善すべき領域を特定するだけでなく，サービスがどれほど効果的で効率的かを示すことや，良好な実践が行えている部分を強調することが可能となった．これにより，たとえば，アセスメント手順の改善，より適切な患者の受け入れ，最も効果的な治療的介入方法の活用，患者のためのよりよい情報提供，より調和のとれたチームワーク，能力の向上等，これらすべてのことは患者へのサービスの質を高めることにつながり，患者にとって肯定的な影響がもたらされたといえる．

診療評価の重点は臨床上のケアの評価にあるが，臨床家は司法精神科作業療法サービスのさまざまな側面を評価することができる．英国作業療法士協会学術部（College of Occupational Therapists 1998a）の Donabedian（1964）は，ホステルのセラピストにとってサービスの評価に役立つ枠組みを提示している．それは，構造，プロセス，結果である．

構造：これは，施設の資源や環境や安全性等の，組織的な要因を評価/監査することである．たとえば，セキュリティ手順の監査，スタッフ配置数のレベル，多職種連携による技術の統合，抑制と拘束と隔離の使用，暴力と攻撃性，利用可能な資源，診療部門の使用方法等である．

プロセス：治療の提供，スタッフと患者間の相互作用，サービスの利用等がプロセスに含まれる．プロセスの評価には，入院時評価，アセスメント手順，臨床的介入と治療技術，診療記録，ケアプログラムアプローチ，担当する患者数，多職種チームとの情報交換，ケアへの当事者の関与等について評価することも含まれる．

結果：これは作業療法の介入の結果生じた患者の状態の変化を，セラピストが評価することを可能にするものである．たとえば，目標到達，退院，患者のコンプライアンス，再入院率，グループや個人療法に対する患者の満足感等である．

英国作業療法士協会学術部（College of Occupational Therapists 2002）の「司法精神科施設で働く作業療法士のための実践基準」は，実践の手引きとして，また司法精神科サービスの評価を促進するものとして用いられるべきである．「精神保健に関するナショナル・サービス・フレームワーク」（Department of Health 1998b）等のその他の国家基準も実践にはなくてはならないものであり，セラピストが国家的な協議事項に沿うことを保障するためにも評価されるべきである．

評価のプロセスを通して臨床家を導く，ホステルの評価が患者のケアに望ましい改善をもたらすことを保障するために，作業療法士は自ら"監査の手順（audit cycle）"を習熟した．これは，ホステルで評価を行う中で実証されていった．

1．適切な議題の選択：ホステルでの治療に関する決定に，患者本人の関与があったかどうかを評価することが決められた．この議題は，自らの治療の決定に関与することができないことがあるという患者たちから挙げられた問題の中から選ばれた．英国作業療法士協会学術部（College of Occupational Therapists 2000）の「倫理基準と職業上の行為」には，治療を計画する際にはセラピストと患者が協同して行う実践が必要であると明確に示されていることから，この評価は最優先事項として受理された．
2．誰が関与するかの決定：評価グループ（audit group）は，ホステルのスタッフ，ホステルの管理者，患者（ホステルの4人の患者）によって構成された．
3．基準の設定：測定可能な実践の評価基準は，協議され，評価グループの同意を得て，明確に文書化された．
4．データ収集方法の選択：作業療法の記録が，治療計画への患者の関与のエビデンスとして検討されることについて合意を得て，患者はそれらの決定に関与したかどうかを質問される．
5．情報収集：1カ月間の期間にわたって情報を収集するために，2人のスタッフと2人の患者が評価グループに選ばれた．
6．情報の分析：得られた情報は，分析のため評価グループのもとに集められる．
7．修正および必要とされる対処の確認：得られた情報によって対処のポイントが明らかになってきた．たとえば，治療目的はセラピストの治療目的ではなく患者の観点から設定すること，治療計画への患者の署名の必要性，このプロセスの定期的な振り返りの必要性等である．
8．修正の実行：6カ月にわたって修正が実行された．
9．修正により変化したかどうかを評価するための再評価：実践された修正が望ましい変化をも

たらしたかどうかを確認するために，6 カ月後に再評価が実施された．定期的な評価を，毎年実施することについて合意を得た．

英国作業療法士協会学術部（College of Occupational Therapists 1998a）の「臨床評価の情報セット」は，役立つ資料である．これは，臨床評価を計画して実行するために，使いやすい段階ごとの手引きを提供しているものである．ここには，臨床評価の手順の各段階を首尾よく完了するために考慮しなければならない 10 項目のチェックリストが含まれている．

司法精神医学において作業療法士は，複合的で多様なニーズがある患者集団に関わることになる．個々のサービス利用者の精神的健康状態は，日々変動するかもしれない．そのうえ，セキュリティレベルのような環境の影響が，患者の行動，精神状態，機能レベルに著しい影響を与えることもある．司法精神科病棟の評価を行う際には，常に変動する環境の中で何を評価し，どのように関連ある有用な情報を集めるかを確認するために，こういった問題について配慮することが求められる．難しいことのように思えるかもしれないが，セラピストが受け入れなくてはならない課題なのである．さもなければ，これらの問題の影響を受けないサービスの一部のみの評価をし，治療的な介入のプロセスと効果を評価することに焦点が当たらなくなるおそれがある．

評価への利用者の関与

サービス利用者の関与は，質の高いヘルスケアには必須である．政府も患者のニーズに的確に対応したサービスを展開することを公約していることから，作業療法士は，患者が自らの治療計画や，治療の実施，評価に参加することを保障しなければならない．司法精神科領域の患者には，彼らの人生に影響を及ぼす決定に関与する基本的権利がある．患者は，自らの精神障害が機能にどのような影響を及ぼすかについて，自分なりの専門知識をもっており，直接得た経験もあることから，治療の計画や評価に関して重要な貢献をすることができるのである．

当事者の関与がどれほど臨床的な有効性を増加させるかについては，文献でも強調されている．利点としては，スタッフと患者間のコミュニケーションの向上，患者自身の"病気の体験"へのスタッフの気づきの増加，患者の治療に対するコンプライアンスの拡大，サービス提供に対する患者の満足度の増加，エンパワーメント・自主性・自信・自己コントロール感の増加，より効果的で費用対効果の高いサービス（Department of Health 1999a, National Schizophrenia Fellowship 1997, Took 1999）等が挙げられる．このような利点は，後に患者の健康面での効果を高め，より高い QOL をもたらすことになるのである．

司法精神科領域の患者は疾病の状態，表情や態度等の様子，入院期間の長さ等から，患者の信用性が疑われてしまうために，意思決定のプロセスやサービスの評価への関与を避けられることが多かった（Woodside 1991）．さらに，司法精神科領域の施設の実践モデルは，歴史的に，治療，ケアの処方，患者のコンプライアンスへの期待等に対するパターナリズム的（父権主義的）なアプローチを伴った医療的モデルにもとづいたものであった（Charles et al. 1999, Kee 1996）．その結果，患者は，彼らの治療に関する決定において積極的なパートナーの役割をほとんど経験した

ことはなく，受動的に治療を受けるだけになってしまう．このようなことは，保安環境に勾留された司法精神科の患者に特有の問題であり，通常は彼らの意思に反して多くの決定権を奪われてきたのである．MuskerとBryne（1997）は，勾留中のケアがどのように患者とスタッフの力動関係の不均衡をつくりだすのかについて強調している．たとえば，1人でトイレに行く，散歩に出かける，いつ食べるか選ぶ，といった単純な意思決定さえも奪い取られる．このことは，無力感を引き起こすことになる．入院中の治療やケアに関する決定に患者自身の関与がない状態は事態を悪化させるだけであり，無力感，絶望感，能力の剥奪，精神的健康状態の悪化等を引き起こすことにもつながる．

　作業療法士を含むすべての司法精神保健領域の専門家は，当事者の関与について自分自身の価値観と態度を吟味する必要がある．多くの専門家は，患者が積極的なパートナーとして関与することに不快感を覚えたり，職業的な恐れや無力感を感じるのではないだろうか（Law et al. 1995, Kent and Read 1998）．司法精神科医療においてスタッフは，暴力や触法行為の過去がある患者に対する自分の態度を，よく検討する必要もある．さもないと，恐れ，嫌悪，不安のような潜在的な陰性感情が，患者が自己のケアに関与することから隔絶してしまいかねない（Kumar 2000）．作業療法スタッフがこのような問題について熟考し絶えず監視するためには，スーパービジョンが重要な役割を果たすのである（College of Occupational Therapists 1997）．

　当事者の関与とセキュリティの間には，バランスが必要である．作業療法士が患者のケアの決定に当事者を関与させたいと思っても，環境，方針，実施手順あるいは法律等によって抑制されて葛藤が生じる．たとえば，患者は，近隣の街にもっと頻繁に出掛けていける状態にあると考え，彼らのリハビリテーションの段階においてその適切さについて作業療法士と検討するだろう．しかしそこで合意したとしても，内務省が認可しないだろう．作業療法の倫理規程では，当事者の関与と協調的な治療を奨励していながら，地域の保安に対する責任もあるとしている．ある未発表の研究（Clarke 2002）では，ケアに関する決定への関与を増やしてほしいと望む患者と，関与の増加は現実的ではないと信じる大多数のスタッフとの間に分裂があると認識している．これは，患者たちが罪を犯したという事実と，彼らが引き起こす潜在的な危険が，法的な制約の原因になっていると考えられる．ファーロン報告（Department of Health 1999b）では，治安維持のために重い人格障害の人々に不適切な検査をするようになった患者エンパワーメント政策について批判している．当事者の関与の利点と制限を明確にするためにも，これらの問題についてさらなる検証が必要である．

　エンパワーメントや健康と幸福の増進に焦点を当てている作業療法士は，司法精神科の施設の文化を，パターナリスティック・モデル（paternalistic model）から協同的なアプローチ（shared approach）に転換するのを援助するために配置されるのが理想的といえる．意思決定のための機会を提供し，患者が自分のケアに向き合うように力づけ，彼らが自分の人生をコントロールする感覚を回復できるようにすることは重要である．しかしながら，伝統的な実践はこれまでの法律と慣習が定着していることから，そのような転換はゆっくりとしか進まない傾向にある．それでも，ケア計画，ケース会議，地域会議，活動計画会議，フォーラム，治療計画書の受領等に関与することは，すべてエンパワーメントを促進することのできる手法であり，臨床実践の評価にお

いて当事者が発言権をもつことができるようになるものである．

　そうはいっても，たとえば具合が悪すぎるとか責任を負いたくない等，すべての患者が自分の治療に関するすべての決定に関与したいと思っているわけではないこともある．そのような場合，作業療法士は，患者が治療や治療計画や目標にどのくらい関与したいと望んでいるかを確認し，それらの情報を彼らに代わって決定に盛り込むことができるように努めなければならない．Brody（1980）は，治療の関与に対する患者の希望の確認が不十分であることで，介入の治療的成果に及ぼす影響の重大さを強調している．作業療法士には，効果的な関与に求められるコミュニケーションにおける交渉と意思決定の技術を患者が習得するのを援助する役割もある．

　治療の計画と評価への関与に加えて，作業療法士は，患者をサービス提供の評価にも関与させなければならない（Duff et al. 1996）．患者は，しばしば問題について異なる見解を示し，新しくて革新的な解決法（Department of Health 1999a）を提供することもあり，治療プロセス全体において積極的な参加者であるべきである．セラピストは，サービスに対する患者満足度の振り返り（Cleary 1999），臨床評価への患者の関与（Kelson 1996, Avis 1997），研究（Couldrick 2000），臨床ガイドライン（Duff et al. 1996），治療的介入の評価等により，効果的で適切なサービスを提供したかどうかをアセスメントすることができる．

エビデンスにもとづいた実践

　エビデンスにもとづいた実践は，司法精神科作業療法サービスの評価において重要な役割を果たす．サービスに対する責任が増すに連れて，セラピストが提供している介入が正しく価値があると自信をもって証明することができるように，しっかりしたエビデンスに支持された実践を行わなければならない（Taylor 1997, Bannigan 1997, Roberts and Barber 2001）．これは，専門家の倫理規程でも強化されており（College of Occupational Therapists 2000 p. 13），実践が"エビデンスにもとづき，研究結果と矛盾がない"ことを保証する責任がセラピストにあるとしている．したがってセラピストは，定期的に，文献，系統的レビュー，研究等に触れるようにし，適切にそれらを臨床の実践に組み込まなければならない．これまで司法精神科作業療法の有効性についての研究はほとんどなかったが，エビデンスの基礎は発達してきている（College of Occupational Therapists 1998b）．司法精神科作業療法士は，将来のエビデンスを提供するためにも，研究に関わり，広めていかなければならない．

　また，セラピストは自らの継続的な専門性向上の一環として，最新の臨床実践に触れ，継続的に学習し，臨床業務を振り返る時間を確保する等の個人的責任も負っている（College of Occupational Therapists 2000）．サービスの評価を促進するために，セラピストは情報技術（IT）に精通する必要もある．インターネットや文献データベースのような資源によって，セラピストは，介入の有効性を評価し，他のセラピストが何を提供しているか確認し，治療に関する最新情報を調べることができるのである．

　サービス提供の有効性と効率性が強く強調される一方で資源は限られている中，セラピストは，それがどのように臨床実践に影響を及ぼすかを考慮する必要がある．臨床実践で（管理者や理事

から）期待されることと，セラピストの中核的な価値や信念との間で，セラピストは葛藤を経験することが増えるだろう．司法病棟においては，セラピストが採用する全体論的アプローチ（holistic approach）と，医療や看護チームが採用する医学的モデルが対照的なことはよくみられる．セラピストは，医学的に優先度の高いサービスを手にした際に，どうすれば効果的で効率的なサービスを提供できるかを考慮し，医療的介入や早い退院を促進するために，資源をうまく活用しなければならない．このとき，作業的または社会的なニーズに対応する資源がほとんどない場合もある．したがってセラピストは，患者の期待と不十分な資源との間で起こり得る葛藤も踏まえ，どの介入を最初に提供するかを決定しなければならない（Pringle 1996）．これに対処するために，セラピストは，自らのサービスが司法精神科の対象者のニーズに適していることを保証するべく，サービスの目的や目標を明らかにし，またこの章で概説した評価のための活動にも関わることが求められている．

結論

要約すると，臨床的な有効性を保証するために，作業療法士は，臨床実践とサービスの提供を評価しなければならないことは明らかである．司法精神科作業療法士としては患者に対して，提供する治療が最大限効果的であることと，状況に応じたニーズに沿ったサービスを提供するために作業療法士の意見と選択が組み込まれた治療とサービス計画を保証する責任があるといえる．これは作業療法部門の管理者だけに任せられた問題ではなく，すべての治療スタッフの責任であり，臨床実践に組み込まれていなければならない．

文 献

Avis M（1997）Incorporating patients' voices in the audit process. Quality in Health Care 6, 86-91.
Bannigan K（1997）Clinical effectiveness：Systematic reviews and evidence-based practice in occupational therapy. British Journal of Occupational Therapy 60（11）479-483.
Brody D（1980）The patients' role in clinical decision-making. Annals of Internal Medicine 93, 718-722.
Charles C, Whelan T and Gafni A（1999）What do we mean by partnership in making decisions about treatment? British Medical Journal 319：780-782.
Clarke C（2002）Current and Desired Involvement of Forensic Mental Health Service Users in Decisions Regarding their Care.（COT Thesis Collection）.
Cleary PD（1999）The increasing importance of patient surveys. Quality in Health Care 8, 212.
College of Occupational Therapists（1997）Statement on Supervision in Occupational Therapy.（SPP 150A）. College of Occupational Therapists.
College of Occupational Therapists（1998a）Clinical Audit Information Pack. College of Occupational Therapists.
College of Occupational Therapists（1998b）Evidence-based Bulletin：Occupational Therapy in Forensic Settings. College of Occupational Therapists.
College of Occupational Therapists（1999）Clinical Governance：A Position Statement. College of Occupational Therapists.
College of Occupational Therapists（2000）Code of Ethics and Professional Conduct for Occupational Therapists. College of Occupational Therapists.

College of Occupational Therapists (2001) Outcome Measures Information Pack for Occupational Therapy. College of Occupational Therapists.

College of Occupational Therapists (2002) Standards of Practice for Occupational Therapists Working in Forensic Residential Settings. College of Occupational Therapists.

Couldrick L (2000) Consumer involvement in research: reflections of a professional. British Journal of Therapy and Rehabilitation 7 (7) 294-302.

Department of Health (1993) Clinical Audit: Meeting and Improving Standards in Healthcare. HMSO.

Department of Health (1998a) A First-class Service: Quality in the new NHS. HMSO.

Department of Health (1998b) National Service Framework for Mental Health. HMSO.

Department of Health (1999a) Patient and Public Involvement in the NHS. HMSO.

Department of Health (1999b) Executive Summary of the Report of the Committee of Inquiry into the Personality Disorder Unit, Ashworth Special Hospital, chaired by Peter Fallon QC. The Stationery Office.

Department of Health (2000a) A Quality Strategy for Social Care. HMSO.

Department of Health (2000b) The NHS Plan. HMSO.

Duff L, Kelson M, Marriott S, McIntosh A, Brown S, Cape J, Marcus N and Traynor M (1996) Clinical guidelines: involving patients and users of services. Journal of Clinical Effectiveness 1 (3) 104-112.

Kee F (1996) Patient's prerogatives and perceptions of benefit. British Medical Journal 312: 958-960.

Kelson M (1996) User involvement in clinical audit: a review of developments and issues of good practice. Journal of Evaluation in Clinical Practice 2 (2) 97-109.

Kent H and Read J (1998) Measuring consumer participation in mental health services: Are attitudes related to professional orientation? International Journal of Social Psychiatry 44 (4) 295-310.

Kumar S (2000) Client empowerment in psychiatry and the professional abuse of clients: where do we stand? International Journal of Psychiatry in Medicine 30 (1) 61-70.

Law M, Baptiste S and Mills J (1995) Client-centred practice: What does it mean and does it make a difference? Canadian Journal of Occupational Therapy 62 (5) 250-257.

Musker M and Bryne M (1997) Applying empowerment in mental health practice. Nursing Standard 11 (3) 45-47.

National Schizophrenia Fellowship (1997) How to Involve Service Users and Carers in Planning, Running and Monitoring Care Services and Curriculum Development. National Schizophrenia Fellowship.

Pringle E (1996) Occupational therapy in the reformed NHS: The views of Therapists and Therapy Managers. British Journal of Occupational Therapy 59 (9) 401-406.

Roberts A and Barber G (2001) Applying research evidence to practice. British Journal of Occupational Therapy 64 (5) 223-227.

Taylor M (1997) What is evidence-based practice? British Journal of Occupational Therapy 69 (11) 470-474.

Took M (1999) Involving service users and carers. Journal of Psychiatric and Mental Health Nursing (6) 485-487.

Woodside H (1991) The participation of mental health consumers in health care issues. Canadian Journal of Occupational Therapy 58 (1) 3-5.

用語解説

パターナリズム　患者（個人）の治療上利益になると思われることを，患者の意思と乖離していても，スタッフが介入（治療）することをいう．障害をもつ高齢者，知的あるいは精神障害領域で起こり得る．スタッフ側は患者の利益になると考えているため，この現象のマイナス部分への自覚がない場合が多い．

第3部

さまざまな領域における司法精神科作業療法

Forensic Occupational Therapy in Other Settings

第1章
高度保安病院の作業療法
—ブロードムーア病院の見解

Michelle Walsh　Joe Ayres

はじめに

　1800年，ジェームス・ハッドフィールドは，ジョージ3世王がドルリーレーンにあるロイヤル劇場のロイヤルボックスに入ったとき，ピストルを発砲した．しかし彼は"精神の異常"を理由に"無罪"となり，それ以降，触法精神障害者にケアを提供する必要性が認識されるようになった．ブロードムーア病院設立の原点は，1800年以降に増加した触法精神病患者のケアについての法的な取り決めを示す触法精神病者監護法（英1860）に由来する．ブロードムーア病院は1863年に設立され，その後，北部に同様のランプトン病院が1912年に，モス・サイド病院（現在のアシュワース病院）が1914年に設立された．

　1959年の精神保健法（1983年改正）では，この3施設を「特別病院」と名づけ，目的を定義した．これは「危険，暴力，犯罪の傾向にあることから特別な保安環境での治療を必要とする，精神保健法（1959）のもとに勾留されている人々」のための施設とされた．

ブロードムーア病院

　ブロードムーア病院は，高い保安環境でのケアが必要な精神疾患や人格障害の男女に対して，専門的な精神保健ケアと治療を提供している．病院の目的は，患者に対してあらゆる治療や治療的な活動を提供することにあり，そこには他機関への事前の情報提供，患者の精神疾患と危険性に関する包括的な評価，専門家による治療・ケア・リハビリテーション等が含まれている．病院には408床あり，うち63床は女性用で，22の専門病棟からなる．約70％の患者は精神疾患の診断で，残りは人格障害あるいは重複診断（精神疾患と人格障害）である．

　ブロードムーア病院に入院する患者は，精神保健法（1983），刑法（1997），刑事訴訟法（精神疾患により裁判継続不適当）（1991）等の法律によって勾留され，高い保安環境を必要とするほどに（自傷や他害の）危険が高くなければならない．半数以上は刑事司法制度から直接送致され，残りは別の国民保健サービス（NHS：National Health Service）の病院からの移送である．ブロードムーア病院の平均在院日数は，治療の適合性のアセスメントのためにほんの数カ月入院するだけの患者を含めても，8年である．つまり，現状でまだ危険とみなされたり，治療に抵抗を示したりしている少数の患者たちは，生涯をかけるほどの入院期間になるといえるだろう．大部分の患

者は，ブロードムーア病院から，中度保安施設に移される．何人かは刑務所に戻り，少数はスーパービジョンのもと，より低い保安環境に移される．

ブロードムーア病院は，社会を脅かす態度を示す彼らのケアを実施するうえで，中心的な役割を果たしている．患者が示す脅威やリスクを管理することは，この業務を成功させるうえで核となる．しかし，患者個人や患者群へのリハビリテーションの必要性と，彼らの他害の可能性から一般社会を守る必要性との間には，いつも緊張関係がある．リスクに対する社会一般の認識は，専門家の認識とは異なるものと理解すべきであるが，「専門家の考えるリスクは，社会一般にも危険を及ぼすものである」（Franey and Kaye 1998 p. 15）．

ブロードムーア病院と国民保健サービス（NHS）

ブロードムーア病院は，1948年に国民保健サービス（NHS）の一部となり，長きにわたり保健省によって管理されてきた．1988年，かなり批判的な保健諮問機関（HAS：Health Advisory Service）の報告が発表され，英国の高度保安病院は"内政重視"であり勾留しすぎることから，抜本的な変化が必要であり，さもなければ病院は閉鎖されるべきだと主張した（Health Advisory Service 1988）．1989年，ブロードムーア病院は，政府により創設された新たな団体である特別病院運営委員会（SHSA：Special Hospitals Service Authority）によって管理されるようになった．それからそう遠くない1996年，政府はNHSに残るサービス利用者/提供者の似たような環境を支持して，特別病院運営委員会（SHSA）を廃止した．こうして，全レベルの保安精神保健サービスの利用者や提供者のための高度保安精神医学委員会（HSPCB：High Secure Psychiatric Commissioning Board）が創設された．

近年，政府はNHSが近代化し続けるよう取り組んでおり，精神保健サービスの改善を優先している．高度保安病院は歴史的に，NHSサービスの主流から，いつも孤立してきた．この孤立は，専門的，組織的，文化的，地理的なものであった．高度保安環境では，ケアを行う患者の特性から，また彼らを取り巻くスティグマもあることから，高い保安レベルを維持しながら治療的環境を提供するのは，かなり大変なことである（Bacon 2000）．NHSの主流から高度保安精神科病院が孤立していると，質の高いサービスを提供する能力が低下するだけでなく，患者をできるだけ地域で暮らす状態に近い形で最適な保安レベルにおくことも難しくなってしまうのである．

2000年に政府は，高度保安精神科サービスがNHSトラストの一部として管理されることを認める法改正を行った．これを受けて保健大臣は，ブロードムーア病院運営局や，アーリング，ハンマースミス，フラムの各精神保健NHSトラストに対して，地域に根ざした，専門家による，司法精神科サービスも含めた幅広い精神保健サービスを提供する，単独で新たな組織を設立するための協議を許可したのである（Bacon 2000）．

2001年4月に発足したこの新たな組織，西ロンドン精神保健NHSトラストは，政府の近代化プログラムやナショナル・サービス・フレームワーク（Department of Health 2000b）と一致して，利用者や支援者や社会一般がNHSとソーシャル・サービスに期待していることに着手していった．新たな組織協定は，保安環境でのケアが必要な患者たちに対して，明確なクリニカルパ

ス，リスクマネジメントおよび簡潔な治療の機会を提供し，患者たちがニーズに適したサービスを受けられることを確実にすることを目的とした．

作業療法とリハビリテーションサービス

ブロードムーア病院は，1863年5月に最初の患者を受け入れた．病院は，ほとんど自給自足できる完全なコミュニティになっており，2つのエリアがベースとなっていた．男性用の14エーカー（約5万6,660 m^2），女性用の3.5エーカー（約1万4,160 m^2），その他に農地が170エーカー（約68万8,000 m^2）あった．

ヴィクトリア朝風の規律の厳しい風潮は，日常的な作業に実用的なアプローチをもたらした．施設には，パン屋，洗濯屋，製本屋，洋服屋，農場等があり，果実や野菜を育てるために，庭園や温室がつくられた．ワークショップでは患者に服や靴が提供され，大工のワークショップでは食器棚や本棚等の設計，製造，修理が行われた（Goswell 1984）．

1874年，患者は仕事に対する報酬として，当初は慣習としてもらっていたビールやチーズの代わりに，給料を受け取り始めた．リハビリテーション治療事業部（RTS：Rehabilitation Therapy Service）（以前は作業部門として知られていた）は，この流れから生まれたものである．それは，パーシー報告書（Piercey Report 1956）としても知られている，「障害者の訓練と再定住」というリハビリテーション調査委員会の報告でも実証されている．これにより，病院環境下においてもニーズに応じて"さまざまな段階の障害者や精神疾患の患者に，就業，訓練および作業"を提供する必要があることが認識された．

現代の作業療法とリハビリテーションサービス（OT & RS）は，病院内の他部署の発展に伴って，近年，急速で大規模な転換を遂げてきた．技術指導インストラクター（作業スタッフ）は伝統的に，幅広い分野から職業経験のある人を採用し，彼らは質の高さと生産性という点からサービスを提供し，同時に患者が高い技術を習得することを支援していた．しかし，この職業を重視した風潮は，最近の治療に焦点を当てる方針には，もはや適さなくなり，今日の大半の技術指導インストラクターは，職業経験がありながらも治療的な技術と資格ももっていることが条件となった．

作業療法とリハビリテーションサービスは，4つの異なる部門からつくられた．

・職業サービス
・スポーツとレジャー
・芸術療法
・作業療法サービス

職業サービスは，就労を目指した活動と，職業的な資格を獲得する機会を提供し続けている．たとえば，職業支援団体「City and Guilds」，全国職業資格「NVQ」の園芸学，"実際の"就労経験等が挙げられる．スポーツとレジャーサービスは，スポーツやレジャーやイベントの予定一覧を配布したり，芸術療法サービスでは，音楽や演劇や芸術療法を提供したりする．また，しっか

りと急速に発展している作業療法サービスもある．

作業療法サービス

　作業部門の包括的な検討を受けて，1991年にブロードムーア病院に作業療法士が取り入れられた．それは，新たにリハビリテーションサービスの指導者に指定されたばかりの作業療法士が促進したものであった．それ以後，7人の技術指導インストラクターは作業療法士となるための訓練を受け，また作業療法は高度な専門的サービスとして発展し，病院中のほとんどの臨床チームに配属されるようになった．

　作業療法士は，技術指導インストラクターと一緒に働き，彼らの協業を支える基本的な知識を与えている．技術指導インストラクターが，芸術や工芸や職業等に関する専門的技術を"伝える"役目を果たす一方で，作業療法士は，適切な活動を通して患者のニーズに対応するために，患者の目的や意味を具体化する臨床的アセスメントや治療的介入に焦点を当てることで，これらの技能を補完する役目を果たしている．たとえば，作業療法士は，患者の集中力，コミュニケーション，社会的な相互交流，自信，自尊心等をアセスメントし向上させる手段として，芸術や工芸のグループを利用するであろう．これにより作業療法士は，患者の進歩状況について，「ケアプログラムアプローチ（CPA）」の方針に沿って臨床チームへ詳細な情報を明確に伝えることができるのである．

　作業療法サービスの哲学は，クライエント（患者）中心主義的アプローチにのっとっており，アセスメントパス（評価の道筋）に影響を及ぼす人間作業モデル（Kielhofner 2002）理論や問題解決指向システムも取り入れている．いくつかの標準的なアセスメントには，作業機能状態評価（AOF：Assessment of Occupational Functioning），コミュニケーションと交流技能評価（ACIS：Assessment of Communication and Interaction Skills）（Forsyth et al. 1999），意志質問紙（VQ：Volitional Questionnaire）（Chern et al. 1996），作業に関する自己評価（OSA：Occupational Self-Assessment）（Baron et al. 2002），運動および処理技能評価（AMPS：Assessment of Motor and Process Skills）（Fisher 1999）等があり，利用されている．おのおのの作業療法士が使用するアセスメントの選択は，患者群の性質や患者個人のニーズによって変わるものである．

入院アセスメント過程における作業療法の役割

　他の高度保安病院とは異なり，ブロードムーア病院は，男性と女性の入院病棟が分かれている．患者のほとんどが刑事司法制度を通ってきており，最も一般的には精神保健法（1983）第3部にもとづいて，裁判所からの裁判前アセスメント（35，38項）のためか，救急治療（48/49項）または判決後アセスメントと治療（47/49項）のための入院のどちらかである．その他は，他の社会資源，特に地域の保安施設からの入院である（2項，3項，37項，37/41項）．

　多職種による入院ケースカンファレンスは，入院から3カ月後に行われ，アセスメント過程は終了となる．このカンファレンスでは，各職種がそれぞれのアセスメント結果を発表し，その後，

精神保健の法令で示された基本的な疑問を考慮するための議論を行う．

・この患者は精神障害と認められるか
・病院での治療を必要とするか
・治療反応性はあるのか
・高度保安環境での治療が必要か

　もし患者を受け入れる判断をするとなれば，初期治療のニーズ，適した病棟への入院，適切な訓練の紹介といった問題が議論される．

　アセスメントの過程には，患者の現時点での作業機能レベルと，目的遂行活動や日常的な活動における行動についての客観的および主観的な情報が含まれ，そこには心理的，認知的，知覚運動的，リスクアセスメント／マネジメント的，精神的な状態も含まれている．

　病棟に入院後すぐに行われる作業療法の最初の面接を経て，患者はそれぞれの個人状況に沿ったアセスメント項目と目的，および明確なリスクマネジメント計画をもつことになる．これは面接と，毎週の多職種チーム会議での議論をもとに決まるものである．したがって，作業療法の入院アセスメントを始める前には，一連のニーズは包括的に文書化されていることになる．患者には，作業療法セッションや事前ケースカンファレンス等が最低でも30回程度，さまざまな領域で提供される．これには，幅広い意味での創造的課題活動や，ディスカッショングループ，スポーツやレジャー活動，調理セッションへの参加等が含まれている．繰り返すが，ある課題や活動への関与によって，作業療法士は，特定の部分に関する個々の機能を評価したり，認識しているニーズにもとづいた，あるいは個人の長所を生かした適切な治療プログラムを計画したりすることが可能になるのである．患者に与える活動は，アセスメントを行いたい特定の技能が含まれたものである．たとえば，簡単な食事の調理では，作業療法士は，記憶を含む認知機能，集中力，文書や口頭による指示に従う力等のアセスメントを行うことができる．また，作業療法士は，患者の自己決定能力，問題の対処，ストレス耐性，その状況で存在するリスク等も評価することができる．アセスメントの過程は，クリニカルパスに沿って行われるものであり，患者や担当作業療法士が到達した段階ごとや介入ごとに記録をする．

　入院医療の多職種チームにおける作業療法士の重要な役割に，個々の作業遂行能力や，日常生活活動に関連した課題グループの機能（セルフケア，調理，金銭管理等の基本的な生活技能や，問題解決技能，対処技能，コミュニケーションや自尊心等の個人的な技能）の評価がある．また，作業療法士は，患者の精神症状やリスクアセスメントとマネジメントに寄与し，学生や同僚や保健領域の専門家に教育資源を提供することにも力を貸す．

作業療法とクリニカルパス

　入院アセスメント期間の後，患者はブロードムーア病院の主体となる病棟に移り，すべてではないだろうが，通常の治療や系統だった治療戦略をほとんど失ってしまうことが珍しくなかった．昔は，治療的な利益が認められなくとも，患者を病棟から送り出すためにはリハビリテーション

治療事業部（RTS）の"労働"領域への参加を強要することが重要であるとされていた．この期間（通常何年も続く）は，患者が退院前病棟に適応するだけの進歩を示し，最終的な転棟の準備が整うまでの"維持"の期間として考えられていた．

　治療的な援助をせず，ほとんど進歩のない状態で長年過ごすことは，患者を施設に収容した状態にしてしまう．たとえば彼らは，問題解決，衝動コントロール，認知機能等の重要な領域で，現実的に生きるための技能が発揮できなくなる．並行して，多くの基本的な日常生活技能への意識が薄れていく．自尊心や自信も著しく低下していることから，結果として病棟環境から離れることを拒絶する患者もいる．サービス全体に，患者の成長のための一貫した調整がほとんどないか，あるいはまったくない状態であった．1つには，ブロードムーア病院の規模の拡大によって，情報の集約が困難だったことが挙げられる．加えて，患者個人の活動プログラムの実行と調整に責任をもつという認識が不十分だったこともある．

　作業療法は全般にわたって，患者がブロードムーア病院で過ごす間に，患者がもともともっている技能を再開発し，維持するという重要な役割を担っている．作業療法のクリニカルパスも，技能維持の機会と，継続的な作業療法の利用を確実にしている．これは，入院アセスメント病棟から移った後の，進行中でニーズに沿った治療計画の一部であり，患者が病院のシステムに取り込まれ，再び忘れ去られるというリスクを回避する助けになるものである．また，院内で考案した構造的に活動をモニターする包括的なデータ収集システムを通じて，作業療法士は，患者の進歩を図表にすることができる．このシステムは，作業療法士が患者に提供する援助を示す際にも助けとなる．

　ブロードムーア病院の患者たちは，リハビリテーション外出でもないかぎり現金を利用する機会がないことから，このような外出を許されていない患者は，近ごろの金銭感覚をもてないでいる．保安の強制によって，8年以上もやかんで湯を沸かしたことがない女性特別ケア病棟の患者もいる．しかし，一番大切なのは，基本的で必須である実用的な生活技能を維持していくことが必要だということを奨励する価値観である．

　退院前病棟の作業療法士は，患者をより低い保安環境へ移す準備のために，自分なりのチャレンジを行っている．退院前病棟は，一般的にとても静かで落ち着いた病棟であり，この安定し，落ち着いた環境を維持できる患者が入ることができる病棟である．ところが，そのとても安定して落ち着いた状態の患者がより低い保安環境，大抵はその保安環境の中の急性期病棟に移されるときに難しい問題が起こる．最近，ブロードムーア病院から退院した患者の報告によると，ベルト，靴紐，ライターが中度保安病棟に転院したとたんに取り上げられたそうである．これらの物は，ブロードムーア病院では何年もの間，その患者は持つことができていたにもかかわらずである．個人の生活様式を抜本的に改革するための準備は，容易なものではない．患者の臨床チームに関わる作業療法士は，受け入れ先の関係機関とコミュニケーションを取り，患者が適切なレベルのケアを受けられ，保安と臨床の必要性を考慮されることを確実にするという，きわめて重要な役割をもっているのである．

　この段階にいる高度保安病院の患者たちには，さらに困難で不安定な問題が起こる．全国的に中度保安病床が足りないために，患者は2年以上もの間，高度保安環境の退院前サービスにおか

れるか，もしくはベッドが提供されたとしても保安レベルの低い施設になってしまうのである．作業療法のモチベーションと楽観主義を維持する技術は，この段階において非常に重要なものであり，これらのニーズを考慮して積極的な活動プログラムを行うようにする．

高度保安環境は，比較的"社会資源が豊富"でスタッフの数も多いことから，転院や退院のための患者の準備においては，逆に支援や指導が少ない環境でも対処できる技能を発展させる援助が必要となる．

選択権と個々の自己責任が与えられていない高度保安病院では，保安レベルの変化に対処できない場合がよくある．固定した構造的な日課のある入院病棟で，豊富なスタッフによる特別なケアを受けていた患者が，大きな病棟でスタッフ数は少なく，よりゆるやかな管理体制の最適な保安レベルに移ってくると，落ち着くまでにしばしば困難を経験するのである．患者を施設に収容した状態にしてしまうことは，作業療法士にとって日常的な問題であることから，作業療法士は，患者自身に自己責任をもつことを再学習させるための支援も目指している．繰り返すが，これは高度保安環境では簡単な課題ではなく，作業療法の全人的なケアの哲学と，個々の選択を具体化するための個別の活動は矛盾するのである．多くの病棟の中では，たとえば洗面所を使う機会が限られ，通常は鍵がかけられており，セルフケア活動の中で個人の機会や選択を制限している．同様に，病棟のキッチンは，患者たちが生活する環境の外にあることがほとんどで，軽い飲食物の用意さえもスタッフに頼らなければならないのである．

作業療法士は，時間の使い方に関しても支援し，患者にとって目的のある仕事やレジャーの作業を奨励する．特に，いつまでも地域へ戻れそうもない患者に対して，生活の質（QOL）についての認識を高める．

女性のためのサービス

長きにわたり，保安精神保健部門で女性に提供されたサービスについて大いに議論され，女性に対する精神科サービスは，全体的にみれば男性に提供されるサービスよりも不十分であるということが認識されつつある．女性の保安精神科サービスに関する論文（Lart et al. 1999）では，女性のニーズに対しては，サービスの"部分的修正"か"性差のない"サービスの主に2種類の方法で対処しているようであると説明している．

女性のニーズは常におろそかにされ，彼女たちの視点を考慮するための努力はほとんどされてこなかった．また，高度保安環境に勾留されている女性の大多数は，ここまで高い保安レベルを必要としないことも広く知られている．これは，ティルト報告書（Department of Health 2000a）の勧告を実践している現在ほど，明らかになったことはない．ブロードムーア病院は，ティルト報告書の条件のもと，男性部門B刑務所と同等の環境面の安全を提供するよう求められているが，それは女性部門B刑務所よりも高いレベルの保安環境なのである．

また，経験の違いや男女のニーズをサービスに反映する必要がある．女性に関わる作業療法士の管理職は，国の指針に従って，女性患者のために安全なサービスを確実に提供し，適切な臨床的ニーズへ対処する手段を講じるべきである．保安環境が女性に及ぼす影響については，本書第

5部第1章でより深く述べられている．

保安

高度保安環境で働く作業療法士は，保安への要求と治療的アプローチとのバランスを保つ中でジレンマを抱く．患者中心主義のアプローチをとる作業療法士にとって，高度保安環境で働き，増大し続ける保安レベルのバランスを取りながら，患者とスタッフの双方に安全，保安なおかつ治療的な環境を与えて治療を行うことは非常に難しい．

2000年2月，ティルト報告書（Department of Health 2000a）は，3つの英国の高度保安病院の保安について検討し，86項目の身体的および手続き上の保安の改善を忠告した．この報告書は，「アシュワース病院における人格障害病棟の調査委員会報告書」を受けて示されたものである（ファーロン調査）（Department of Health 1999）．この報告書に従って課された厳しい評価は，結果として作業療法士に保安制限の増加と介入計画とを調和させることにつながった．高度保安環境にいる患者にエンパワーメントを感じる機会を提供するために，想像を働かせた方法を工夫することは，作業療法士にとってやりがいのある仕事である．

今日すべての作業療法士は，身体的および手続き的な保安に対して，日常的に幅広く接している．これには，セッション終了後に治療エリアを出る患者に対してランダムにボディチェックや金属探知を行うこと，病棟への出入りの際に患者に付き添うこと，中央管理部門と無線で連絡を取り合うこと，非常ベルに対する訓練と対応，毎週と四半期ごとに病棟内の武器になり得る物や違法物質を確認すること，身体的攻撃をうまく取り扱う分離や"制御-抑制"の処置に参加すること等も含まれている．

保安を確保するためには，多職種チームや看護チームが日常的に，効果的なコミュニケーションをとっていることがとても重要である．コミュニケーションとリスクアセスメントは，治療的な活動を計画するときも不可欠な要因となる．介入を計画するときの重要な検討事項には，変動する精神状態，性別の効果的な調整，患者とスタッフの比率，道具や設備を安全に利用するための患者個々のレベル等が含まれている．

結論

高度保安環境における作業療法士の役割と技術は，明らかに独特で多様である．セラピストは，保安に関することや作業的な喪失に支配されている環境で提供する治療を最大限に効果的にするために，日々の業務において創造的で想像を働かせた幅広い技術を要求されている．作業療法士は，臨床家と患者の間の治療的関係を維持するかたわらで，安全や保安を保持するよう努める必要もある．多職種の環境において作業療法士は，患者に焦点を当てたケアや介入のプログラムを促進する援助をすることもできる．

ブロードムーア病院公社が，新たな西ロンドン精神保健NHSトラスト（中・低度保安サービスと合併）へ統合されることは，作業療法士にとっては，さまざまな部門で経験を積むチャンスが

与えられることを意味する．これは，スタッフの循環や配置換えを促進させ，高度保安環境の業務で遭遇するバーンアウトやその他に潜在する否定的影響の回避を助けることにもなる．またそれは，高度な介入とケアが期待されている NHS の別の機関と同等の，外部に目を向けたサービスを奨励することにもなるのである．

文　献

Bacon J (2000) The Establishment of a Mental Health Trust Comprising Broadmoor Hospital Authority and Ealing, Hammersmith and Fulham Mental Health NHS Trust, Consultation Document. NHS Executive.

Baron K, Kielhofner G, Iyenger A, Goldhammer V and Wolenski J (2002) A Users Manual for the Occupational Self-Assessment (OSA) (Version 2.0). University of Illinois.

Crime Sentences Act (1997) Chapter 43. HMSO.

Chern J, Kielhofner G, de las Heras C and Magalhaes L (1996) The volitional questionnaire : Psychometric development and practical use. American Journal of Occupational Therapy 50 (7) 516-525.

Criminal Procedures (Insanity and Unfitness to Plead) Act (1991) Chapter 25. HMSO.

Department of Health (1999) Executive Summary of the Report of the Committee of luquiry into the Personality Disorder Unit, Ashworth Special Hospital, chaired by Peter Fallon, QC. The Stationery Office.

Department of Health (2000a) Report of the Review of Security at the High Security Hospitals, chaired by Sir Richard Tilt. The Stationery Office.

Department of Health (2000b) National Service Framework in Mental Health : Modern Standards and Service Models. Department of Health.

Directors of Rehabilitation (1992) Review of the Occupations Service. Special Hospitals Service Authority.

Fisher A (1999) The Assessment of Motor and Process Skills. Three Star Press.

Forsyth K, Lai J and Kielhofner G (1999) The assessment of communication and interaction skills (ACIS) : Measurement properties. British Journal of Occupational Therapy 62 (2) 69-74.

Franey A and Kaye C (1998) Managing High Security Psychiatric Care. Jessica Kingsley Publishers, Athenaeum.

Goswell B (1984) Work Therapy at Broadmoor. *New Windows*. Staff newspaper of the Department of Health and Social Security. February : 9-10.

Health Advisory Service (1988) HAS Report on Broadmoor Hospital. Health Advisory Service.

Kielhofner G (ed.) (2002) A Model of Human Occupation : Theory and Application (3rd edition). Williams and Wilkins.

Lart R, Payne S, Beaumont B, MacDonald G and Mistry T (1999) Women and Secure Psychiatric Services : A Literature Review. NHS Centre for Reviews and Dissemination.

Mental Health Act (1959) HMSO.

Mental Health Act (1983) HMSO.

Piercey Report (1956) Report of a Committee of Inquiry on the Rehabilitation, Training and Resettlement of Disabled People. HMSO.

用語解説

City and Guilds ─英国の職業訓練支援団体であり，さまざまな職業資格を提供している．

第2章

刑務所に従事する作業療法士

Rebecca Hills

はじめに

　刑務所において良質のヘルスケアと健康増進を行うと，個人は出所時には最大限の能力を発揮できるようになり，再犯を減少させることにも役立つであろう．

(HM Prison Service and NHS Executive 1999 p. 1)

　刑務所における保健医療政策は，過去10年間で，受刑者が地域社会の住民として通常受けられるはずのサービスと同等のサービスを提供することを目標とするところまで発展してきた．この発展によって，刑務所組織内に医療，看護，心理に並んで作業療法の役割を確立する機会を得た．作業療法士特有の役割は，刑務所環境の中の作業的喪失を作業的拡充へと転換させる能力にある (Molineux and Whiteford 1999)．作業療法士の技術は，目的感覚の育成，時間やエネルギーの建設的な活用，技能の獲得等を通して幸福を増進することである．そうして，他の専門家と互いに補足し合いながら，受刑者に，彼らの抱える非常に特殊で困難な特性に取り組むよう努める機会を提供するのである．

　触法精神障害者に対する統合された治療サービスが発展したことで，全レベルの保安および患者が治療を受けるすべての環境において，作業療法士の数が増加した．刑務所も例外ではない．作業療法士は，今や英国全土の18の刑務所において勤務しており (College of Occupational Therapists 1998)，さまざまな治療モデルを活用している．刑務所の中でも作業療法を提供できるようになったことにより，専門家は，真に統合されたモデルに沿った継続的なケアの提供が可能になった．つまり患者は，刑務所や高度，中度，低度保安病院，ホステル，地域社会等，どこにいても作業療法プログラムに参加できるのである．この枠組みの中でセラピストは，セラピストの働きかけによって適応させられる可能性がある特殊な環境における患者のニーズと，出所時に受けるサービスにおける患者のニーズの両方に取り組む治療プログラムを展開することができる．

刑務所の保健医療サービスの発展

　英国内における刑務所の保健医療サービスは，一般の保健サービスと同様に，長年にわたる変

革の過程を経てきている．この過程からは，サービスの大まかな基準を見極めるための最低ラインを見いだすことができるため，刑務所環境に勤務する作業療法士の出発点として有用なものとなる．また，作業療法士が，刑務所サービスにおける保健医療の発展の段階を，一般的な保健サービスの発展と対比しながら理解することも可能になる．

保安環境の看護実践に関するUKCCの研究（UKCC 1999）では，刑務所組織の中で（医師をはじめとする）"医療"実践の専門家の役割が確立されてきたのは1895年ごろであるとしている．しかし，"NHSと同等の基準の治療"を受刑者が享受できるよう保証することが目標に明示されたのは1990年初頭である（HM Prison Service and NHS Executive 1999）．ここまで到達するには，段階的な道筋を経ている．以下に挙げる文書では，この過程に関して詳しく述べられている．

1990年―刑務所の医療サービスの有効性の調査（Home Office）
1996年―「患者か受刑者か」討議論文の刊行（HM Inspectorate of Prisons）
1997年―刑務所における精神保健医療（Health Advisory Committee）

これらは，1999年―刑務所における健康管理の将来的な構造（HM Prison Service and NHS Executive）へとつながっていった．

この最後の報告では，刑務所における保健サービスの提供や構造の抜本的な変革の進展について，多くの側面から述べられている．その根本にあるのは「すべてのレベルにおける刑務所とNHSとのパートナーシップが，受刑者に同等の保健医療をもたらすための最も実効性のある方法」ということである(HM Prison Service and NHS Executive 1999 p.42)．他の医療の専門家と同様に作業療法士にとっても，この報告は受刑者のニーズに対して効果的なサービスを発展させる出発点となる．これにより，刑務所と地域の司法精神保健専門サービスとの連携の発展を促進することにもなった(Bexley and Greenwich Health Authority, HMP Belmarsh and Oxleas NHS Trust 2000)．

その結果，NHSの作業療法サービスにおいて，すでに確立していた専門性の基準が，刑務所の保健医療にも取り入れられ，治療の質に関する多くの問題に取り組むようになったのである．このアプローチにより，臨床的スーパービジョンや専門性の継続的な発展等を含めた，臨床家が臨床管理で求められている基準と一致するようになった．それはまた，同じような環境に従事する同僚たちと，最善の臨床についての共有を促進したのである．たとえば，受刑者に対する評価や，治療的介入システムの開発等についてである．

収監が個人に与える影響

作業的喪失とは，本質的に，個人または集団の人々が，生活に必要なことや意義のあることを，外的な制限によってできない状態のことをいう．社会的，文化的，個人的に妥当な作業を遂行する機会をもつことが，相当困難であるか，不可能な状態である．　　　　　　　　　　　　　（Whiteford 2000 p.200）

作業を生活の営みの過程とすると（Townsend 1997），刑務所への収監は，作業を遂行する個人の能力を制限する外的抑制システムとなる．長期にわたって個人に外的制約がかかり，技能を利

用する選択や，選択した課題を実行するための能力が制限される状態になると，作業的喪失が起こる．"支援的環境"が整えられなければ（Whiteford 2000 p. 201），作業機能障害に陥るかもしれない．治療者がこれらの課題に取り組むプログラム開発をするためには，個人に影響を与える作業的および環境的な要因を分析する能力が求められる．

　収監が個人へ与える潜在的な影響を考慮する際，その人がどのような環境や体制の中で生活しているのか，また，どのような困難に直面しているのかを理解することがきわめて重要である．多くの受刑者は，自分の身の回りの世話を行うことも制限されている．彼らは，剃刀のようなものを使うことさえ，願い出なければならない．シャワーやトイレのような個人的な身の回りの活動を，観察されることもある．実際に，これらの設備の使用は制限されてきた．彼らには日課が課されているが，それには仕事のような活動が含まれていることもあるし，含まれないこともあるだろう（施設のもつ能力によって決まる）．彼らの食事は準備されて，指定された時間に提供される．家族や友人の訪問も必ず制限され，密接に監視された環境の中で行われる．電話も同様である．

　刑務所の外から持ち込まれる物，道具，個人の所有物も，同様に検査され制限されることになる．運動や余暇活動は，職員の中にそういった活動を行える者がいれば，特定の施設が課す制約のもとで実施される．「受刑者が収容されている時間が建設的だといわれることはほとんどない」（Lloyd 1995 p. 21）．刑務所生活の日々の日課は，極度に制限されている．Whiteford（1997 p. 127）は，ニュージーランドの受刑者集団の作業的ニーズに関する研究の中で，「日々の経過に区切りをつけるための活動や儀式」が制限されていると述べている．このため毎日が同じように感じられ，受刑者たちは，今日が何週目の何日なのか，それどころか何年の何月なのか認識を保ち続けることも難しくなるのである．曜日を区別する手がかりがとても少ないことで，依存レベルが増し，結果として個人の喪失レベルを高めてしまう．

　制限された画一的な刑務所生活の特性として，意図的に民主主義的な構造になっていないことがある．受刑者に限っていえば，刑務所内のヒエラルキーの中では，権力をもつ人と共同することやパートナーシップを組んで取り組む機会が欠如しており，それが"当たり前のことや，できるかもしれないことへの個人の希望や可能性"を阻害する要因となっている（Townsend 1997 p. 22）．それは，個々の建設的な目標設定の潜在的な能力を制限することになる．

　収監による喪失に伴い，個人，特に初めて受刑者となる者にとっては，なじみのない異文化集団に関わることも余儀なくされる．刑務所組織の中では，暴力は日常的なものであり，それらは人種的，文化的，性的な原因等によってしばしば引き起こされる（Lloyd 1995）．いじめやいやがらせ，搾取的な関係性等は，個人が環境に適応することをさらに困難にしている．

　最後に，刑務所における個人の健康のニーズに関連する問題が挙げられる．この問題は，必ずしも刑務所への収監の結果生じたものとは限らないかもしれない．受刑者たちは，以前から精神疾患の診断を受けて継続的な治療が必要とされていたり，犯罪行為や収監によるストレスや不安を感じていたり，あるいは刑務所において精神疾患を発症したりするかもしれない．受刑者が自殺を企てることや，自傷行為を行うリスクは高い．刑務所当局は，（イングランドとウェールズの全受刑者6万6,000人のうち）常時1,000人程度の受刑者に自傷行為のリスクが認められるとし

ている（HM Prison Service 2001）．さらに多くの受刑者が，さまざまな症状を示したり，人格障害と診断されたりするだろう．約 2,000 人の受刑者たちは，危険で重篤な人格障害があると推測されている．「いつでも，そのほとんどは，刑務所や保安病院にいる」（Home Office 1999 p. 3）．ロンドンの刑務所にいる 703 人の受刑者の健康保健ニーズを分析した研究によると，精神医療チームによって年間 550 人の新患が認められたことが明らかになった（Bexley and Greenwich Health Authority, HMP Belmarsh and Oxleas NHS Trust 2000）．同じ報告書の中で，1 カ月間で薬物処方された身体的な状態は，てんかん，心臓病，糖尿病，喘息等であったとしている．さらに，多くの受刑者がアルコールや薬物依存の問題を抱えている．

作業療法的介入アプローチの発展

英国全土の刑務所に従事する作業療法士の業務に関する調査から，さまざまなアプローチが行われていることが明らかになった．作業療法士の大多数は，地域の NHS のサービス提供者と契約してサービスを提供しており，多くは地域の司法精神科サービスや保安サービスである（College of Occupational Therapists 1998）．この連携で，NHS トラストにおいて作業療法士が外部の専門家と関係を維持することが可能になった（臨床的スーパービジョン，ピアサポート，スーパービジョン等がよく行われる）．これによりセラピストは刑務所で，特定の実践モデル（たとえば人間作業モデル等）の使用を促進し拡充することができるようになった．加えて，質の高いサービスを展開し維持する NHS の手法を，受刑者との関わりに活用することも可能になった．多くのセラピストは，主に精神疾患や気分障害や自傷行為がある個人または集団の両方に介入を行う（College of Occupational Therapists 1998）．多くのセラピストは精神保健機構に雇用されていることから，主として精神保健の問題を抱える受刑者に関わっているのである．しかしながら，複合的なトレーニングを受けている作業療法士は，関連する臨床領域の専門的な知識をもつ同僚の支援（や助言）を受けながら，さらに身体的な問題を抱えた受刑者への治療も行っている．

刑務所における精神保健領域を専門とする作業療法士の役割は，多くのさまざまな領域の技術を取り込むことではないだろうか．作業科学に関する研究論文では，作業的喪失によって生じる問題に取り組むことこそが，作業療法士の根本的な役割であると示唆している．しかし，ほとんどの刑務所，特に訓練施設では，刑務所生活の制約の中でワークショップや，（施設での）役割作業や，日々の制限付き日課活動等を行っている．にもかかわらず，前述のように，受刑者の多くは作業的喪失を経験しているのである．Molineux と Whiteford（1999）は，作業的喪失は受刑者に活動を押し付けた結果として起こると述べている．刑務所生活の構造において欠けている重要な要素，それは自律性，あるいは自らの選択である．受刑者はほとんどの場合，自分自身に関する限られた選択肢以外には何もすることができない．Whiteford（1997 p. 129）は，個人という概念は「心の中に内在化された展望やイメージと，それを実現させる必要性」があることだと説明している．個人の自主性を重んじて，結果，彼らの「イメージの実現」を可能にするというニーズは，セラピストへ治療実践に有用な基本的な目標を与えてくれるのである．

これに伴い，またセラピスト主導で個人に合った治療プログラムを展開するというねらいに

よって，治療プログラムを提供する手法は多様なものになる．作業療法士がたった1人の臨床家として関わる場合は，アセスメントを基盤としたサービスを展開するのが最も実用的と思いがちである．しかしながら，英国各地の刑務所のいくつかでは，セラピスト（と，実際には精神保健チーム）が，より身近な枠組みである地域精神保健チームとして関わるように発展してきている．この枠組みにおいてセラピストは，地域の患者（すなわち刑務所という地域にいる受刑者）に対する個別の"アウトリーチ"サービスを提供する臨床家としても，デイサービスの提供者としても，あるいはその両方に関わることもできるようになっている．

　（広範な地域と同様の）刑務所のデイサービスは，受刑者を"病院"（保健センター）に入院させる必要性を減少させ，病院に入院中の患者をもとの場所に戻りやすくすることにセラピストが関われるという2つの利点をもたらしている（Nicholls et al. 2001）．刑務所の主任監督官は，1999年のベルマーシュ刑務所の取り組みに関する報告書の中でこのサービスに触れ，「キャス（Cass）作業療法部門の発展を賞賛しなければならない．デイケアセンターは，発達障害を伴う精神障害者や日常生活に必要な対処能力に困難を伴うその他の精神障害者を援助できると認められている方法の1つである」（HM Inspectorate of Prisons 2000 p. 4）と述べている．

　地域精神保健チームとデイサービスとの構造において，作業療法士は，その構造の環境と，日々のプログラムや役割がもたらす進歩について綿密に考えながら，選択の欠如と作業的喪失の両方に対処するアプローチができる．これに伴って，個人とニーズのアセスメントが可能な，活動にもとづいたプログラムを展開するのである．刑務所の主要な場所（あるいは刑務所コミュニティの中）で受刑者を管理する刑務所スタッフと緊密な連携を構築することで，セラピストは，デイサービスの環境から始まる治療的な取り組みを遂行する可能性を向上させることができる．

ベルマーシュ刑務所のキャス部門における作業療法

　キャス部門の作業療法は，作業科学にもとづいた理論を活用している．たとえば，RebeiroとCook（1999）は研究の中で，彼らの「作業的副産物の概念モデル」において，グループのメンバーが作業的機能の達成を経験する4つの段階について明らかにしている（Rebeiro and Cook 1999 p. 184）．最初の2段階は，肯定（心地よい温かさや，受容される環境の創造）と承認（選択した作業に関わり，技能を獲得し，達成感を自覚することに積極的に取り組むプロセス）であり，ニーズに沿ったデイプログラムを行う中で達成されるものである．これによって受刑者は，彼らの意見を積極的に探求し対応してもらえる環境の中で，作業の選択や専門技術の獲得，また自分がどの程度進歩したかを振り返ることが可能になる．あとの2段階は，実現化と予測であるが，これらは特定の受刑者（たとえば，終身刑となった人々のような）グループにとって価値のある目標と捉えられるであろう．これにより，たとえば，対処の困難さを感じたり，気分が落ち込んだり，怒りを内面的にコントロールできなかったりする受刑者たちは，適切な技能を身につけられるようになる．デイプログラムを活用し，同一の担当セラピストとともにニーズを個別に振り返ることによって，セラピストは受刑者を，自分の幸福が持続するために積極的に他の作業も探求する

ようになる「作業的副産物（Occupational Spin Off）」（Rebeiro and Cook 1999 p. 184）に向かわせることができる．このモデルにおいてデイサービスは，刑務所プログラム（ワークショップ，教育，スポーツとエクササイズ，物質乱用プログラム等）を受刑者がより活用しやすくするための先駆的な役割を果たすであろう．

あらゆるサービスにおけるデイケアプログラムは，ニーズに沿って行われるべきであるため，時間の経過とともに頻繁に変更すべきである．キャス部門で行われている活動やグループワークの例は，以下のようなものである．

・コミュニティミーティング
・ディスカッショングループ
・認知的側面にもとづくグループワーク（例　気分のマネジメント，対処技能，アサーティブ技能）
・教育（読み書き，計算，情報テクノロジー）
・ストレスマネジメント/リラクゼーション
・課題活動（チーム/グループでの計画）
・芸術
・音楽
・芸術療法，演劇療法，音楽療法
・技能開発プログラム（例　食品衛生）
・文章創作法
・余暇活動（例　ビデオ鑑賞討論会）

結論

NHSと刑務所サービスとの連携は発展してきており，現在の目標は，地域社会で広く提供されている保健医療水準と同等のサービスを受刑者にも提供できるようになることである．これにより作業療法は，この保健医療の専門的な領域において役割を確立するという，きわめて貴重な機会を得た．刑務所サービスにおける作業療法の発展には，1つは触法精神障害者の治療における有効性，もう1つは触法行為に対処する作業療法の能力の研究を通じてもたらされる有効性，この両方においてエビデンスが確立されることも含まれるのである．

刑務所における作業療法の最新調査のほとんどは，ニュージーランド，オーストラリア，米国から出ている．刑務所への収監が個人に与える影響によって，作業的喪失と認められる一連の困難さが引き起こされることになる．セラピストは，一連の治療技術を用いて，個々の受刑者の作業遂行機能の変化を促進することができる．

きめ細かく計画された環境における地域精神保健チームモデル（デイプログラムを含む）は，臨床的な実践の枠組みをもたらすことになった．作業療法士は，作業科学の知見を活用することによって，刑務所の保健医療の治療的価値に重要な影響を及ぼすことができたといえる．

文 献

Bexley and Greenwich Health Authority, HMP Belmarsh and Oxleas NHS Trust (2000) Health Needs Assessment. HMP Belmarsh January 2000 (unpublished).

College of Occupational Therapists (1998) Occupational Therapy in Prisons. Report of the study day held at the College of Occupational Therapists on 2 December 1998. College of Occupational Therapists.

Health Advisory Committee (1997) The Provision of Mental Health Care in Prisons. HMP Prison Service. HMSO.

HM Inspectorate of Prisons (1996) Patient or Prisoner？ A New strategy for health care in prisons. Home Office Publications.

HM Inspectorate of Prisons (2000) Report of Inspectorate Visit to HMP Belmarsh December 1999. HM Inspectorate of Prisons.

HM Prison Service and NHS Executive (1999) The Future Organisation of Prison Healthcare. Department of Health.

HM Prison Service (2001) Prevention of Suicide and Self-harm in the Prison Service. HM Prison Service.

Home Office (1990) Report on an Efficiency Scrutiny to the Prison Medical Service. Home Office.

Home Office (1999) Managing Dangerous People with Severe Personality Disorder. Proposals for Policy Development. Department of Health.

Lloyd C (1995) Forensic Psychiatry for Health Professionals. Chapman and Hall.

Molineux M and Whiteford G (1999) Prisons：From occupational deprivation to occupational enrichment. Journal of Occupational Science 6 (3) 124-130.

NHS Executive (1999) Clinical Governance Quality in the New NHS. Department of Health.

Nicholls T, Czajkowski J and Hills R (2001) The Cass Unit Annual Review 2001. Oxleas NHS Trust (unpublished).

Rebeiro K and Cook J (1999) Opportunity, not prescription：An exploratory study of the experience of occupational engagement. Canadian Journal of Occupational Therapy 66 (4) 176-187.

Townsend E (1997) Occupation：Potential for personal and social transformation. Journal of Occupational Science 4 (1) 18-26.

UKCC (1999) Nursing in Secure Environments. United Kingdom Central Council for Nursing, Midwifery and Health Visiting.

Whiteford G (1997) Occupational Deprivation and Incarceration. Journal of Occupational Science 4 (3) 126-130.

Whiteford G (2000) Occupational Deprivation：Global Challenge in the New Millennium. British Journal of Occupational Therapy 63 (5) 2000-2004.

用語解説

コミュニティミーティング──病棟や生活環境をともにする者同士が，自分たちの生活環境における社会的ルール，個人の責任，回復への協業等について議論する．もともとは治療共同体の概念から発している．

また，この章におけるコミュニティという言葉には，生活者の共同体的な観点も含まれている．退院後の生活者が地域生活で経験するように，刑務所という環境の中でも生活者としての作業を主眼にした関与をするということであり，単に精神疾患や問題行動に対する治療プログラムを展開するものではない．

文章創作法──内省，自己認識，感情表現等をうながすために行う．

第3章

地域における司法精神科作業療法の発展

Catherine Joe

はじめに

　司法領域の精神保健サービスが急速に発展してきたことにより，新たな専門的役割が発生した．それは，地域における司法精神科作業療法である．毎年，新たな中度保安病棟が開設されていることに加えて，政府は，ティルト報告書（Department of Health 2000）に従って英国内の特別病院の機能を大きく変換するよう働きかけている．その結果の1つとして，個々の患者について，保安レベルの必要性を再検討することが挙げられる．もはや高度保安環境にいる必要はないが，引き続きケアが必要な患者については，中度保安環境で管理されるべきである．このような患者群は，戻る予定の地域に近い保安施設に転院するよう計画される．また現在では，サービスを開始する時点で，必要最低レベルの保安環境に配置させることも目標となっている．これにより実際には，多くの患者が中度保安サービスのみを利用することになり，切迫したリスクがみられない患者は，いずれ地域に再定住することになる．彼らを支える地域の司法精神保健チームによる専門的な支援の有効性は，ますます認識されるようになった．また，メンタルヘルスの回復や維持のためには，薬物治療，リスクアセスメント，支援といった伝統的な視点とともに，作業的あるいは社会的な視点の重要性についても理解が深まっていった．
　この章では，地域司法精神科作業療法を提供しているさまざまな枠組みについて考察するが，特に地域における司法精神保健チームに従事する司法精神科作業療法士の役割に焦点を当てて述べていく．この領域においてセラピストは，専門的な介入を提供するだけでなく，包括的に（技術を共有したり，他職種の役割も担ったりしながら）機能することが求められる．そこでこの章では，地域司法精神保健チームのいくつかの側面について説明し，治療的関係の本質についても考察していく．しかし，それに先立って地域司法精神科作業療法に影響する差別とソーシャルインクルージョンの問題に注目する．

差別

　司法精神科サービスの対象者は，二重に差別される．1つは，精神疾患や人格障害等の精神障害のレッテルであり，もう1つは，司法精神科サービスのケアを受けていることに対する偏見である．彼らは，犯罪行為を行う危険でやっかいな存在と認識されてしまう．それにより地域機関は

不安を高め，潜在する危険性を管理できるかどうか懸念するようになってしまう．したがって多くの機関は，犯罪歴のある対象者の受け入れに躊躇することとなる．「彼らは病気のスティグマを受けるだけではなく，犯罪歴のために治療を受けることさえ困難になってしまう」（Roskes et al. 1999 p. 461）．刑事司法制度の患者たちには，ケアに関する5つの障壁があるといわれている．それは，二重のスティグマ，家族支援や社会支援の欠如，合併症問題，地域に戻るための調整の問題，そして保健領域と司法領域の境界の問題である．

英国では，障害があるとされるすべての人々（精神障害，発達障害，身体障害，感覚障害を含む）のうち，35%が就労している（Department for Education and Employment 1998）．この中で，就労している慢性の精神障害者の割合は13%にすぎず，また黒人や犯罪歴のある障害者の割合はさらに低いといわれている（Sayce 2000a）．精神保健の問題を抱えているうえに司法精神科サービスに関わりのある者は，就労や社会的な機会は最小限しか受けられず，地域の中で最も排除されやすい群となってしまう．

司法精神科サービスでは，利用者のケアプランは，社会に対して彼らが示すリスクに影響を受けて方向づけられる．その一方で，サービスの利用者には，ヘルスケアと治療を受ける正当な権利もあることから，司法精神科サービスも触法歴のない精神保健サービス利用者が受けているものと同レベルであるべきなのである．

ソーシャルインクルージョン

ソーシャルインクルージョンでは，人生に影響を及ぼす決定やサービスへの関わりを妨害されたり排除されたりしている人々を，市民権が剥奪されていると認識する．多くの精神保健サービス利用者は，精神疾患，他害行為，低学歴，就労能力等のスティグマによって，市民としての権利から排除されている（Millar 2000）．精神疾患を有した対象者のソーシャルインクルージョンは，他害行為のリスクを減少させ，排除による社会的ダメージを減少させることにもなるであろう．

この考え方は，精神保健サービス利用者の差別の経験（Sayce 2000a）でも裏づけられている．精神保健サバイバーの運動組織は，一般社会が，差別的な態度の改善に対処し，日常的な職場や公共の環境に対しても実践的に調整を行うべきであると考えている．このような理念は，障害者差別に関する法律（1995）や障害者権利宣言（Disability Rights Task Force 1999）でも支持されていながら，司法精神科領域の患者がこの恩恵が受けられるようになるためには，かなり大きな変化が必要であると思われる．精神疾患のある人が疾患のない人と同等の安定を得るためには，自宅から仕事に通うこと，安心できる職場，必要に応じた特別な支援やフィードバックを受けること等の調整が必要になるであろう．メディアや教育を利用して社会一般の態度を変える啓蒙活動や，排除（nimby：not-in-my-backyard）運動の防止等多方面へ働きかける活動が重要である．加えて，精神疾患を差別する日常語や，法律や政策の変革，差別防止法の利用，利用者／サバイバー（当事者）事業の支援，草の根的運動等との連携に焦点を当てた活動も必要である（Sayce 2000a）．このような活動は，回復の有無にかかわらず患者を受け入れる基盤をつくることとなり，精神保健サービスの利用の仕方を個人が選択するための支援ともなる．

地域における司法精神科作業療法の提供の枠組み

司法精神科サービスの中では，作業療法士は，以下のような方法で地域セッションを行うことができる．

1. 地域司法精神保健チームの一員として

作業療法士は，完全に地域に基盤をおいて業務を行う地域司法精神保健チームの一員として雇用されることもある．これにより，サービスの中で作業療法が中心的な分野である地域精神保健チーム（CMHT：community mental health team）のレベルと一致して，サービスに公平さをもたらす．この枠組みは，どこに暮らす患者でも作業療法の利用を可能にし，セラピストは外来クリニックと入院病棟のどちらからも紹介を受ける．患者グループは，保安病棟から地域に退院する人々や，地域に暮らす性的犯罪者，その他，悪化時や危機時には介入が必要ななんらかの触法歴のある人々等である．

2. 特定の地域社会資源施設の専任として

作業療法士は，司法精神科ホステルや犯罪者ホステルのような地域環境の中で，特別な業務を行うために雇用されることもある．ここで作業療法士は，必要に応じて，構造化された日中活動を提供したり，個人を地域機関につなげたり，具体的な介入を行ったりする．

3. 入院サービスと地域とのはざ間で

しばしば，保安病棟で働く作業療法士が，多少の地域セッションも提供する．ここで行う介入には，入院病棟から退院した患者のフォローアップやサポートが含まれており，地域社会への再定住に焦点を当てている．そこには，たとえば性的犯罪者治療プログラムといった，特定のグループを促進することも含まれる．

地域司法精神保健チーム

地域司法精神保健チームは，責任レベルの違いに応じて，ケース取り扱い件数を管理することができる．彼らは，すべてのスーパービジョンや司法精神科患者のケアに総合的に責任をもつが，相談を受ける役割を患者の地元の地域精神保健チームと協働して行う等して責任を共有することもできる．地域司法精神保健チームの専門家による介入の必要性が認められなくなれば，一般の精神保健サービスが，触法歴のある多くの患者に対応することになる．最も適切なケアを提供できるようになるために，また患者を保安環境に閉じ込めてニーズに合わない不要な拘束をしないためにも，チームは地元の急性期の入院病棟とネットワークを確立している．再発する患者に必要なのは，中度保安病棟への入院ではなく，開放的な急性期病棟への入院であるといえる．

地域司法精神保健チームは，積極的地域包括治療（ACT：Assertive Community Treatment）モデル（Kent and Burns 1996, Burns and Guest 1999）のいくつかの方法を活用することになる．

これは，一歩踏み込んだ形のケースマネジメントである．このモデルは，関わりが困難で，重度かつ慢性的な精神疾患と社会的問題があるという特徴をもつ地域の患者グループに対して，効果的なケアが提供できることが実証されている．スタッフは，地域精神保健チームに比べ担当ケースは少数であり，頻繁な接触により有益な関係性を構築しながら，患者に積極的に関わっていく．チームは，たとえば，薬物治療のスーパービジョンや，再発を最小限にするための早期介入，安定した居住環境の維持，家事の支援，社会的ストレスの最小化，支援者や家族の支援といった，この患者グループに対して効果的であるとされる介入を重要なものから提供していく．

地域司法精神保健チームは，多職種連携である．各チームメンバーは，個々のケアプランにもとづいて，職種の隔たりなく支援を行う．患者と治療的関係性を構築し，地域に出る彼らに付き添い，最適な地域資源があるなら何にでもつなげていくという積極的な関わりをするのである．しかし，もし地域に必要な社会資源や支援がなく，専門家も患者に関わることができないとすれば，効果のないものとなってしまう（Chaloner and Coffey 2000）．

ケースマネジメントの役割に関する調査では，手厚く広範な精神保健治療と積極的なケースマネジメントとの相乗効果によって，患者の保安施設入所を防ぐことができることが明らかになっている（Steadman et al. 1995）．これは，適切なリスク管理戦略となるうえに，社会的機能面でも有利となり，症状は改善し，サービスへの満足度を上げ，家族の負担と病院在院日数を減らすことにもなるのである．英国のヘルスケアのシステムにおいては，マネジメントによる最善の実践は，スタッフがキーワーカーの役割をとるケアプログラムアプローチ（CPA）のもとで提供されるものである（Kent and Burns 1996）．

作業療法士がキーワーカーの役割をとる場合も，他の専門職種の同僚たちと共通した役割業務を多く担うことになる．キーワーカーになることは，有利な点も不利な点もある．有利な点の1つは，潜在的に危険のある触法患者をマネジメントするためのPrins（1993）の勧告に従えることである．Prinsは，良好なチームワーク，協業，専門家の境界にとらわれない能力，地域的な伝統を放棄する必要性等が不可欠であると提唱しており，これは社会的ネットワークや地域施設に溶け込むことが最優先の患者に関わる地域司法精神科作業療法士が，キーワーカーとしての役割をとる際に特に価値があるものである．あるチームでは，キーワーカーの役割をもっていなかった作業療法士の介入は，ケアプランにおいて義務的で重要な介入として患者に理解してもらえないこともあり，患者から取り残されたように感じられたことがあった．一方で，キーワーカーとしての不利な点は，患者との関係性を，法的な問題がゆがめてしまうことである．著者の個人的な経験では，患者は，看護の立場が"仮出所"の決定を左右すると認識しがちであった．作業療法士は，患者からはあまりこのような立場とはみられない．なぜなら，作業療法士の関わりは，協働的な関係性のもとでの具体的な生活活動を目的としているからであり，これにより，セラピストは，具体的な目標の達成を基盤とした，より対等な治療的関係性の構築が可能となっているからである．

地域における司法精神科作業療法士の役割

　地域司法精神科作業療法士の役割は，重要な法律が後押しして，さらなる発展を遂げている．精神保健に関するナショナル・サービス・フレームワーク（Department of Health 1999）では，強化されたケアプログラムアプローチ（CPA）のもとで管理されている患者は，治療上の余暇活動や家庭支援の提供を受けながら雇用，教育や訓練，自立促進，持続的な社会参加等の領域でサービスを受けるべきであると示されている．これらすべてが，まさに作業療法士の専門領域である．

　地域司法精神科チームで働く作業療法士が，成人を対象とした地域精神保健チームで働く作業療法士と違う点は，臨床介入の仕方ではなく，法的枠組みの中で働くことを求められている点である．地域の司法精神科作業療法士の，すべてではないが多くのケースで，内務省または保護観察所のどちらかの遵守事項による命令（制限）の影響を受けている．このことは，治療的な関係性に影響を与え，ゆがめることにもなりかねない．また，治療と介入が，なんらかの社会安全を提供してくれると期待されてもいる（Wasyliw and Cavanaugh 1988）．Prins（1990）は，最良の介入とは，細部に関心を向け，"不審に思うこと"に対して間口を広くもち，ある一定レベルのスーパービジョンを維持する力をもつことであると提唱しており，それは他の精神保健カウンセリング領域の介入に比べ，一歩踏み込んだものになると示唆している．リスクの問題については，精神障害者の他者との関係性のもち方や，チームメンバーには隠しているかもしれない特定の行動に，頻繁に注意を注ぐ必要がある．

介入

　ソーシャルインクルージョンの促進を目指すことは，作業療法の治療計画において，しばしば重要な目標となる．地域の作業療法士に求められていることの多くは，患者に構造的な日課を提供して，前向きな社会的役割を育成するために，地域に暮らす患者にとって意味のある日中活動を促進させることである．これを実施するには，通常の精神保健サービスと同様に，地域関係機関との多様なネットワークと関係性を構築しなければならない．これらの個別の連携は，新しい地域に司法精神科患者を紹介するときに重要となる．

　地域移行を選択するときに作業療法士は，公共の安全を確実にすることと，他の保健的および社会的サービスの利用者と同等の機会が与えられるべき患者の権利とのバランスに十分配慮する必要がある．地域移行の際の判断を誤ると，リスク要因が増えることになる．たとえば，薬物やアルコールへの接触が容易な場所や，リスクを高める可能性のある女性との接触や，犯罪活動の機会との接触等である．この治療的ジレンマはよく起こることであり，大抵は作業療法士にとって満足のいく解決ができにくい．しかし最終的には，責任の負担は作業療法士だけにかかるのではなく，多職種チーム全体の判断となる．

　治療的リスクを重視する理由の1つは，適切な低リスク環境下におくことで，チームは患者をもっとよくモニターできるからである．患者をモニターすることが難しくなるため，構造化や焦

点化がほとんどなされていない活動には患者を関わらせないほうがよい．差別と偏見は，多くの地域サービスへの接触を遮断することとなり，精神保健ユーザーのための特別サービスでさえ受け入れを拒否するようになる．そのため，患者と移行先のスタッフの両方に対して，継続的な支援を提供する必要があるであろう．アプローチ方法としては，スタッフが抱くであろう怖れと不安について教育し，取り除き，差別を防止することである．地域の職業および社会的機関に患者を紹介する際には，作業療法士は偏見の軽減を促進しながらも，同時に適切な情報共有を行わなければならない．危険を最小化するための臨床上のアドバイスや，介入の具体的な目的の明確化は，セラピストと関係機関の両方にとって，安全に患者をモニターし，目的達成の進展度をアセスメントするうえで助けとなる．

　就労は，患者の社会参加を促進する活動である．元犯罪者の再定住支援に特化した機関，たとえば「犯罪者ケアと再定住の全国協会（NACRO：National Association for the Care and Resettlement of Offenders）」のようなところと連絡を取り合うことは，非常に有益である．こういった機関では，犯罪歴のある人の雇用の獲得や，訓練や職業斡旋，履歴書の書き方等，実用的なアドバイスを提供する等の就労支援の専門知識とネットワークが発達している．就職活動では，犯罪歴と保安施設に長期間いたことを伝えなければならないこともあるかもしれない．多くの患者たちは，職業技能と就労への動機づけはあるが，雇用主の潜在的な差別に対処するという難題に立ち向かうことはできないと感じている．

　作業療法士は，大抵の場合，患者の職業リハビリテーションを促進する主担当である．就業支援モデル（Crowther et al. 2001）では，犯罪歴を開示した雇用の獲得と継続は成功すると示唆している．このモデルでは，迅速な職業探索と，最小限の就業前訓練に焦点を当てている．雇用される人は，継続的なアセスメントと振り返りが行われ，必要がなくなるまで支援を受けることができる．また，作業療法士は，雇用主に対しては，仕事に焦点をおきながら，心配事が生じたときに対処すること等で支援できる．さらに専門的な職業機関においても，精神保健に問題を抱えた人々への訓練，仕事の探し方，継続的な支援等の提供が行われている．患者を訓練計画へうながして開示型の雇用を促進し，彼らの対処能力をはぐくむことにより，作業療法士は，草の根レベルで患者の市民権の改善に寄与することになる．

　長期にわたり施設入所していた患者の再定住は，特別な挑戦である．彼らは，施設にいたときの行動や態度を地域生活でも続けてしまうため，大抵はストレス要因となるものが著しく広がっていく．施設入所中の患者は，多くの活動に容易に日常的に接しているが，日々の生活を構造的に調整することについては，ほとんど責任をもたない．しかし，退所して地域で暮らすと，彼らは，適切な設備の選択肢が限られていることや，それらを使用することが非常に難しいという現実に直面する．その結果，彼らの生活は，構造と日課が欠落した状態になってしまう．そのため，施設からの退所は，調整しながら患者自身が新しい生活の日課と関係性を確立できるよう，段階づけられるべきである．

　作業療法の介入は，目標を明確化し，期限を設定して行う．これは，目標が達成されれば接触は終わりということであり，たとえば職場への配属や，ストレスマネジメントセッション等の終了をもって終結となるのである．作業療法士は，対象者の機能について包括的なアセスメントを

提供することができ，患者が日々の生活の中で，よりうまく対処できるような介入を提供することはもちろん，彼らの長所を伸ばすためにプログラムを工夫することもできる．アセスメントの活用についての詳細は，本書の他章で述べられている．すべての介入は，地域で自立的に生活するために患者のチャンスを増やすことがねらいである．慎重なアセスメントにより，患者の機能レベルを確かめることができる．次の重要な段階は，患者と協業して目標を設定することである．作業療法アセスメントおよびチームのリスクアセスメントを経て，特定の地域で関わりをもつことが有益かつ安全と認められるならば，セラピストはまったく別の2つの面に対処することになる．たとえば，就労においては，作業療法士は雇用者と被雇用者の両方に対して支援の役割を担う．セラピストは，雇用者とともに支持者として振る舞うことが必要となり，同時に，職場を患者に適合させるためのアドバイスを行うであろう．被雇用者である患者に対しては，通常のサポートを提供しながら，仕事に慣れて落ち着くまではジョブコーチのような役割が求められるであろう．

　犯罪リスクは精神疾患の再発と関連していることが多いため，作業療法士は，重度で持続する精神疾患による機能的な問題をもつ個人に対して心理社会的介入モデル（Birchwood 1999）を効果的に使用している．このモデルでは，環境的ストレスにさらされることと，個人の脆弱要因との相互関係に着目する．精神症状のコントロールには，行動療法的技法や認知行動的技法が用いられる．社会的ネットワークや，体系化された家族療法（心理教育，コミュニケーション技能訓練，問題解決技能）にも関連している．これらの手法が系統立てて適応されるなら，統合失調症の症状をコントロールするうえで有効性を示すエビデンスがあることは，調査により明らかになっている（Chaloner and Coffey 2000）．

　心理社会的介入のアプローチは，問題中心型である．これは，クライエント中心主義や長所重視になりやすい作業療法モデルの主流とは，潜在的に相反するものである．しかしながら，これら両方のアプローチは，相補的に機能するのである．患者ができるかぎり自立した生活をするためには，患者自身が，持続する精神保健上の問題の対処方法を学び，精神疾患による障害の影響を最小限にする方法を見つけることが必要となる．精神状態，社会的ネットワーク，家族関係，この3つが向上することで，患者個人は，より早く作業療法的治療における目標を達成できる．それぞれのアプローチの治療目標は，社会的ネットワークの改善や，よりよいストレス対処法の獲得等，類似したものになることが多い．

治療的関係性

　司法精神科領域のケースには，数としては少ないが，かなりの割合で，潜在的な危険性や著しいリスクをみせ続けるような重篤な人格の問題をもつ人が含まれている．このような患者グループと望ましい治療的関係を形成するためには，セラピストは高い技術を備えている必要がある．Prins（1990）は，セラピストは，共感的でありながら騙されることなく，批判的に評価し，患者の治療への動機づけを分析する必要があると示唆している．チーム一丸となって問題に開放的に対応するという姿勢が必要であり，さらに必要に応じて積極的地域包括治療（ACT）アプローチ

を用いる能力も求められる．法的に必要な措置や，スタッフ全員がリスクレベルをモニターしなければならないことから，患者個人との関係性の構築がゆがめられることがある．また，法的な状況や，患者の経歴が，セラピストの態度を歪曲させることがあると認識しておくことも重要である．WasyliwとCavanaugh（1988）は，たとえば患者の暴力の可能性や，過去の犯罪行為の特性によって，セラピストの態度がゆがめられることがあると述べている．セラピストの暴力に対する恐れが，正当性があるかどうかにかかわらず，実際の危険性を誇張したり最小化したりしてしまうかもしれない．これは，セラピスト自身の未解決の怒りや，コントロールを失うことへの恐れ，防衛反応としての否認といった逆転移の問題に関係しているかもしれない．Prins（1990）は，複雑で難しいケースに関わる際には"両価的な視点"の姿勢で臨むことを推奨している．臨床家は，患者が犯した犯罪に対する自分自身の感情に折り合いをつけてから，チームに参加しなければならない．臨床家は，公共のリスクと患者の権利のバランスもとらなければならない．高度な治療的知見や成功への希望は，選択的になったり微妙な合図を無視したりすることではないと注意しなければならない．臨床家は，これらわずかな行動の違いにも鋭敏であるべきで，その知識を，患者の恐ろしい考えやファンタジーに安全に対処できるよう支援するため，あるいは望ましくない深刻な反社会的行動に立ち向かうために使用するべきである．

　もし，セラピストがこれらの問題に取り組んだり，扱うことができないなら，患者を支持したり，現実的なサポートを提供することはできないであろう．密接なチームワークと定期的なスーパービジョンによって，安全でよりよい実践を行うことが保証され，それによってセラピストは，困難な患者グループに対しても正当なサービスを提供できるようになるのである．

結論

　この章では，地域における司法精神科作業療法の発展においてもたらされた，さまざまな影響について述べてきた．意味深いのは，作業療法の核となる哲学と専門的価値は，保健に関する政府の方針にますます反映されていることである．これは，社会的および作業的能力の大きさが，精神保健の達成と維持には重要という認識があるからである．

　セラピストの挑戦は，ソーシャルインクルージョン，治療，公共の安全等が目標であるが，しばしば矛盾もはらんでいる．作業療法士は，専門的な介入の提供と，専門家としての役割を負う能力だけでなく，チーム共通の具体的技能も高めることが求められている．地域司法精神科作業療法の有効性に関する調査も必要であり，特に，司法精神科の患者が社会に戻り地域に統合されていく中でどれだけ貢献しているかの検証が必要である．地域司法精神科の患者の目下の焦点は，安全と治療である．それらは非常に重要な責務である一方で，利用者の要望を調査した結果をサービスに生かすことも必要である．健やかな暮らしに最も有益であると利用者が認識している介入は，就労，経済基盤，そして社会参加の機会である（Sayce 2000b）．作業療法士は，患者個人にこれらの目的を達成させる鍵を握る専門家なのである．

文 献

Birchwood M (1999) Psychological and social treatments : Course and outcome. Current Opinion in Psychiatry 12 : 61-66.
Burns T and Guest L (1999) Running an assertive community treatment team. Advances in Psychiatric Treatment 5 : 348-356.
Chaloner C and Coffey C (eds.) (2000) Forensic Mental Health Nursing : Current Approaches. Blackwell Science.
Crowther R, Marshall M, Bond G and Huxley P (2001) Helping people with severe mental illness to obtain work : Systemic review. British Medical Journal 322 : 204-208
Department for Education and Employment (1998) Labour Force Survey 1997/8 : Unemployment and Activity Rates for People of Working Age. Background Paper for Welfare to Work Seminar. Department for Education and Employment.
Department of Health (1999) National Service Framework for Mental Health, Standards and Service Models. Department of Health.
Department of Health (2000) Report of the Review of Security at the High Security Hospitals, Chairman Sir Richard Tilt. The Stationery Office.
Disability Rights Act (1995) The Stationery Office.
Disability Rights Task Force (1999) From Exclusion to Inclusion. Department for Education and Employment.
Kent A and Burns T (1996) Setting up an assertive community treatment service. Advances in Psychiatric Treatment 2 : 143-150.
Millar C (2000) Citizenship and inclusion. *Open Mind*, the Mental Health Magazine 105 (Sept/Oct) 10-11.
Prins H (1990) Supervision of Potentially Dangerous Offender-patients in England and Wales. International Journal of Offender Therapy and Comparative Criminology 34 (3) 213-221.
Prins H (1993) Service provision and facilities for the mentally disordered offender. In : Clinical Approaches to the Mentally Disordered Offender, Howells K and Hollin C (eds.). John Wiley and Sons.
Roskes E, Felman R, Arrington S and Leister M (1999) A model programme for the treatment of mentally ill offenders in the community. Community Mental Health Journal 35 (5) 461-475.
Sayce L (2000a) From Psychiatric Patient to Citizen-Overcoming Discrimination and Social Exclusion. Macmillan Press.
Sayce L (2000b) Mainstreaming mental health. *Open Mind*, the Mental Health Magazine 102 (Mar/Apr) 13.
Steadman H, Morris S and Dennis D (1995) The diversion of mentally ill persons from jails to community-based services : a profile of programs. American Journal of Public Health 85 (12) 1630-1635
Wasyliw O and Cavanaugh J (1988) Clinical Considerations in the Community Treatment of Mentally Disordered Offenders. International Journal of Law and Psychiatry 11 (4) 371-380.

用語解説

nimby（ニンビー） ──not-in-my-backyard の略で，必要性はあるものの自分たちの地域にはあってほしくないと思う施設のことや住民感情を指す．

第4部

もち上がってきた特別な問題
Special Issues Arising

第1章

司法精神科作業療法部門の開設

Gill Urquhart

はじめに

　司法精神保健の専門性は，保健領域と社会領域の双方において成熟してきており，民間の機関においても同様である．しかし，ジョナサン・ジット殺害事件によって多くのメディアの関心を集めた統合失調症の男であるクリストファー・クルニスのような重大な経歴をもつケースを通してもたらされる一般社会の考えほど，明確な区分けがなされてしまうところはない（Ritchie et al. 1994）．保安施設の役割と機能に対する一般社会の関心は，ポジティブな課題とネガティブな課題の両方をもたらし，当然のことながら臨床の専門家たちは司法領域の患者グループに対して，どんな貢献ができるかを慎重に吟味するようになった．

　スコットランド国立病院機構は，1990年代前半に作業療法士を雇用した英国で最初のNHSの高度保安病院であった．当時この組織は，NHSの一部に移行しつつあるところで，既存スタッフへのその影響は重大なものであった．労働意欲は低く，患者のためのサービスの変革および改善の要求は高かった．しかし，相変わらず悪循環の影響は重大であった．リスクアセスメントとマネジメント戦略の失敗の結果，その当時も現在もメディアの関心は，ごくわずかな誤りに対してさえも厳しいものであった．初期の作業療法の導入はうまくいかず，約4年間にすべての作業療法士が組織を去ることになった．この明らかな失敗は，専門職および組織の両者にとって耐えがたい経験であった．作業療法士を再度導入する決断は，それから約3年後に生じたが，スコットランド保健諮問機関（Scottish Health Advisory Service 1990）が実施する業務評価に従って行われることになった．

　再導入の調整期間中に，病院は文化的にも人事的にも重要な変革をいくつか遂げていた．また，病院の運営委員会も，作業療法士が主に精神保健や発達障害の領域で実績を重ねてきたという潜在的な貢献に着目した．そして1997年に，看護部長は他機関の作業療法の触法精神障害者への貢献について調査するため，研究グループを立ち上げた．彼は，「司法精神保健にいかなるサービスを導入する場合も，上から下まで徹底的にサポートされ統合されていることが非常に重要である．4万ポンドほどの投資と，敷地のどこかにほんの少し装飾したプレハブ移動住宅があればサービス開始には十分であり，資金の無駄もない！」と結論づけている．

　この章では，1997年以降の国立病院における作業療法部門導入までの段階や，陥りやすい誤り，そして成功について説明する．現在はすでに"開発中"の部門ではなく，成熟したものとなって

いるが，常に前に向かい高めていこうとする感覚をもつことによって，サービスの活気を維持できていることについては成功したといえる．過去から現在までの多様な個々のスタッフの貢献には，感謝しなければならない．彼らの決断と技術がなければ，このサービスは現在のような統合のレベルを享受することはできなかったかもしれない．

第1段階─組織のタイプを認識する

　大規模な組織や施設には，さまざまな文化や価値体系システムが根強くある．これは当たり前のことのようであるが，統合を成功させられるかどうかは，新しく入ってきたすべての人々がそれらを十分理解し，慎重に取り扱えるかどうかにかかっている．興味深いことに，これは新しいスタッフだけでなく新しい患者にも当てはまることであるが，その結果はまったく違ったものとなる．Goffman（1961）は，なぜいくつかの組織や施設が「全制的施設（total institution）」とみなされるようになったかを説明している．彼はこの用語を，組織が世間から隔絶していること，あるいは居住者やこれまで行われてきた個性的な性質の仕事や実践に対して，支配力と抑止力が行使されていることを伝えるために用いている．彼は，全制的施設の居住者が，どれほど長期にわたってより広範な社会から断ち切られ，組織によって管理された生活を送ってきたかについて説明している．要するに，全制的施設は完全に自己完結していて，外の世界から物理的に分離しており，居住者はすべての人間的な活動を同じ場所で，かつ多くの場合は集団の中で行うことを求められているのである．おそらくGoffman（1961 p.17）が最も言いたいのは，全制的施設では「さまざまな強制的な活動は，組織の表向きの目的を果たすために意図的にもくろんだ合理的な計画のためにだけ行われている」ということだろう．彼は，他の組織についてもこのような可能性があると認識しており，避難所，戦争捕虜のキャンプ，寄宿学校，および精神病院等もそこに含まれる．

　この章の目的のために，トータル（総体）という言葉がどの範囲まで適用されるかについて，司法精神科施設の全部か一部かにかかわらず，考察することは妥当であろう．歴史的にみて，司法精神保健の専門機関は，外部にも内部にもそれほど開かれたものではなかった．より広い精神保健の世界に対して，司法精神科施設の行ってきた実績が評価される必要があったにもかかわらず，審査を気にし，あたかもその必要性から守られているかのようであった．

　Lloyd（1987）は，こういった施設の影響力について，より詳しく議論している．サービスを計画するときには，臨床実践において，施設がスタッフと患者の双方に与えかねない影響力について認識しておくことが重要である．過去10年間の臨床的有効性，臨床管理，質的保証，公的審査等に関する取り組みの中で，患者と患者の日課における「全制的施設」のマイナスの影響を減らすために多くのことが達成されてきた．しかしながら，患者の治療的な必要性よりも組織の必要性に応じた実践が行われることを防ぐためには，やるべきことがまだまだたくさんある．

　1997年1月の1週目，国立病院の文化的な長所と短所を徹底的に注意深く明確にするため，かなりの時間を費やした．特に，その当時の患者の日課は，リハビリテーションの役に立たないばかりか，最悪の場合，逆効果でさえあった．新しいサービスの開発はどんな場合も，その運営の

基本理念は，作業療法が総合的な患者のケアに臨床的な価値を与えるものでなければならない．この初期段階では，患者に活動を提供する際のこれまでの手法を批判しないように気をつかった．慎重に配慮しながら進めないと，概して組織全体の同僚たちから妨害を受けたり，協力を得られない事態になりかねないからである．

　ほとんどの司法精神科組織が直面している主要な問題は，攻撃性に対する予防と管理についての組織としての方針と，それに伴うスタッフトレーニングを発展させることにあり，それは普遍的な基本理念である．これには，ディエスカレーション（攻撃性の鎮静化）技術の活用，あらゆる対象への他害リスクの軽減あるいは最小化，そして最も重要なことは，患者の身体的な拘束や抑制はあくまでも最終的な手段とすること等がある．ほとんどの安全規定にみられるように，非常時に対応できるのは，あるいは対応すべきなのは誰なのかについては，看護の専門職とその補助スタッフのみの役割であると考えられていた．他の専門職が攻撃性の管理に対して，これまで手を出してこなかったことを説明する多くの言い訳が示された．他の専門職が患者と築いた治療的関係に，攻撃性の管理が有害な影響を与える可能性があるからというものが最も多くみられた．作業療法の視点からは単純に，自らの意思に反して法的に勾留されている患者に関わるということ自体，直ちに治療に支障をきたす可能性があるとみていた．攻撃性の管理は，看護師を含むすべてのスタッフが，克服しなければならない問題であった．攻撃性の管理トレーニングを行うという決断に対して，疑問を呈したり反対したりする者は1人もいなかった．それは看護スタッフとの多職種間の関係性を固め，セラピストをより自立させることにも役立つ重要な要素となったのである．

　次に決断したことは，増加するセラピストを組織全体でどのように配置するのが最もよいかということであった．すでに，わかりやすく定義が明確な実践モデルとして「人間作業モデル」（MOHO）（Kielhofner 1997）の導入を決定していた．ごく初期の段階では，このモデルの使用と応用における明解さが，セラピストの日常的課題や介入を後押しすることとなった．1997年の夏には，4人の新しいセラピストを臨床分野に配置する準備ができていた．

第2段階――キーパーソンを知り，業界を知る

　施設の文化の継承者には，院長や上級管理者のような組織の意思決定者を含めたすべての領域の役割や階級の代表者が含まれる．彼らの「物語」を聞くために時間を割く必要などないように思えるかもしれないが，過去の出来事と現在の希望や抱負の両方についての洞察から多くの情報を得ることができる．これらの物語に時間を費やすことは，サービスの欠陥部分や，新たな社会資源やサービスの開発において，何を配備しターゲットとするのが最善かについての洞察をもたらす．

　国立病院では多くの司法精神科施設のように，患者が日中に行う活動はすでに決まっていた．これらの活動は，看護師と技術支援スタッフが事前に準備した間隔で，ぎっしりと予定が詰まっていた．目的と意味のある活動を治療の形態としている作業療法士としては，これまでに提供された活動に着目してこれらに修正を加えたところで，作業療法士の導入がもたらす最大の付加価

値とはならないだろうと気づいていた．セラピストたちは，患者のケアに新たな選択肢を開発することや，これまでに与えられた治療的活動にはうまくつながらなかった患者たちを評価し治療するために，自らの専門知識を広げることに熱心であった．今日でも，重症で持続的な治療抵抗性の精神疾患をもつ人々のニーズは，難しい行動の問題を抱えている人々と同様に，依然として最優先課題として残されている．

看護スタッフとの連携が発展していく経過を注意深く観察する中で，最良のサービスを提供する方法として，当時の10病棟すべてに作業療法士を臨床チームの中核的な一員として配置するのがよいのではないかと感じた．会計年度の残りに追加の人員要求を行い，最初の事業計画が生まれた．その年の終わりまでには，8人のスタッフが配置された．新しく改装された部門に移る準備が整い，最初の患者を治療セッションに受け入れる準備もできていたが，作業療法士は病棟の看護師とともに病棟主導の活動セッションをそのまま続けていた．

非常に多くの時間が，担当看護師あるいはキーパーソンたちとの協働や，英国作業療法士協会学術部のガイドラインに沿ったサービス基準の設定と発展に費やされた（College of Occupational Therapists, 2001）．他職種と協力して行ったこの仕事は，後に多職種連携統合ケアのもととなる道筋をつくったのである．

第3段階—最初のテイクオーバーあるいは合併

テイクオーバーとは奪取・横取りといった意味であり，ある集団と相手との間にある力関係や地位の不均衡を暗示するような否定的な意味合いを含むものである．ところが，部門開設初年度の終わりごろ，作業療法士は，看護師主導の生活技能病棟を引き受けて作業療法サービスの一部として運営することについて検討するよう依頼されたのである．このサービスは，作業療法の核となる実践に最も密接に関連するものであった．提供されていた活動は，個人や家庭内の日常生活，コミュニケーション能力開発セッション，他者との生活における社会的遂行セッション等であった．異なる建物で看護職と補助スタッフによって運営されている生活技能病棟は貴重ではあったが，その目的や達成方法の明解さに欠けるという欠点もあった．合併に伴い，数人の既存スタッフが自らの要望で，作業療法の傘下ではない活動部門に配置転換された．これにより，教育された作業療法士が生活技能病棟に導入され，同じ建物の中で行うことが可能となった．しかしながら，この後の結果から，作業療法士に仕切られるのではなく独自に運営したい！と思っている数少ない同僚たちを克服するために，まだ行うべきことがあるとわかった．へだたりを埋める試みとして，生活技能病棟に看護師の正職員ポストを確保することで，生活技能の開発は作業療法士の単独の責任ではないという明確なメッセージを看護職の同僚に伝えることにした．まさにこれが功を奏した！

第4段階—新たな概念と新たなリスクの導入

最初に同僚たちの気がかりとなったことは，患者とスタッフの両方の安全を揺るがすようなリ

スクの高い実践を，故意または不作為に作業療法士たちが導入するのではないかという不安であった．要するに，作業療法士が新しい方法で働き，日常行っていた実践から逸脱するのはよくないのではないか！ということである．作業療法士が「司法精神科での経験がないなら，ここで働くことはできない」と言われる場面は何度かあったが，重要なことは，作業療法士の中核をなす技術である機能的アセスメントや活動分析について，他の人々にも教えることである．これは，一般的な精神保健領域と同じように，司法精神科領域でも応用できる技術である．

　新たなグループのスタッフとして，リスクアセスメントやリスクマネジメントに関する数多くのプロセスに対して洞察的思考ができる専門家になるため，速くて厳しいペースで学習しなければならなかった．スタッフの大部分がすでに長い経験がある病棟の新人とは違い，配置されたばかりのセラピストたちは，全員が同時期に，ほぼ同じペースで学んでいった．どのようなミスも，作業療法サービスを安全に運営する全般的な資質が疑われてしまうことになった．これに呼応するように，セラピストが学習してリスクマネジャーになるまで，彼らは一時的にリスクに対して回避的になったのである．

　多くの作業療法プログラムのように，治療的なキッチン（調理室）は患者の需要が高かった．新たなリスクマネジメントを考える例として，キッチンとその安全な利用について，作業療法士と臨床チームの両者で長時間の議論や討論を行った．作業療法士が実践の場や道具を管理する方法を導入できるよう，安全管理と看護の同僚たちから多くの援助と助言を受けた．その目的は，自傷のリスクが高い患者，あるいは他害のリスクの高い患者もサービスにつながるようにすることであった．そのため，このサービスでは，リスクを取り除く適切な解決策を見つけるために倫理的および臨床的な問題に焦点を当て，長時間にわたる洞察的思考を何度も行うこととなった．有効な選択肢が見つからない場合もあり，単にリスクを冒さないことしか解決策が見つからないこともあったが，初期の段階でも，広範な臨床チームとの議論を経て解決策を見いだせたことはよくあったのである．

　多くの司法精神科病院と同様に，このサービスの患者グループの多くは，第1次診断で統合失調症と診断される．その時点では，病棟で行われるどんな治療的セッションも，午前あるいは午後の主に2つのブロックに分けて行っていた．患者たちが直面している困難さや，介入手段の最大限の多様性を可能にする必要があることから，作業療法部門では患者に合わせた時間帯でのセッションの導入に着手した．これは他のサービスとも連携しており，その結果，患者の「総合的な日課表」に選択肢や広がりがもたらされた．このような変化への挑戦こそが，すべてのスタッフとの非常に高い水準のコミュニケーションの必要性を高めていったのである．今や組織は，患者をひとまとめに組織に合わせた方法で動かすのではなく，個人のニーズに合わせた活動を計画する方向に動き始めている．

第5段階―研究と先駆的な臨床実践：自分たちも実行できるか？

　近代の保健領域と同じく，司法精神科領域における臨床研究と先駆的な臨床実践は優先度の高

い項目に挙げられており，公共の安全という課題について臨床的エビデンスを確実に発展させるためには不可欠なことである．新たなサービスに着手する際には，構造的な研究計画にもとづいて，臨床的エビデンスを収集すべきである．これに失敗すると，現在および将来において臨床実践を支えるエビデンスが欠如することになり，最悪の場合には，不適切な手法が，善意ある専門家によって継続的に用いられることになってしまう．

　国立病院では，エジンバラのクイーン・マーガレット大学から研究顧問を招聘するために資金援助が提供されており，近年，このモデルは全国の他のサービスでも取り入れられるようになってきている．批判的に評価する手法や，セラピストの技術的な能力は，急速に成長している．彼らは今まさに，全国的な学会で発表したり論文を出版したりする等して，研究結果を広めるためのプロセスに積極的に関わっている．今日では，彼らの貢献の結果が，重要な意味をもつようになっている．しかしながら学術的に紹介されてから，組織の中で，内部的にも対外的にも広範囲に影響が及ぶまでに，おおむね18カ月程度の時間差があるように経験からは感じられる．

　すべてのスタッフが，研究課題に対してある種の所有感をもち，自らの先駆的な臨床実践に対しても責任をもつよう奨励されるべきである．この目標に到達するためには多様な手法が必要とされ，それには目標設定，コンピテンシーマネジメントの手段，年間事業計画過程への直接的なスタッフの関与といったものも含まれる．国立病院で取り入れられたモデルはさまざまな手法の1つであるが，有資格者も補助スタッフも含めたすべての人材に対して，最も費用対効果の高い結果が得られるようになっている．定期的なスーパービジョンは不可欠であり，それは各個人の研究者としての有能さと密接に結びついている．もし関連領域で従事することを考えるなら，このような学術的つながりの影響力に関する基礎研究を考えることも必要になるだろう．

第6段階―保持，採用を怠らない

　作業療法の資格者不足が憂慮されているにもかかわらず（Department of Health 2000, College of Occupational Therapists 2000），司法精神科サービスにおいてセラピストが担う価値や貢献は増している．このことは，需用と供給のバランスを欠いた人材不足について，なんらかの説明をしているといえる（Duncan 1999）．新たなサービスへの採用を希望するか，既存の施設への採用を目指すかにかかわらず，職員を評価し支援する組織の普及や，職員に投資する覚悟があるかについては，十分に強調できていない．ところが，面接時に交わした注意書きにある間違った約束ほどすばやく広まるものはなく，結果として採用から6カ月もすると，職員は組織を支持できなくなるのである．

　国立病院で成功した人事戦略では，各新規採用者に対して職場が何を提供できるのかを明確にすることが求められていた．また，学会，ワークショップ，出版物等を通じて作業療法士に接触できるよう，労働市場を絞って対処した．先を見据えて考えることが肝心であり，養成校の学生への就職斡旋や訪問受け入れを計画した．スタッフによる地元大学での講義を奨励し，最終学年の学生だけを対象としないように注意している．セラピストが就職する際には，最初に肯定的な臨床経験を得た領域を選ぶことが多く，不愉快な経験をしたところでは決して働かない傾向があ

るだけに，気をつけなければならない．

　司法精神科は，一般的な精神科領域に比べ求職者たちを潜在的に怖がらせてしまう特殊なレッテルが貼られている領域である．養成校で学んできた人を採用するという流れを止めずに確保していくことは，蔓延する司法精神科領域に対する偏見的な考え方を啓蒙することに役立つはずである．特殊であるというマイナスな影響も，臨床経験や専門的資格の初級か上級かにかかわらず職員間で異動できるローテーションポストを設置する等，創造的に考えることで対処できる．市場の競争原理により，年次休暇を含む，手当てやその他の労働条件については考慮せざるを得ない．

第7段階—周知する

　周知するということは，その過程と結果の両方が合わさったものである．司法精神科領域に従事するセラピストの地理的な広がりを考えると，エビデンスを収集し普及させることと，経験を共有するという重要な課題を克服しなければならない．しかしながら，もはや顔を合わせて行う議論や，経験を雑誌に投稿する変わった少数派だけに頼ることはできなくなっている．今日のテクノロジーは，これまでまったくみられなかった方法で結合し，協業を実行するための多大な機会をもたらした．セラピストと他の保健医療専門職は，比較的容易に研究助成を利用できる機会があるが，これまでにどのくらい利用されてきただろうか．

　GoodsteinとBurke（1993 p.172）は，英国航空の経営改革の成功についての議論の中で，「現在の最大の問題は，将来の変化を管理することよりも，すでに起きてしまった変化を管理することにある……現状の勢いを管理することは，変化を管理するよりも難しいだろう」と述べている．言い換えると，彼ら（英国航空）は著しい変化と成功を達成し，それゆえに外的環境の変化に適応し続けることに集中しながら，達成してきたものも維持していかなくてはならないということである．このことが強調しているのは，司法精神科作業療法士は，触法精神障害者に関わる中で，すでに専門家として成し得てきた影響力について認識する必要があるということであるが，そうしながらも，前に進み続けなければならないのである．

結論

　この章では，スコットランド国立病院における作業療法部門の統合の成功と，その部門開設に伴い生じたいくつかの重要な段階について紹介してきた．重要な要素としては，攻撃性のマネジメントによって看護チームを補助するための技術の獲得等も含まれている．高度保安施設に従事する場合，作業療法士はリスクマネジャーになることも学習しなければならない．最初は，作業療法士の中核的な専門技術が最も効果を発揮すると考えられる，重症で持続的な症状を伴う治療抵抗性の精神疾患を有し，問題行動も示している患者に対して行った作業療法の介入に焦点を当てることから始めた．介入は，病棟かあるいは作業療法部門の中で行った．介入の場所がどこであれ，一貫した努力は組織ではなく個人のニーズに見合った活動を保障するものである．優れたコミュニケーション，調整，計画および協働といった原則を用いることは，この領域で働くこと

で得られる挑戦ややりがいのすばらしさについて，セラピストが効果的に広めることを助長するはずである．また，評価や研究によって，作業療法の専門性は，今や先駆的な臨床実践へと進む次の段階に発展する準備が整っている．

文 献

College of Occupational Therapists（2000）Baroness Dean：Reduce Shortage in three years. Occupational Therapy News 8（3）1.
College of Occupational Therapists（2001）Standards of Practice for Occupational Therapists Working in Forensic Residential Settings. College of Occupational Therapists.
Department of Health（2000）Meeting the Challenge：A Strategy for the Allied Health Professions. Department of Health.
Duncan E（1999）Forensic services and occupational therapy：A developing area of practice? Occupational Therapy News 7（10）24.
Goffman E（1961）Asylums：Essays on the Social Situations of Mental Patients and Other Inmates. Penguin Books.
Goodstein L and Burke W（1993）Creating successful organisation change. In：Managing Change（2nd edition），Mabey C and Mayon-White B（eds.）. Paul Chapman Publishing Ltd.
Kielhofner G（1997）The Conceptual Foundations of Occupational Therapy（2nd edition）. F. A. Davis Company.
Lloyd C（1987）Forensic Psychiatry for Healthcare Professionals. Chapman Hall.
Ritchie J, Dick D and Lingham R（1994）Report of the Inquiry into the Care and Treatment of Christopher Clunis. HMSO.
Scottish Health Advisory Service（1990）Report of Visit to the State Hospital, 1-9 October. Scottish Health Advisory Service.

用語解説

スコットランド国立病院機構（The State Hospitals Board for Scotland）—スコットランドにある，高度保安病院の1つを有する病院．最も初期に作業療法士が司法精神科領域で採用になった施設．

アーヴィング・ゴッフマン（Erving Goffman）—米国の社会学者．

コンピテンシーマネジメント（competency management）—相手（顧客・患者等）の満足を得るための相手への配慮，共感・理解力や洞察力，コミュニケーション能力等を明確にし，向上していくこと．

第2章 中度保安施設に従事する作業療法士のセキュリティ問題

Andrea Neeson　Rebecca Kelly

はじめに

　セキュリティは，触法精神障害者の治療の本質的な部分である．それは，患者個人を保護するだけでなく，スタッフや他の患者，そして社会を守るものでもある．司法精神科領域の現場に従事するスタッフは，攻撃性のマネジメントに関するさまざまな手段に通じ，訓練を受け，必要な技能を身につけて備えておかなければならない．臨床的リスクアセスメントは，患者の入院時から，退院計画に至るまでの治療計画の重要な部分である．段階づけられたセキュリティレベルの有効性を最大限にするために，臨床的リスクアセスメントおよび方針と手続きを設定することは，多職種チーム全体の責任となる．この段階づけは，司法精神科医療の環境において第2の特徴となるものであり，すべての実践を支えるものである．

　リスクのアセスメントとマネジメントは，あらゆる精神科患者のケアプランの基本的な部分となるものである．このことは明らかに，司法精神科の患者グループに特化した問題である．精神疾患を有する個人と地域の事件に関心が高まっていることに伴い，司法精神科医療では，リスクアセスメントにさらに焦点を当てるようになっている（Ryan 1996）．リスクアセスメントは，臨床的問題と非臨床的問題の両方に対応する，広範なアプローチとなるべきである．特定の個人に関するリスクの高さをアセスメントすることは，入院中のケアおよび退院後の犯罪を予測し，その最小化を試みるうえで必要不可欠なものである．非臨床的リスクアセスメントは，これらの側面のうち，特に環境や，健康面および安全面に関連することに対処するものである．

　この章で焦点を当てるのは，入所型保安施設で作業療法サービスを開設し運営する際のリスクに関する，臨床的および非臨床的なセキュリティの問題である．これは，中度保安施設の対象者のニーズに対応するものであるが，低度あるいは高度保安環境でも，これらの考え方を応用することはできる．この章で取り上げるのは，以下のものである．

・治療的関係性におけるセキュリティと対立
・スタッフに求められるトレーニング
・個人の安全
・方針設定と環境マネジメントを含む身体的なセキュリティ
・臨床的リスクアセスメント

セキュリティと治療的関係性

　患者が自分自身のケアに関与することは，あらゆる効果的な計画の中心となる．セラピストと患者が，合意した目標を共有し，信頼で結ばれた関係性を構築していなければ，個人の信念，態度，行動に変化をもたらすことはできない．多くの精神保健領域では，患者は自分の治療について，自主性と選択肢をある程度もっている．ところが，司法精神科領域では，社会における個人の犯罪行為の及ぼす影響が考慮されるため，しばしばリスクについての患者自身の信念と対立する．患者の多くはしばしば，犯罪行為に至ったとき自分は精神的な疾病を有しており，精神疾患が治癒すれば，もはやそれ以上拘束される必要もないし，いかなる形態のリスクも示すことはないという信念を抱いている．しかし他者は，患者の家族や地域が受けた犯罪の影響を患者個人は十分に把握しておらず，精神疾患があることをもっと自覚すべきと感じている．患者は拘束されるだけなく，閉じ込めてコントロールできる環境が必要と評価されているのである．

　個人的な経験からいうと，患者の多くは，不適切に勾留され，保安環境は必要ないという考えをもっている．患者が自分の抱えるリスクについて十分な洞察をもつということは，特に入院初期の段階では，ほとんどみられない．それゆえ，どんな治療的同盟関係に患者を関与させようとしても，患者が強く抵抗することはよくあることであり，彼らにとって不公平なシステムに対して戦いを挑んでくるであろう．治療への参加を避けるために，患者は，ベッドから出てこない，別の予定を入れる，身体的な症状を訴えるといった回避テクニックを駆使することも一般的である．

　スタッフは，多職種チームには力のバランスが存在するという認識をもち，「われわれと彼ら症候群（us and them syndrome）」に留意すべきである．患者はしばしば，スタッフを信用できないと感じていたり，スタッフのことが"閉じ込める"鍵を握る人としてみえていたりするのである．Goffman（1961）は，看護職と患者とでは，しばしば保安環境の雰囲気について非常に異なる見方をしていると述べている．看護職は，特権システム，拘束，隔離，薬物治療等の介入を用いながらも，治療的環境における精神科ケアを重要視していると思っている．しかしながら，患者はこれらの介入を，屈辱的な懲罰，あるいは強制的な拘束と感じているのである．作業療法士は通常，病棟からの外出制限や，薬物や個人の持ち物の入手制限のような，限界設定や手続きを患者に強いることのない幸運な立場にある．一方，看護師は通常，臨床チームで決めた判断を遂行しなければならないという難しい立場におかれている．このことは，作業療法士が留意すべき重要な問題である．作業療法士には，同僚を支援することと，チームが分裂するメカニズムを回避することの両者が求められる．たとえば，ある患者が，月曜の朝に作業療法士のところに来て，地域への外出を調整してくれるよう申し出た．実は患者は，週末に起こったある事件のせいで，臨床チーム会議で検討されるまでは院外外出はできないことを知っている．患者は，作業療法士が週末に勤務しておらず，週末の事件にまつわる決定については知らないことを知っていたので，あえて作業療法士のところに行ったのである．この例では，病棟から離れている間の状況について，十分に申し送りを受けておくことの重要性も強調されている．

患者が入所してきたとき，特にそれまで保安的な環境におかれたことがなかった患者にとっては，そこでの体験は恐ろしいものとなり得る．過去に保安環境に入所したことのなかったある患者は，とても怖くて，恐ろしく感じたため，入所中はさらに引きこもるようになり，ほとんどの時間を自室で一人ぼっちで過ごしていた．患者はしばしば，起こったことで心的外傷を受け，また何を期待されているのかも不明確な状態である．アセスメントの初期の時期に，患者のこの主観的な体験を理解し，その体験を共感しながら正確に反映してあげることは，将来の治療的同盟を構築するうえで必要不可欠なものとなる．患者は，支援者を信頼できると感じ，彼らの環境における安全性と制限を経験することが必要である．

　その他の患者は，保安環境を経験してきており，多くの場合刑務所である．このことは，スタッフと環境の両者に対する患者たちの態度に強い影響をもたらし，彼らは治療の役割を理解しないであろう．患者は，犯罪を格づけすることや，"お互いに告げ口しない"という暗黙のルールをもつ等の，刑務所システムの中で構築された非公式なルールを病院の環境にもち込み適用しようとすることもしばしばみられる．刑務所生活に関連する用語もよく用いられ，「screw（看守）」「parole（仮釈放）」「doing time（刑務所で過ごす）」等の用語は，一般社会でも普及している．患者は治療に参加するよりも，そこから逃れることを望んでいるということであり，これも，治療関係にとって有害になり得るものである．それゆえ，彼らの背景を知り，患者を治療に関わらせる介入方法を探るためには，患者の経歴について緻密に理解することが不可欠である．

　「作業遂行能力は，学習や遂行を促進あるいは妨害する環境的な状況と要因の影響を受ける」（Hagedorn 1997 p. 122）．多くの患者の治療において重要な側面となる心理社会的技能の育成は，環境が変わっても適した技術が利用できる状態にしておく必要がある．保安環境は，明らかに，個人の自立性や内的なコントロールの育成と矛盾している．多くの判断は，患者に代わって決められてしまう．観察可能なセキュリティサインは最小化して，患者の環境要因に合わせたエンパワーメント方法を探ることは，作業療法士の役割の一部である．Hendry（1993）（Tarbuck et al. 1999 からの引用）は，セキュリティの問題よりも，むしろ治療的参加のほうに重点をおくべきであると述べている．そのための方法は，いくつかある．たとえば，作業療法プログラムに患者が自分で選択できる機会を与えるとか，刃物のような鋭い道具を安全に使うことについて患者を信用し，彼らに責任を与えているとみせること等である．別の方法としては，目に見えるセキュリティサインを最小限にすることである．たとえば，セッション前に必要な道具はすべて出しておき，危険物の取り扱いに関する手続き（署名等）を患者が目にしないように済ませる，オートロック式のドアにする（そうすることで，毎回スタッフが施錠するところを見られずに済む），鍵はチェーンにぶら下げずに，目立たない伸縮自在のキーホルダーをベルトにつけて持つようにすること等が挙げられる．

スタッフに求められるトレーニング

　スタッフは，患者，自分自身，同僚スタッフの安全を，常に認識していなければならない．これらの技能は，多くの場合，経験や知識を通して発展するものであるが，優れたスーパービジョ

ンや焦点化された訓練に勝るものはない．

攻撃性のマネジメント

　精神疾患，人格障害，場合によっては物質使用障害で，患者は衝動的な行動傾向と激しやすさが混合した不安定を生じさせることもある．暴力をマネジメントする最善の方法は，予防することである．時には，患者は予測不可能なこともあるという知識でさえ，スタッフがマネジメントプランを考えるうえでの助けとなり得る．攻撃的行動に対処するには，特別な技能が求められる．具体的には，自己認識，相互関係における言語的・非言語的行動の影響についての理解，他のディエスカレーション技術の活用等である．環境に注意を向けることは，暴力の可能性を減少させることにつながる．静かな病棟，個別の部屋，病棟の日課，グループミーティング，スタッフとの近づきやすさ，適応的な行動に対する明確な期待等は，すべて安全な環境を構築するために役立つものである．

ブレイクアウェイ技術

　コントロールとレストレイント（C＆R）のようなブレイクアウェイ[*訳者注]技術は，作業療法士を含むすべてのスタッフの新採用過程にも組み込まれるべきである．この技術を使う状況になりたいスタッフは1人もいないであろうが，必要な場合には，安全に状況を回避できるよう準備しておかなければならない技術である．ブレイクアウェイ技術は，最小限の力で，さまざまな攻撃から逃れることを可能にする．特に，1人で業務に就いているスタッフ，また，業務の特性として患者から受けるリスクが高い人にとっては，必要不可欠な訓練である．

コントロールとレストレイント（C＆R）

　コントロールとレストレイントは，暴力に対する最終手段ともいえる主要で実践的なトレーニングである．この手段は，ケア環境において暴力的な行動を示す患者を管理するための総合的なトレーニングを提供している．この技術は，関係者全員の安全性を最大限にすることが目的である．その目的は，患者を別の適切な部屋や場所に移して，状況をコントロールしたり，個人が今以上に危害を加えるのを防いだり，治療チームに穏便かつ迅速にその状況に対処するための選択肢を与えたりすることである．身体拘束は，できるかぎり避けるべきであることは明らかである．ほとんどのケースでは，言語的なディエスカレーション技術が有効である．しかしながら，すべての状況をこの技術で対処できると期待することは意味がなく，潜在的に危険である．

　中度保安施設のサービスでは，C＆Rトレーニングは，作業療法士の導入研修プログラムに組み込まれている．報告や経験からいえることは，活動を行ううえで重大な事件が起こることは非常にまれである．オックスフォードクリニックで実施された調査では，13カ月間に報告された事件に着目している（Garman 2000）．137件は身体拘束に関する事件であり，そのうち3件はスポーツホールで起こり，その他は病棟で起こったものであった．活動エリアでの事件は1つもなかっ

＊：日本の司法精神科病院で行われている暴力防止プログラム（CVPPP）でも使われている．

た．それでも，たった一度でも事件（インシデント）が起きてしまえば，大変なことである．すべてのスタッフは，これら不測の事態に対処する準備を求められている．

中度保安施設のサービスは，緊密なチームワークに重点をおいており，それゆえ作業療法士も膨大な時間を病棟で過ごしている．看護チームだけに暴力を抑制する責任を負わせても，まったく有益なことがないばかりか，よいチームワークを促進することもできないというのがわれわれの信念である．勤務時間によって看護スタッフの数が少ない場合には，作業療法士がインシデントのマネジメントを支援するよう求められることもある．作業療法士は通常，C＆Rチームの一員ではないとしても，インシデントによって生じる他の患者のストレスを静めたり，病棟への被害を最小にしたりすることによってサポートすることはできるのである．

治療的関係性がダメージを受ける可能性と，効果的なチームワークのための臨床的なニーズとの間に生じる葛藤は，常に問題とされる．経験からいえることは，どのスタッフにどう拘束されたかによって，患者がそのインシデントを忘れたり印象にとどめていたりする傾向がみられたということである．ある女性患者は，作業療法士も含めたチームによって拘束されたが，拘束が適切であったことがわかればチームの誰に対しても敵対心や怒りを示さなかったし，作業療法プログラムへの参加も続けることができたのである．

調査

どの司法精神科領域においても，患者は，禁止されている，あるいは違法な，品物や物質を手に入れようとすることがある．作業療法士は，特に作業活動エリアに気を配るべきである．なぜなら，そこには木工用具のように潜在的に危険な物がたくさんあるだけでなく，多くの道具や素材が収納されている場所は都合のいい隠し場所にもなるからである．このような場所は，病棟のように頻繁に調査される傾向にはなく，病棟患者のほとんど誰もが入れるエリアでもある．

調査の技術を発展させることは，他のスタッフと同様，作業療法士の責任である．作業療法サービスでも，自分たちが管理するエリアの責任と義務について明示していくことが求められる．著者の関わるサービスでは，調査技術において警察の特別訓練を取り入れている．この訓練は現在，すべてのスタッフに課されており，作業療法部門でも，この過程に積極的に関与している．

関連した法律

1. 作業療法士は，精神保健法（Mental Health Act 1983）の運用知識，特に内務省の制限（Home Office restriction）と刑務所命令（prison order）に関連した条項についての知識が必要である．地域への外出制限や，ケアパッケージについて内務省との調整と同意が必要であるということは，個別の作業療法プログラムに重大な影響をもたらす．患者の中には，地域へ退院するという選択肢がなく，刑に服するために刑務所に戻る者もいる．作業療法士が，異なる種類の勾留の意味合いを認識しておくことは重要である．というのもそれが，治療目標と結果に影響するからである．司法精神科作業療法士は，精神保健領域に従事する他の作業療法士と同様に，精神保健法（Mental Health Act 1983）で定めることに従う必要があり，精神保健法17条や治療同意のためのセカンドオピニオンも，独占的ではないが含まれている．精神

保健法（Department of Health 2000）の修正条項には，英国の精神保健サービスを向上させるための方策が盛り込まれており，新たな人権法（Human Rights Act 1998）とも十分に整合性が取れたものとなっている．新しい修正法では，「精神障害」という用語の定義にハイリスクや，人格障害の患者も含めて広げるよう提案されており，彼らも治療的な医療に重点をおいた質の高いサービスを受けられることが保証されている（Ling Boey and Sealey Lapes 2001）．

2．人権法（Human Rights Act 1988）では，すべての個人は，たとえば公平な裁判や公平な聴聞会を受ける権利や，生活の権利等の特定の最小限かつ基本的な人権を有するとしている．もし，人権が侵されたら，患者は，その不服を英国内の司法機関や裁判所に申し立てることができる．人権法の中には，保安施設に従事するすべての専門家が認識し，考慮すべき条項がある．たとえば，第5条は自由と保安に関するものであり，第6条は公平な裁判の権利についてである．

3．すべての雇用者は，労働安全衛生法（Safety at Work Act 1974）にもとづく自らの権利と責任について，認識しておく必要がある．保安施設に従事する人々のためには，リスクアセスメントと暴力に関する条項があり，労働者を暴力や攻撃から守るための安全性をできるかぎり確保することは事業所の責任であると定められている．

個人の安全

ここまで述べてきた必要な訓練とは離れるが，その他にも個人の安全性を保証するための方法がいくつかある．それは，以下のようなものである．

スタッフの個人情報保護

患者と，専門的な関係性を維持することは，常に重要なことである．司法精神科サービスでは，患者の多くは，一次診断として，あるいは精神疾患に追加して，人格障害を有している．人格障害の人々に関連する問題の1つに対人機能障害があり，これにより患者がスタッフの情報を不適切に使用することは珍しいことではない．自分自身や同僚に関するいかなる個人情報も，患者に与えることは潜在的に危険であり，それは常に避けるべきである．スタッフの個人情報から患者の気をそらせたり，質問を避けたりする方法はいくつかある．たとえば，患者に質問を返して，なぜそんな情報が知りたいと思うのかを聞いてみる．あるいは，なぜその質問に答えることは適切ではないと感じるのかを患者に説明したり，そのような質問には答えるつもりがないということを，しっかりと述べたりする方法もある．患者との信頼関係が形成されている場合は，話題を転換する方法としてユーモアが役立つこともある．

境界設定

明確なメッセージとアプローチの一貫性によって，境界のテスティングに関連する問題を回避できることもある．患者は，しばしば，自分の不適切な行動はどのくらいまで許容してもらえる

のかを試す．明確な境界を設定することは，スタッフ集団のアプローチに一貫性があることによって，より効果的になる．これは特に，情緒的に不安定で，特定のスタッフと緊張した関係性になりやすい境界性人格障害と診断された患者に顕著である．このような患者たちは，ある決まったスタッフに対してとても依存的になり，患者はストレスを受けたと感じると，そのスタッフに強く訴えるようになる．これにより，スタッフ個人に大きなプレッシャーがかかるだけでなく，患者がスタッフ集団を分離し，操作することを容認することとなってしまう．

身体的および物理的な状況

　身体的な位置関係の認識は，常に考慮しておかなければならない．特に，患者に単独で接するときには注意する．常識的には，自分がドアの近くに位置し，逃げ道を意識しておくことが適切であるとされている．壁のアラームや個人用携帯アラーム等の緊急時の用具に慣れておくよう，全職員に対して新採用時のプログラムの中でも扱うべきである．これらの問題は，経験にもとづく第2の本質となっている．しかしながら，セラピストは，このことにとらわれすぎて治療関係が危うくならないよう注意するべきである．たとえば，セッション前に部屋の環境設定をする際に，退避路を考慮した設定になっていることや，グループに参加する際に同伴者をつけるようにしていること等が，患者にあからさまにならないよう極力努め，また患者越しに立って監視しないよう配慮する．自分の居場所や誰と面接しているか，同伴者の必要性，セッション中に潜在的に危険な道具を扱うことの妥当性等について，他のスタッフに周知しておくことも，また非常に重要である．

非言語的な合図

　非言語的な合図は，しばしば，人がどう感じているのかが最もわかりやすい情報となる．緊張や直立した姿勢は不安や怒りを示すものであり，これらは容易に把握できる．患者は，スタッフを安全で自信があると感じている必要があるが，神経質/弱気なセラピストほど安心感を与えられない人はいない．リラックスした姿勢で座り，関心をもって向き合うことは，緊張した状況を緩和するのに役立つ．

方針設定と環境管理

　ここでは，作業活動室，スポーツ施設，キッチンといった，作業療法士がほとんどの治療を提供する場所に関する安全の問題に特化して述べていく．こういった場所では通常，"危険物"に分類される設備が備わっている．それらは，危険な凶器として用いられたり自傷のための道具として用いられる可能性があることから，注意深く監視していなければならない．経験からいえることは，安全に関する問題は，患者にそのような設備の使用を許可する前に，明確にして合意しておくということである．そのための方法の1つは，それぞれ場所に関する詳細な方針と手続きを決めておき，スタッフ全員にはっきりした手引きを提供することである．スタッフは，これらの場所に立ち入りを許可されたり責任を与えられたりする前に，その手引きを読んで理解しておく

ことが求められる．

　方針とは，組織と業務運営における総合的な規約を提供するものである．手続きとは，より具体的な手引きであり，方針を実践に取り入れるものである．一般的に，方針では，以下のようなことについて考慮されるべきである．

・利用可能なサービスと社会資源の説明
・管理と調整に関する総合的な責任
・実施される活動の種類
・設備の利用が想定される患者のタイプ
・最少の同伴者数を含む，実践場所の監督
・入院時の受け入れ手続きと，リスクアセスメント
・チームの調整と患者の移動
・緊急時の行動
・危険物の管理
・健康を害する物質の管理（接着剤，塗料，溶剤等）
・旋盤，陶芸窯，コンピュータ機器のような技術を要する設備の使用
・方針の見直し期日

　すべての方針が効果的に活用されるためには，スタッフに理解され，堅持される必要がある．それゆえチームは，いかなる方針を設定する際にも，草案の段階で読んで合意し，実用化の前に修正意見を求める機会をもたなければならない．すべてのサービスは，変革していくことが求められるため，方針に見直し期日が組み込まれていることで実践は更新しやすくなり，柔軟性が向上する．すべての方針や手続きは，すぐにスタッフが入手できるようにしておき，職員採用研修過程にも組み込まれるべきである．

　作業療法士が治療を行う場所はいくつもあり，そこでのセキュリティの手続きや考慮すべきことについては表1を参照してほしい．その他の一般的な方針，たとえば危険物，同伴者，医学的緊急性，人質立てこもり，避難訓練等においても，セキュリティについては扱われている．これらの方針は一貫して推進するために，病棟全体におけるすべてのスタッフに適用される．それぞれの方針に沿った，具体的な手続きを設定することも可能である．経験からいうと，実践を導く手続きがあることで，葛藤や混乱が起こる可能性は最小限になり，活動場所の安全管理が保障される．手続きのガイダンスがあると有益であると考えられるその他の場所は，スポーツ施設，庭，キッチン，地域施設等である．

臨床的リスクアセスメントとマネジメント

　Ryan（1996）は，臨床的リスクアセスメントは，将来を予測し，特定の出来事が起こる可能性を予測することであると指摘した．そのためには，暴力，自傷，精神疾患，コンプライアンス，洞察といった，患者の経歴や行動における特定の側面について情報収集を行うことである．リス

表 1　セキュリティの手続きと考慮すべき事柄

領域	考慮すべき手続きと事柄
情報技術	・パスワードの保護 ・パスワードへのアクセス ・使用時のモニタリング ・ソフトウェアのチェック ・監督するスタッフのコンピュータに関する最低限の知識 ・患者の作業の保存，たとえばフロッピーディスクやハードディスクドライブの使用 ・場所の準備 ・情報技術の支援 ・臨床目的や個人情報保護の問題のためにコンピュータを使用すること ・プリンターの使用と，その場から移動した印刷物のモニタリング ・インターネットへのアクセス ・時間外の使用 ・機器と設備のモニタリング，および予算的制約
作業場	・患者個人に接する前の臨床的リスクアセスメント ・場所の調整 ・最大の患者数 ・最少の同伴スタッフ数 ・緊急時の手続き―非難，火災報知板，人質立てこもり，医療的緊急性等 ・これらの手続きの鍵を握る担当コーディネーターの確認 ・COSHH（Control of Substances Hazardous to Health Regulations：有害物質管理規則）のような健康や安全の問題，エプロン，防塵マスク，その他防護服等の使用 ・病棟とのコミュニケーション ・時間外の使用 ・専門技術を要する備品の使用に求められる資格
危険物の安全管理	・危険物を入れた棚の施錠 ・すべての危険物のリスト ・週ごとの確認と記録 ・セッション前の署名手続き ・セッション後の数量確認手続き ・特定のスタッフへの危険物の責任の割り振り ・セッション中の危険物のモニタリング ・物品を紛失した場合の手続き，初歩的な捜索手続きを含む

クアセスメントに関する2冊の本，『暴力的犯罪者―リスク評価と管理（Vernon et al. 1998）』と，『HCR-20暴力的リスクアセスメント（Webster et al. 1997）』がある．司法精神科におけるリスクアセスメントの重要性は広く認識されているが，リスクを管理するための実際の測定基準がアセスメントに沿ったものでなければあまり意味がない．どんな患者でも，凶器となり得る物がある場所への入室が許可される前に，患者自身や他者に及ぶリスクについて検討されていなければならない．この留意事項は文書化されて，チームでの議論や合意に反映するものでなければならない．そこでは，見直しを行うための明確な仕組みが必要であり，リスクアセスメントは利用しやすい．

サービスが異なると，リスクアセスメントも独自のプロセスをたどる．リスクアセスメントが臨床チーム会議あるいは病棟カルテ回診の一部として行われることもあれば，照会書のようなもっと形式的な方法が使われたりすることもある．どちらが最も適切な方法かは別にして，リスクについて十分考慮するためには，文書化することは必須であるといえる．英国作業療法士協会学術部は，保安施設のための標準的ガイドラインを出版し，作業療法記録にリスクに関する記載をする必要性を明示した（College of Occupational Therapists 2001）．そこでは，一貫性と質のコントロールのために，なんらかの合意された形式が実施されるとよいとしている．考慮しなければならない領域は，以下のものである．

・外出の基準／観察レベル
・法的な勾留に関する基準
・過去の犯罪歴，凶器の使用，自殺企図と自傷行為の経歴，薬物やアルコールへの依存，精神疾患の特徴（人格障害の評価等を含む）等の経歴の中での固定的なリスク要因
・精神状態，ストレス要因，関係性の問題，行動に影響を及ぼす変化しやすい要因等を含めた動的なリスク要因
・治療へのコンプライアンス，洞察の度合い，衝動性，現在の自己へのリスク等，その他考慮すべき要因
・環境的—コンピュータは利用するが木工作業はしない等，特定の場所への立ち入りに関する合意
・キーワーカーの詳細
・時間割

リスクアセスメントの形式に求められる情報の種類は，作業療法部門とチームの関わり方によって変わってくる．あるケースでは，作業療法士は病棟と密接に連携をとって包括的に紹介するシステム（blanket referral system）を使うこともあるが，その他のケースでは，受け入れるのは個別の紹介だけである．

結論

中度保安環境に従事する際のセキュリティの問題について，この章で読者が多少なりとも理解してくれたら幸いである．ここで挙げた例は，中度保安施設にもとづいたものであるが，低度や高度の保安環境においても参考になるものと思われる．この章で強調してきたことは，サービスに適した方針の設定等の実践的な問題だけでなく，訓練の必要性や境界設定等のセラピストのための専門的な問題である．また，リスク管理の実践的なアセスメントの実行を推奨すると同時に，リスクアセスメントを行う際のチームアプローチの必要性についても強調してきた．この章で述べてきたセキュリティレベルの段階づけが取り入れられ，保安環境に従事するすべてのスタッフの実践を支えるものとなることを望んでいる．

文　献

Boey ML and Sealey-Lapes C（2001）Reforming the Mental Health Act：What does it mean for occupational therapists？ Occupational Therapy News 9（2）：10.

College of Occupational Therapists（2002）The Standards for Practice：Occupational Therapy in Forensic Residential Settings. College of Occupational Therapists.

Department of Health（2000）Reforming the Mental Health Act, Summary. The Stationery Office.

Garman G（2000）Reported Incidents at the Oxford Clinic. A 13-month study of incidents（unpublished）.

Goffman E（1961）Asylums：Essays on the Social Situation of Inpatients and Other Inmates, Penguin.

Hagedorn R（1997）Foundations for Practice in Occupational Therapy（2nd edition）. Churchill Livingstone.

Health and Safety at Work Act（1974）HMSO.

Human Rights Act（1998）HMSO.

Mental Health Act（1983）HMSO.

Ryan T（1996）Risk management and people with mental health problems. In：Good Practice in Risk Assessment and Risk Management 1, Kemshall H and Pritchard J（eds.）. Jessica Kingsley Publishers.

Tarbuck P, Topping Morris B and Burnard P（1999）Forensic Mental Health Nursing. Strategy and Implementation. Whurr.

Vernon L, Quinsey V, Harris G, Rice M and Cormier C（1998）Violent Offenders-Appraising and Managing Risk. American Psychological Association.

Webster C, Douglas K, Eaves D and Hart S（1997）HCR-20 Assessing Risk for Violence, Version 2. Mental Health Law, and Policy Institute, Simon Fraser University.

用語解説

コントロールとレストレイント（C & R）──英国の保安施設における暴力の抑制と拘束に関するアプローチ．司法精神科の病棟に従事する看護スタッフは全員がこのトレーニングを受けていなければならず，定期的にトレーニングを更新する必要がある．作業療法士等のコメディカルスタッフについては，このトレーニングのうち，ブレイクアウェイという防御的な対処が義務づけられている（学生実習も含めて）ところが多い．

第3章

チームワークと多職種の連携

Helena Holford　　Deborah Alred

はじめに

　精神医学は，症状や疾患からの解放という難しい課題に関わるものであり，それは単に身体的な面だけではない．医学的な問題と並行して，ダメージを受けた過去の経験，ストレスのかかる状況，家族の問題，あるいは薬物やアルコールの使用といったことについても，日常的に関わっている．それゆえ，患者個々の問題の原因となり得るものについて考えるときは，できるかぎり広い視点をもつことが現実的であるといえる．そのために，異なる訓練，異なる技術，そして問題に対する異なるアプローチ法をもつ，多様な背景をもった人材が必要なのである．　　　　　　　　　　　　　　(Royal College of Psychiatrists 2002)

　しかしながら，さまざまな専門家が集められただけでは，十分とはいえない．集まった専門家たちは，統合された協調的な方法で，協業していかなければならないのである．よいチームワークは，司法精神科医療の質を保つ基礎となるものである．この章のねらいは，司法精神科作業療法士の業務におけるチームワークの重要性と価値について伝えることにある．司法精神科作業療法士にとってチームと協業して働くことは，職業的充足をもたらす最大の要因の1つであり，また最大の不満の源にもなり得る．この章では，現在の傾向と法制度が，どのように統合されたチームの協業を支持しようとしているかについて考察していく．チームの協業を支持する，あるいは妨げるような専門的な行動が暗黙のうちに行われるのを時々見受けるが，それは専門家たちがチームワークについて話し合ってはっきりさせたり，議論したりすることを通常あまり行っていないために起きることである．この章では，肯定的なチームワークをはぐくむ重要な要因について他の専門家たちが述べてきたことを確認し，また，中度保安施設に従事して得た個人的な経験をもとに，問題を強調し，良好な連携やチームの協業を促進するための簡潔な戦略についても概観することにする．まずは用語に着目し，多職種チームワークを定義することの複雑さについて考えるところから始めていく．

チームの用語

　「チーム」という言葉を定義するだけでも，難解な問題である．専門職の集団は，共通の目標に向かって働いていても，多職種チームの中で働いていることを認識していないことがある．また，

ヘルスケアとソーシャルケアの専門職の集団は，チームとして構成されているものの，互いの職種の関係性に起因する基本的な問題を経験してきている．

そして，チームには誰がいるか？　患者を担当する個別のケアチームは含まれるのか？　あるいは，病棟環境内のチームのことなのか．もしくは，より広域な保健領域や社会的ケアチームのことなのか？　また，患者はチームの一員か？　小規模の司法保安施設のほうが，規模の大きい病棟や特別病院，地域施設等よりもチームを定義しやすいかもしれない．本書の読者がどこに所属しているかにかかわらず，あなたのチームに含まれるメンバーについて考えてみることは価値があるであろう．

加えて，「チーム内ではそれぞれの専門家によって，"効果的なチームワーク"ということの本質的な理解に相違点や葛藤がある」(Miller et al. 2001 p. 2)．協業するということには，専門的な実践の課題や，意思決定等も含まれるのか？　もし意思決定が含まれるのであれば，チームメンバーすべてに同等の影響力が与えられているかを考えてみるのも興味深い．

マルチプロフェッショナル (multiprofessional)，マルチディシプリナリー (multidisciplinary)，インターディシプリナリー (interdisciplinary)，インタープロフェッショナル (interprofessional) といった用語は，時に多職種という意味の同義語として用いられている．Mandy (1996) は，マルチディシプリナリーとインターディシプリナリーについて明確に定義しており，マルチディシプリナリーは全員が並列的に働くチームであるとしている．各専門職は，他のメンバーの仕事についてほとんど，あるいはまったく気にかけることなく，自分自身の仕事をすることを求められているというのである．一方で，うまくいっているインターディシプリナリーチームには，以下のような特性があるとしている．

- 目標志向性：チームには中心的な目標があり，目標の設定には合理性がある．
- 専門領域の明確さ：すべてのメンバーが互いの役割を理解し，重複している部分について認識している．
- コミュニケーション：他のメンバーの知識の理解の仕方，それがどのように獲得され活用されるかについて十分に認識する．
- 柔軟性：寛容さ，異なる見解に対する包容力があり尊重することができる，権限の移行の受け入れや困難な問題にチャレンジしようとすることといった重要な特質が含まれる．
- 衝突の解決：困難や衝突を克服する能力がある．

ヘルスケアとソーシャルケアの異なる専門職種がどのようにして円滑に協業するかについての調査研究では，臨床的チームワークのすばらしさと複雑さのパターンが明らかになった (Miller et al. 2001)．この研究では，マルチプロフェッショナルチームの働き全体が観察された．調査により，マルチプロフェッショナルチームの働きには，3つのタイプがあることがわかった．「統合型」，「断片型」，「中核および周辺型」である．

統合された協業型 (integrated collaborative) チームは，組織化された安定性によって確立するとされる．チームメンバーは，別のチームに参加するために呼ばれることはなく，これによってチームに対する忠誠心とアイデンティティが深まることとなる．またこのタイプのチームワーク

の根本には,率直に話し合えるコミュニケーションの開放性がある.連携した実践と円滑なコミュニケーションは,強力で安全な学習環境をつくる.統合された協業型チームでは「患者ケアへの個々の貢献に関する理解の高さと,職種に特化した役割および相互に重複する領域に関する知識があることが,はっきり示されている」(Miller 2001 p. 32).

患者の管理に導く**断片型**(fragmented)チームの協業—問題解決,意思決定,行動への責任等を含む—は,単独の専門職種に分割される.コミュニケーションは比較的簡素で,専門的な視点やクリニカルリーズニングの共有をするというよりは,情報の提供をするといった感じである.相互の役割の理解は表面的で,チームメンバー同士で相互の役割をより深く理解することができない,あるいはしようと思っていない.このような状況から,多くの専門職は,自分の役割の境界を守ることに積極的になる(Miller et al. 2001).

中核および周辺型(core and periphery)チームでは,統合されたマルチプロフェッショナルな中核が存在し,残りのチームメンバーはその中核に対して周辺に存在するようになる.このような図式は,患者のケアにおいて専門職が担う役割によってもたらされるものではなく,「より密接にチームの他のメンバーと協業できる人々や,協業すべき人々がこの図式をつくるのである」(Miller et al. 2001 p. 41).中核には,綿密な議論を促進する多職種アセスメントやコミュニケーションシステムのような,多くの統合された実践が存在する.しかし,このような積極的な取り組みは,周辺の職種にまで広がらないのである.中核スタッフと周辺スタッフとの間のコミュニケーションは円滑ではなく,中核スタッフがより包括的なケアを提供する中で,どのように周辺にいるスタッフの役割を一体化させるかについての理解は不十分である.

統合された協業がもたらす利点には,継続性,一貫性,曖昧なメッセージの減少,全体的な視点からもたらされる行動,問題解決法の向上等が挙げられる.断片型チームや中核および周辺型チームでは,不利益な結果がみられた.すべての司法精神科チームは,統合された協業的なチームモデルに到達することを切望しているが,今現在どのタイプのチームで働いているかについての判断は,本書を読んでいる臨床家たちにゆだねたいと思う.ところで,この章では"マルチディシプリナリーチーム"という言葉を,多職種チームとして使用していくことにする.

司法精神科多職種チームにおける作業療法

司法精神科領域で働く作業療法士にとって,良好なチームワークと連携が必要であるということは,いくつもの要因に強調されている.第1に患者のニーズであり,それは複雑で難解なものである.それぞれの専門家が相互に注意深く調整した専門知識を集積することによってのみ,患者のニーズに適合することができる.第2に,保安病棟への重点的なスタッフ配置基準により,実践において作業療法士が連携し協業するチームが非常に大きくなる傾向にある.シフトのパターンや夜勤の影響で,しばしば予測できないスタッフ勤務表となることがあり,それがコミュニケーションの連続性に影響している.第3に,作業療法は病棟内で行われているため,他の専門職よりも治療環境は物理的に密接に病棟に統合されている.このことは,効果的な作業療法には,多職種の協力と理解が欠かせないことを意味している.このように,コミュニケーションは,

同意されたすべての治療計画に患者自らが能動的に参加するアドヒアランス（adherence）と同様に，毎日のモニタリングや振り返りにも密接に関わるものなのである．多職種の枠組みの中で密接な協業をしないでいると，作業療法士，他の専門職および入所者を，潜在的な危険性をもつ司法精神科患者グループのリスクにさらすことになり得る．

中度保安病棟において作業療法士は，常にいくつかのチームに身をおくものと理解している．作業療法チーム，主に作業療法士と看護師で構成される病棟チーム，そしてより広範な多職種チーム等である．これらすべての要因が意味するのは，多職種の枠組みが効果的に機能するために，作業療法士がフォーマルおよびインフォーマルなコミュニケーションに対して相当の注意を払い，体系化した努力をすることが求められているということである．

最近の傾向と法制度

1975年から，保健と社会福祉のケアにおいては一般的に，「政府が，異なる分野と機関の協業を推奨してきた．現在はさらに，政府が求める良質で効果的なサービスを実現するためには，協業が必要不可欠であるという見解が重視されている」（Norman et al. 1998 p. 3）．このことは，患者を治療計画と治療プロセスの中心におくこと，多職種協業の重要性や，発展した技術の応用における柔軟性を重視するNHSの計画等を含めて，最新の政府の動向からも明らかである（Department of Health 2000a）．NHSの計画では，ケア方法の発展の重要性やどう管理ケアをしていくかの認識の重要性，およびどの職種が関わるべきかについて強調している．この，実施要綱にもとづくアプローチ（protocol-based approach）によって，保健領域の専門家らの連携は大きな恩恵を得ることができるものと期待されている（Department of Health 2000b）．

さらに，ケアプログラムアプローチ（CPA）（Department of Health 1999）はチームワークや連携に取り組むものである．CPAがもつ患者中心主義と全体論的アプローチは，作業療法の哲学と合致した．次第にこのアプローチにおいて，チーム内では，作業療法が調整の役割を取るようになってきているが，これらは以下のような基本的な要素に従っている．

・専門的な精神保健サービスを受ける人々の保健的および社会的ニーズを評価するための体系化された準備
・さまざまな支援提供者が必要とする保健的および社会的ケアを具体化したケアプランの策定
・サービスの利用者と密接に連絡を取り，ケアの状況をモニターし，調整を行うケアコーディネーターの指名
・定期的な振り返りの実施，必要があれば同意にもとづいてケア計画の変更を行うこと

司法精神科病棟でよく行われている形式は，3～6カ月ごとにCPA会議を開催し，それぞれの職種が患者の過去と現在の進捗状況をモニターし，将来に向けた有益なアドバイスと今後の具体的な行動計画の設定について報告し，まとめるというものである．行動計画の調整において作業療法士は，自らの役割としては何が適切で，どのような活動が必要かを確認することになるが，その実施においては他のチームメンバーでも可能である．

司法精神科領域の患者群のニーズを引き出すため，異なる専門的な技術を調整，使用することの重要性は，この法制度において，また近年のケア計画における潮流の中で，ますます認識が深まってきている．スコットランド全国会議（The National Board for Scotland）(2001) や，セインズベリー精神保健センター（Sainsbury Centre for Mental Health）(2001) では，能力別枠組みによる関わりが進められている．この取り組みは，司法精神科領域に関わる特定の専門家の能力を明らかにするものである．司法精神科領域に特化した能力は，すべての専門職に対する基本的なトレーニングの先にある幅広いものであり，多職種協同研修によって発展する共有技能である．この概念は，現場で修得される共有技能の発展を導き，多職種の文化を向上させる可能性をもっている．

同様に，一般的な多職種協同研修では，治療に特化した技能が，各サービスが幅広い治療的アプローチを提供することを保証するものとなる．スコットランド全国会議（2001）では，以下のような例を挙げている．

・認知行動療法
・心理社会的介入
・力動精神医学的治療
・怒りのマネジメント
・弁証法的行動療法（DBT：dialectical behaviour therapy）
・犯罪に特化したアプローチ
・物質乱用に対応する治療

中度保安領域で作業療法士は，多職種協業において自らの専門性に特化した技能を用いて協業を促進することもできるが，特に，活動や集団プログラムの計画や開発に関わる中でスタッフを訓練し援助する際にその技能を活用することが可能である．作業療法士は，より一般的な責任と，専門的な作業療法サービスの継続的な提供との間で時間的なバランスを取る責務を負っている．この，積極的なチームワークを促進するためのバランスの必要性については，本書第4部第1章の「司法精神科作業療法部門の開設」でも触れられている．

中度保安環境におけるチームワークの経験

では，司法精神科作業療法士として従事するということは，どのようなことだろうか．この専門領域においては，おそらく他の領域以上に，コミュニケーションのための十分な時間を確保することが欠かせないだろう．個々のスタッフと時間を使って，自分は何を達成しようとしているのかを説明したり，それらの議題の優先順位を認識したりすることによって，専門的な視点を共有することは，臨床実践において絶対に必要なものである．スタッフの関与と統合があることは，将来的に役に立つ．チームの規模によっては，コミュニケーションにより多くの時間を費やすことになると見込んでおくことは重要である．司法精神科病棟における多職種チームの取り組みについて発表されているエビデンスはほとんどないが，他領域での多職種の経験から理解を深める

ことはできるだろう．たとえば，Øvretveit（1995）は，葛藤のない多職種チームという言葉は矛盾していると述べている．彼は，チームのポイントは，患者に必要なさまざまな技能を持ち寄り，チーム以外では不可能な方法でその技能を結合することにあるとしている．彼は，チーム内で共通の決定に到達したり実行したりする中で生じる問題は，単に「個性の衝突」だけによるものではないと強調している．問題は大抵，個人の責任あるいは義務によって，共通の決定に同意したり到達したりすることができないために起こる．この緊張関係は，専門家を自分たちだけの単一の専門分野の文化の中に孤立させてしまいかねない．共有の目的をもたずに相互に協業もせず，それぞれの専門が並行して仕事をするほうが，どの専門職にとっても簡単であり，これが専門職の間で混乱や葛藤を生みやすい状況をつくってしまうのである．

　積極的な多職種の取り組みを向上させる1つの戦略としては，共有のビジョンをもつことである．Millerら（2001）の研究によると，統合された協業的なチームでは，ケアについて共有された哲学が大きく発展しているのがみられた．このことによって，多職種協業を実践する基盤がもたらされるのである．「このアプローチは，単なる機能的改善よりも，患者のリハビリテーションに最適な質を確保することを目的としたものである」（Miller et al. 2001 p.34）．多様な異なる専門性の考え方が調和して，まとまった中核となる哲学をしっかりもち，それを発展させることによって，良好なチームワークは推進される．各専門職は自身の理論をもつべきではあるが，しかし病棟チームによってはこれが"強く明確な哲学や仕事のスタイル"をもたらすことにもなりかねない（Fairbairn 2000 p.293）．この原理については，本書第1部第3章「よい臨床実践の基礎」において考察を深めている．

　協業は良好なチームワークにとって必要不可欠であり，専門職間に高い信頼関係がある状況の中でのみ発展するものであろう（Akhavin et al. 1999）．おのおのの専門的見解に対して信頼と尊敬の念をもつことが文化の一部となっているチームにおいては，チームメンバーは患者ケアの義務と責任を負いやすくなる．Øvretveit（1995）は，チーム医療の文化を発展させる方法は，明確なチームの意思決定手段をもち，問題が生じた際に自由な議論をする時間をつくることであると述べている．

　たとえば，司法精神科作業療法士に共通するシナリオの1つの例として，患者がある特定の活動に参加できるかどうかのリスクアセスメントおよび議論に関わることがある．活動の選択を支持しているクリニカルリーズニングがチームに理解されていなければ，これらの活動による介入は単なるセラピストの楽しみや恩恵とみなされてしまうかもしれない．チームメンバーによっては，活動が患者の特定のニーズに見合うよう設定されていることに気づかず，病棟における患者の行動には不適切な優遇された治療を受けていると感じる人もいるかもしれない．このような葛藤の例は，以下のゲイリーの事例にみられる．

ケーススタディ

　ゲイリーは，傷害によって英国精神保健法37条および41条によって勾留された．彼には非常に攻撃的な行動を取るエピソードがあり，保安施設の閉鎖的な環境には適応しにくいと彼は感じていた．彼は，妄想型統合失調症である．しかしながら，定期的に作業療法に参加し，順調に進歩して落ち着いてきた．全般的な改善がみられたため，彼は週に4時間，内務省管理下での院外外出が認められた．彼はその後，スタッフに対して1回，他患者に対して2回の一連の攻撃性の表出をみせたのである．この表出の理由は，2年間の保安施設生活から地域に戻ることに対する不安が背景にあった．結果としてチームは，ゲイリーの外出を中止した．彼は再度，落ち着きを取り戻し，内務省の外出許可が再び認められた．

　ゲイリーのケアに関わるスタッフは，注意深くリスクアセスメントを行うことが求められた．もし彼の外出が中止されれば，この段階での計画立案と議論において，意見が対立する機会は制限されることになる．ここでのコミュニケーションは，2通りである．作業療法士は，アセスメントと治療パッケージ全般において，毎回の外出の合理的な背景と妥当性を説明することが重要である．また看護スタッフは，ゲイリーの病棟での他患者との相互交流や，彼の精神状態についてのスタッフの見解を含め，病棟内での彼の行動を説明することが重要である．これらを基盤にして，院外外出に向けた現実的な協業の計画が検討され，できるかぎり看護スタッフと作業療法士が外出に同伴する役割を取ることになった．多忙な中度保安施設においては，このような話し合いや綿密な計画立案，それらの記録には時間がかかるが，きわめて重要な業務である．このような前向きの計画を立てたにもかかわらず，外出当日に何かしらの問題が起こることもあり得る．クリニカルリーズニングを共有していない病棟の別のグループのスタッフが外出担当になったために，直前になってその外出がキャンセルされてしまうこともあり得る．このようなときには，外出に関する手段や検討事項を明確にまとめた計画書が，適切な判断を保証するものとなる．

　ある多職種チームワークに関する研究では，7種の異なる専門分野に対して，地域の成人精神保健チームにおけるインタープロフェッショナルな働き方について考えるよう求めた（Norman et al. 1998）．最初に，それぞれ単一の専門職グループに対して，専門家としてのアイデンティティ，役割，責任について一致した見解を明確にするよう求めた．次に，他の専門領域の役割や責任を尊重する中で生じる，自らの専門領域の問題を明らかにするよう求めた．作業療法において作業療法士たちは，専門性のアイデンティティに関しては全般的に肯定的な考えをもっていたが，他の精神保健の専門家に誤解されている，そして過小評価をされていると感じていることが明らかになった．事実，他の専門職グループは，作業療法士の患者に対する技能やアプローチの価値を認めていたが，役割の明確化についても求めていた．作業療法士は，他の職種に対して作業療法を理解させる方法を開発し，促進する必要があることが明らかになった．

　作業療法士はしばしば，自分たちのしていることを説明することについて考えている．このこ

とは入院施設において，効果的な介入を行ううえで必要不可欠である．一方で，彼らのクリニカルリーズニングについて，もっと詳細な説明を求めたいと思う人もいるだろう．たとえば，作業療法士がクイズを計画するとしたら，問題は，参加者の技能や興味や専門知識に関するものの中から選択されるであろう．クイズは，集団の中の個人の認識されているニーズに適合するように構造化されるはずである．たとえば，他者との協力や他者への気配りを促進するために，チームを編成して得点を表示することや，あるいは個別に解答用紙を配布して各自のペースで取り組むことができるようにしたりする．病棟スタッフは，自信をもたせたり，元気づけたりして入所者の参加をうながす役割を取ることになる．スタッフは，参加の度合いについて配慮することが求められる．入所者が自信を失くす可能性があることから，すべての質問を肩代わりしたり，答えてしまったりはせずに，例を示すといったことである．作業療法士にはセッションをうまく運営するために，このような支持的な役割が理解されるよう保証することが求められるであろう．

コミュニケーションの構造

　協業や良好なコミュニケーションは，積極的なチーム医療を展開するうえで必要不可欠であり，比較的簡易に実践的な方法で高めることが可能である．いくつかの方法が，Fairburn（2000）による精神科リハビリテーション病棟の研究で具体的に示されており，司法病棟においても活用できる．

ミーティング

　司法精神科病棟では，明確なコミュニケーションと統合されたチームアプローチを展開するために，多くの多職種ミーティングを行っている．病棟カルテ回診，ケース会議，ケアプログラムの振り返りは，すべて入所者のケアにおける特定の問題を焦点化する機会となる．作業療法士は，もちろんこれらに参加することが求められるが，もし参加できない場合でも簡潔な報告書は最低限提出すべきである．コミュニケーションのネットワークがうまく構築されているところでは，患者の作業療法の参加の見通しについて前もって考えておくことは有意である．そして，ミーティングの要約を取ることで，クリニカルリーズニングの基本的側面が示されるであろう．また，ミーティングでどんな発言があったか記録されたものを確認することも役立つであろう．われわれの経験では，作業療法士が申し送りに参加することも重要であった．申し送りは本来，看護スタッフが次の勤務シフトの看護スタッフに患者のケアを引き継ぐものであるが，作業療法士にとっては，病棟で起こっているあらゆる問題を知り，プログラムの変更を他のスタッフに知らせる機会にもなるのである．

患者記録の共有

　共有の，あるいは統合された患者記録システムでは，個人に関するすべての情報を同じ場所に記録，整理しておくことによって，コミュニケーションを増進するものである．このシステムを取り入れてから，看護ステーションで打ちとけた交流の時間を過ごすという，さらなる価値があ

ることに気づいた．これには，相互理解や専門的関係性の発展を支援する口頭の情報共有も含まれている．スタッフは，形式的な会議の場よりも病棟のオフィスの中で，「それで，実際にはどうするの？」と気楽に聞けるようになった．このような質問に対する好ましい答え方は，スタッフがどの入所者に緊密に関わっているかを見きわめて，その入所者に合わせた返答をすることである．これによって，即座に適切に治療的な影響を与えることになる．Fairburn（2000）は，グループへの出席記録が統合されて記載されていることが看護師のグループプログラムへの関心を高めることにつながり，特に作業療法士が中心となって運営しているグループにおいて顕著であったと述べている．

書面でのコミュニケーション

申し送りノートや病棟日誌も，起こっている事柄を確実に他のチームメンバーに伝え，情報交換を支援するための有益な方法である．しかしこれは，絶対確実なシステムではない．これらを使用していても，他のチームメンバーは情報が混乱したままだったり，記録にあまり価値をおいていなかったりすることもある．この問題に気づき対処しようとした元同僚は，病棟日誌や申し送りノートへの記録に蛍光ペンを活用する工夫をしていた．この工夫によって，適切な注意を喚起し，記録した個人を識別する目印となった．

課題の共有

他の職種を活動プログラムに巻き込んでいくことは，他の職種がもつ技能を駆使してプログラムを充実させるだけでなく，より深い共通理解や協力を促進することになる．本書第2部第2章「プログラムの計画」では，このテーマについて掘り下げている．専門性に特化した業務の潜在的な危険性としては，作業療法士は"よい"ことばかり提供しているとみられがちなところである．その一方でたとえば看護スタッフは，セキュリティを高めたり，服薬に対するコンプライアンスを確保したりする役割を担い，拘束の手段を講じなければならないこともしばしばある．看護スタッフを活動プログラムに巻き込み，また作業療法士がコントロールとレストレイントを含めたセキュリティに関わることによって，このような無益な見方を最小限にとどめる助けとなる．また，こうした試みによって，患者ケアに対する個々の貢献についてより深い理解を促進し，職種特有の役割や重複している役割についての認識をもたらすことになる．

システムと手順

最近，著者の勤務する施設で発展してきた取り組みは，新たな活動や集団外出等の計画時に，協同したリスクアセスメントを行うことである．この取り組みによって，あらゆる問題点や解決法の可能性を予測しながら，さまざまな職種が一堂に会して選択された活動の実施を異なる角度から考えることが促進される．このことによって活動の実施における自信と，実施に関わる各スタッフの役割の理解が助長されるのである．同様に，協同で計画を展開していくことによって，すべての手順や方法について共有する意識が高まり，実施しやすくなる．

多職種チームのスーパービジョンと教育

われわれの経験からいえることは，作業療法の役割に関する個別指導は役に立たないが，多職種共通の関心をもつ話題に関する協同研修は有益であろう．たとえば，物質乱用の問題に関する多職種研修では，個別スタッフの能力や知識を高めるとともに，チームにおける相互の尊重と信頼を構築することにもなる．また，協同のスーパービジョンのシステムが，チームワークの促進に役立つこともわかっている．これには，外部からファシリテーターを招いて多職種集団スーパービジョンを行う形式と，個別のスーパービジョンを他の専門職種の上級職員から受ける形式の2つの方法がある．チームにおける役割のアイデンティティと有効性の問題は，すべての職種に共通したものであり，作業療法だけに限った問題ではないということを理解しておくことは大切である．Fairburn（2000）は，作業療法士は，より大きな看護師チームの業務やサポートシステムから除外されることがあると述べている．その不本意さを克服するには時間がかかることもあるが，一般的な病棟のサポートに関わることで，司法精神科作業療法士は入院患者チームの一員であると認識されることにつながっていくのである．

結論

司法精神科作業療法士の役割にとって，多職種チームワークは非常に重要な側面である．統合された協業チームの一員であることは，司法精神科領域の業務で得られる最も深い満足感の1つといえる．円滑なチームワークに必要とされるのは，異なる職種の役割や責任に対する理解を深め，肯定的な戦略に集中的に着目していくことである．ここに示した方策のいくつかは単純なものにみえるかもしれないが，効果が少ないわけではない．長きにわたって継続的に円滑なチームワークを行うためには，努力が必要である．この章は，臨床チームワークの異なる形式について強調し，ダイナミックで調和の取れた多職種チームワークを促進するために役立つと思われる方策を示したものである．

文献

Akhavin P, Amaral D, Murphy M and Uehlinger K（1999）Collaborative practice：A nursing perspective of the psychiatric interdisciplinary treatment team. Holistic Nursing Practise 13（2）1-11.

Department of Health（1999）Effective Care Co-ordination in Mental Health Services：Modernising the Care Programme Approach. Department of Health.

Department of Health（2002a）The NHS Plan：A Plan for Investment, a Plan for Reform. The Stationery Office.

Department of Health（2002b）A Health Service of all the Talents：Developing the NHS Workforce. The Stationery Office.

Fairburn C（2000）Psychiatric rehabilitation units：How can occupational therapists help them into the new millennium. British Journal of Occupational Therapy 63（6）291-293.

Mandy P（1996）Interdisciplinary rather than multidisciplinary or generic practice. British Journal of Therapy and Rehabilitation 3（2）110-112.

Miller C, Freeman M and Ross N（2001）Interprofessional Practice in Health and Social Care. Arnold.

National Board for Scotland（2001）Continuing Professional Development Portfolio—A Route to Enhanced

Competence in Forensic Mental Health Nursing. National Board for Nursing, Midwifery and Health Visiting for Scotland. Available from NHS Education for Scotland.

Norman I, Peck E and Richards H (1998) Inter-professional Working in Adult Community Mental Health Services: Setting a Positive Agenda. Executive summary prepared on behalf of the King's Fund/CMHSD Adult Community Mental Health Services' National Reference and Development Groups. King's College.

Øvretveit J (1995) Team decision-making. Journal of Interprofessional Care 9 (1) 41-51.

Royal College of Psychiatrists (2002) The Mental Health Team-Fact sheet from the Royal College of Psychiatrists, downloaded from www.rcpsych.ac.uk/info/factsheets/pfacteam.htm on 31/10/02.

Sainsbury Centre for Mental Health (2001) The Capable Practitioner: A Framework and List of the Practitioner Capabilities Required to Implement the National Service Framework for Mental Health. A report commissioned by the National Service Framework Workforce Action Team. Sainsbury Centre for Mental Health, available from www.scmh.org.uk

---

用語解説

スコットランド全国会議（National Board for Scotland）——2001年にスコットランドのNHSの教育部局の協力で行われた専門性の継続教育に関する会議．司法精神科領域における看護技能の向上等について検討された．

第5部

臨床上の問題
Clinical Issues

第1章

保安環境の女性患者たち

Kathryn Harris

はじめに

　この問題を考えるうえで最も関連がある質問は，「保安環境にいる女性患者と男性患者では何が違うのか？」であろう．もちろん，多くの類似点が存在する．表面的には，ほとんどの人が精神疾患を有している．また多くの人は，恵まれない社会背景で育っていたり，犯罪歴をもっていたりする．しかしながら，保安環境に入所する女性の傾向をより綿密に調べてみると，そこには明白な違いがある．事実，特別病院の女性たち〔WISH：Women in Special Hospitals（保安病院にいる女性たちを支援するために設立された慈善団体）〕という自発的な支援グループが1999年に実施した研究（Stafford 1999）では，英国の高度保安領域にいる男性患者と比較して重要と思われる違いが数多く示された．これらの相違点は，中度保安領域の女性においても同様である．女性特有の違いとしては，性的虐待の過去をもつ人や，就職の経験がない人，入所時の年齢が低い人が多く，入所にはさまざまな理由があり，親である人や，アルコール乱用の問題をもつ人も多く，診断の傾向が男性とは異なる，等が挙げられる．

　この章では，特に中度保安環境における女性のニーズに焦点を当て，それらのニーズをいくつか挙げて，難しい患者群であるとされてきたグループに対して作業療法士がいかに治療を試みることができるかを強調することを目指している．また，ここで述べることは，主に女性患者に従事したセラピストの経験にもとづくものであり，完全に分けられた女性患者のためだけのサービスが提供されているわけではない．

改善策—歴史的観点から

　保健省および内務省（Department of Health and Home Office 1992）は，触法精神障害者に対するサービスを再調査してリード報告書を発表した．これは，すべての触法精神障害者，特に女性に関するケアの向上に多くのアドバイスを与えるものとなった．報告書は「男性優位の環境では，より個人的な性的ニーズを含めた女性のニーズが，見落とされがちである」（Department of Health and Home Office 1992 p.84）と述べている．報告書が強調していることは，女性のニーズに対応したサービスの重要性であり，男性のニーズに合わせたサービスとは違うサービスの必要性である．WISHも報告書を発表しており，そこでは「保安環境の中での女性のケアは，現在のと

ころ取り残されており，男性とは違うケア，治療，保安のニーズに合うように考えられてはおらず，設備されてもいない」(Stafford 1999 p. 4) と述べている．この見解は，女性の精神保健サービスを改善するための調査を行う高度保安精神医療サービス委員会（HSPSCB：High Security Psychiatric Services Commissioning Board）が 1998 年に立ち上げたプロジェクトグループの議長である Dame Rennie Fritchie が繰り返し言及している．この組織は「男性のために構築されたシステムの中に女性を無理に当てはめることは，女性にとって害である」(HSPSCB 1999 p. iii) と述べている．

保安サービスは現在，患者と一般社会の両方のために治療と保護の観点から，特に建物の物理的な保安において，多くの男性犯罪者に適したケアを提供している．しかしながら，これは多くの女性患者に必要とされる安全で支援的な環境とは思えない．おそらく，フェンスや高い壁による環境的なセーフガードを提供するよりも，女性たちが抱える多くの問題にスタッフが対応してあげることのほうが，ずっと役に立つであろう．

高度保安サービスの提供に関する最近の調査は，政府に 2,500 万ポンドを貯蓄させることに結びついた．そのお金は，これ以上高度保安ケアを必要としない患者の転院を促進する最初の段階で使うことになる（Department of Health 2000 p. 12）．これは，不適切な保安レベルにおかれている女性たちがいることを十分論証できるものとなり得る．1996 年の統計では，高度保安環境にいる女性の 78％が中度保安環境を必要としており，中度保安環境にいる女性の 69％が低度の保安を必要としていることが示された（Warner and Horn 2001 p. 7）．また，ティルト報告書（Department of Health 2000 p. 13）では，「(3 つの特別病院すべての) 病院周囲を B 区分の刑務所レベルに強化するべき」と推奨しているが，特別病院の物理的な保安が拡大されるにつれ，この保安レベルを必要としない女性患者が多くなっている．

多くの中度保安病棟は，女性のためのケアの提供を改善させようとしている．これには，精神保健に関するナショナル・サービス・フレームワーク（Department of Health 1999 p. 50）が目指している「NHS 全体においては，患者専用の寝室，洗面所，トイレ等の設備を備えるという患者の標準的な権利を十分に満たす」という要求に沿うことも含まれる．いくつかの中度保安病棟では，女性を男性とはまったく別の建物で生活させる新しいサービスを開設しようとしている．また他のところでも，女性患者専用のベッドと専用の就寝エリアを確保する方向に動いている．専門家によっては，一緒に生活することで女性患者の間に望ましくない行為の悪影響が広がる可能性を懸念する人もいる．自傷行為は，学習反応だといわれてきた．しかし，著者の経験では，女性たちは困難な状況下において，お互いに援助の手を差し伸べて，想像以上の共感を示すことができるのである．

保安施設にいる女性のための多職種ワーキンググループ（MDWGWSS：Multidisciplinary Working Group for Women in Secure Services）は，1995 年にブロードムーア病院にて，中度保安施設にいる女性患者のケアの最低基準を作成するために会議を始めた．このワーキンググループは，ブロードムーア病院の退院プログラムパッケージの一環で中度保安施設に転院した女性たちが，そこでうまくやっていけず，同様の男性患者よりも早く高度保安環境に戻ってしまうように見受けられたことから結成された．実際はそうではなかったことが判明したが，ワーキンググルー

プの活動は，このような環境で女性が受けるケアの基準に着目する必要性を強調することにつながった．ワーキンググループでは標準化された指標を作成し（MDWGWSS 1999），それを職員と患者両者のための監査ツールとして，すべての中度保安サービスに配布した．これにより，女性にとって質の高いケアの供給を評価するためのよい基準ができた．監査によって多くのサービスは，男女別の入浴設備の提供といった，基本的な基準を満たすためにすべきことがたくさんあることが明らかになった．この基準は，国のガイドラインとしても使用されるようになり，女性患者に対する最低限の治療的な活動の提供についても少し詳細が盛り込まれている．ワーキンググループは，中度保安サービスにいる女性たちに影響する諸問題に対する働きかけを続けている．

女性による犯罪は，男性による犯罪の性質よりひどくないようである．保安病院にいる女性たちの入院は，器物破損，希死念慮もしくは自傷行為，攻撃的な行為もしくは病院スタッフへの暴力行為等，突然引き起こされた行為によることが多い．これらの事件は，法廷にまでもち込まれることはめったになく，高度保安環境への入所も必要とされない程度かもしれないが，良質なケアと治療を確実に必要としている．特別病院のケース記録の分析では，殺人，傷害，強盗，強姦，強制わいせつを犯した男性患者の割合が，女性患者に比べて高かった（Stafford 1999）．事実，保安病院にいる多くの女性たちは，精神保健法（Mental Health Act 1983）のもとでの入院であり，司法精神科の経歴はない．保健専門職である私たちからは，女性による暴力行為や攻撃行為は，扱いがより困難な状況にあるようにみえた．それゆえ，これまではこうした女性たちのためのサービス提供に限界があり，結果として彼女たちは高度保安病院にいるよりほかなかったのである．

また，別ではあるが関連した問題として，刑務所に入所する女性の数の増加が挙げられる．犯罪者ケアと再定住のための全国組織による報告書（Kesteven 2002）では，女性の犯罪経歴は男性のものとは異なっていることを強調している．報告は，女性囚人の精神科の罹病率は，とりわけ高レベルであると指摘している．このことは，刑務所に送られる女性の数を減らすためにしなければならいことがもっとあることを示しており，刑務所に送る刑ではなく，性の繊細さや地域への転換をもっと活用するよう提案している．加えて，囚人を迅速に，適した保安厚生施設へ照会し，転院させるための適切な調整がなされるべきであると主張している．

治療上の問題

Stafford（1999 p.1）によれば，「女性は，アルコール乱用や依存のかなり長い経過を有している傾向がある」．個人的な経験では，この領域では，女性限定の治療が効果を上げたことが多かった．なぜなら，これらの施設にいる男性たちは，薬物に関連する問題をもっている場合があり，彼らは欲求に駆り立てられる理由について，明らかに女性とは違った説明をするのである．たとえば男性は，物質乱用は自己治療できると言ったり，物質依存のコントロールには自信があると話したりする傾向があるが，女性の場合は，虐待生活の悩みに対処するため飲酒へとかり立てられていくのである．

「また女性は，人格障害と分類されることがあり，診断基準では境界性人格障害となるようである」（Stafford 1999 p.1）．トレバー・ギブンス病棟にいる女性患者は，怒り，操作的，脅迫的，要

求が多い，即座に解決し満足させる必要がある．深刻な自傷行為や器物破損を引き起こす等が特徴として挙げられている．これらは，喪失体験に関連している．こういった感情や行動は，激情的な状況においてしばしば彼女らに出現するものである．この状況において必要なのは，サポートに包まれること，スタッフとの時間，設定した境界を厳密に守るアドヒアランス等であり，物理的な保安を高くすることではない．たとえば，心理士が適切に作成し，管理する行動ケア計画が使われたりする．

　調査では，「女性は，幼少期に性的あるいは身体的，もしくは両方の虐待を受けている場合がかなり多い」(Stafford 1999 p. 1) と指摘している．女性が治療のために中度保安病棟におかれるときは，ほとんどの場合，少数派となる．彼女たちは男性優位の環境におかれ，その男性の多くは虐待を受けてきているかもしれず，中には虐待をしてきている人もいるかもしれない．虐待を受けてきた人たちは，信頼関係を築くことが難しく，セクシャルハラスメントという形で再び虐待が引き起こされたり，実際に身体的虐待を再犯されたりする可能性が常にある．女性は，この虐待から保護される必要がある．そして職員は，男女混合の環境に女性を住まわす際に生じる被害の可能性に気をつけていなくてはならない．Jennings (1994) は，精神医療で日常的に行われている実践と幼少期のトラウマとを比較して，苦痛の度合いを計り理解する試みをしている．たとえば，デポ剤の投薬を受けることと，虐待者に裸にされる屈辱とを比較する．あるいは，施設の中に閉じ込められる状態と，加害者の虐待から逃れられない状況とを比べるのである．治療上の重要な要素として，作業療法士はしばしば，肯定的な役割のモデリングをした自分自身を治療的に使用することになる．これには，たとえばスーパービジョン等を受けながら，自己を反映していくためのオープンで一貫性のある戦略が必要となる．知らないうちに，あるいは無意識でも，潜在的な被害を与えかねない実践は避けなければならず，それには作業療法士の高レベルの自己認識が不可欠である．

　虐待を受けてきた女性と親密に関わる作業療法士は，提案する活動のタイプを慎重に考慮する必要がある．関わるすべての職員と患者は，男性も女性も，否定的な役割モデルを使用しない，もしくは再び虐待を起こさないことを保証する必要がある．念入りな考えと計画のもとであれば，スポーツ等の近い距離で身体が接触する活動，特に水泳や競技ゲームは，非常に肯定的なものとなるだろう．「接触しない」という方針によって，職員の患者への接触が許されていない病棟もある．しかしながら，個人的な経験からすると，適切な境界が設定された正しい状況において患者を抱きしめることは，患者を元気づけ，肯定的な身体接触に出合う機会を与えることになるといえる．しかし作業療法士は，これを提供することに心地よさを感じなければならないし，それぞれの個人が，この経験を確実に肯定的に捉えられるようにしなければならない．

　「女性はまた，同様の男性患者と比べて親という立場であることが多く，おそらく入所前は主要な世話をする立場の人であった」(Stafford 1999 p. 1)．さらにまた，子どもたちから離されて治療を受けさせられるという状況の問題を，スタッフはしっかり理解しなければならない．多くの女性は，罪の意識や，社会的不適格さ，ひどく動揺した気持ち等を抱いており，子どもたちと再び一緒に生活することはできないかもしれないという事実に対処しなくてはならない局面がしばしばある．治療プログラムの役割として女性には，将来的な子どもとの関係にかかわらず，親とし

ての技能を習得させる必要がある．彼女たちの多くは，極度に混乱した幼少期を過ごしてきたであろうことから，親としての技能を習得することは，自分の子ども時代や親からの影響に着目することにもつながる．一方で，母子について考えるとき，自分もしくは他人の子どもを殺そう，あるいは実際に殺してしまった女性たちもまた近くにいるという複雑な問題も存在するのである．

作業療法士にとってもう一つ考慮すべき重要なことは，女性たちの多くは一度も仕事をしたことがなく，それゆえに，収入についてはもっぱら国に頼っているということである．これは作業療法士に，役割，職業的バランス，社会問題といった問題に目を向けさせることになる．彼女たちは同様の男性患者よりも若いために，就職を経験していないのかもしれない．病院や地域において，就労の経験は，認識されたニーズといえるであろう．彼女たちは，知らない人に交じって交流することに慣れていない．社会にいる一般的な女性たちは，人生において，よりよい就労の機会を含め大きなエンパワーメントを経験してきている．そして，彼女たちの多くは，キャリアと並行して家族を育てることにも成功している．これを保安環境にいる女性たちに照らし合わせてみると，女性患者に身につけさせる技能については慎重に考慮する必要がある．司法精神科領域から去るとき，彼女たちは雇用の選択がもっと多い社会に再び戻っていくであろう．母親でありながら仕事をもち，そのうえ家事を切り盛りすることは誰にとっても難しいことである．その他にも，保安病院にいたというスティグマをはじめ，数々の困難が予想されることから，女性患者の退所準備において作業療法士は，大きな課題に直面するのである．

高度保安精神医療サービス委員会（HSPSCB）のために行われた調査で，女性たちが治療期間中に必要と感じたことは何かを尋ねた．彼女らが強調したのは，「選択する責任と機会の増加，選択できるためのより多くの情報，より多くの女性限定の活動，より多くの利用者参加と関与」であった（HSPSCB 1999 p.10）．利用者関与，選択，責任の3つは，作業療法士が治療で患者に関わるときの一般的な手法である．Chacksfield（1997 p.372）は，精神保健において作業療法士が関わる際に核となる技能をいくつか明らかにしている．これらには，「日常生活活動（ADL）や仕事，余暇における精神状態の影響の評価；認知面，感情面，社会面，行動面，そして生活面の対処技能を強化するためのグループワークを基本とした活動の使用；自己や他者へのリスクとなる行動や，診断とニーズのある領域の策定に寄与する行動の観察とモニタリング」等が含まれている．これらの技能によって作業療法士は，保安環境における女性たちが望むものを提供できるようになり，これにより今度は彼女たちのニーズに出合うことができるというすばらしい機会に恵まれることになるのである．女性たちは，提供された活動のほんのわずかしか「女性に向けた，適切で，目的に沿ったものはなく，多数派である男性のニーズによって女性の活動が制限されている」と感じていた（HSPSCB 1999 p.10）．たとえば，多くの病棟は伝統的に，男性向けのスポーツ活動や，レンガ積み，グラウンドの整備，木工といったハードな活動を提供しているのである．

男性との接触は，女性に提供される治療形態の中で非常に重要な部分かもしれないが，それは安全な環境下で実施される必要がある．可能であれば，そこでの経験は肯定的なものにすべきである．肯定的でない場合には，女性患者に，その人間関係の相互作用に対処する機会を与え，そこで得たことが彼女の人生経験として組み込まれるようにする．加えてこれはスタッフにとって

も，今後別の患者が危険にさらされかねない，似たような状況を評価できる機会となる．不快で脅えるような状況に直面したときに女性職員たちが使う対処戦略を確認することで，セラピストは，彼女たちと協同して新たな，そしてより適切な戦略に取り組む機会を得ることができる．これは特に，男女別々の高度保安環境から男女混合の中度保安環境に移動してきた女性患者に有意義である．中度保安環境では，男女混合グループによる治療もいくつか提供されている．男女の再統合はゆっくり行われ，まずは美術や調理のような技能をもとにした男女混合グループから始めて，徐々に一般社会と似たような統合された場をもつように導いていく．援助があれば男性も女性も自信を高め，男女混合の環境下でも，より治療ベースのグループ活動を行うことができるようになるが，この過程のスピードを決める際には，常に患者が中心にいなければならない．精神保健に関するナショナル・サービス・フレームワーク（Department of Health 1999）では，同性のみで日中過ごせる場を提供するよう提案しているが，女性たちは，治療時間外は男性優位の場所で生活していることがしばしばである．

作業療法

　では，作業療法士は保安施設における女性たちに対して，いったい何を提供すべきなのであろうか？　治療では，自尊心を高める目的と，女性患者たちに人間関係に対処する肯定的な経験を与える目的のために，個人的および集団的な活動を行うべきである．セラピストたちは，ケアの提供者として，それが入院中や地域への訪問であっても，患者が子どもたちに対して安定感を与えられるように，親としての自信をもてるようにすべきである．

　虐待を受けてきた女性は，しばしば身体に対して破壊的な考えをもっており，自己を尊重する気持ちに欠け，自分を危険にさらすことなく男性と交流する方法を知らないかもしれない．虐待はしばしば性の促進と拒絶の状況を引き起こし，この2つの強力な経験を中心にすべての相互交流が回ってしまい，それが女性を特に傷つきやすくさせている．男女混合の環境で生活する経験は，密接にモニターされる必要がある．なぜなら，他患者との関係性において虐待は，容易に再び起こる可能性があるためである．自傷のエピソードに怯えている女性は，自己イメージにも問題を抱えているかもしれず，男性との生活によって自尊心の低い自信のない感覚になってしまうかもしれない．肯定的な自己イメージや容姿に対する健康的な興味に焦点を当てた活動は，活動の内容そのものに触れる機会となるだけでなく，女性同士がお互いにつながりをもち，支え合える非公式な機会にもなる．たとえば，ネイリングのような単純な活動には，共通点のほとんどみられない女性たちが集められる．女性たちは，大事にされる価値のある大切な人間としてみられたように感じながら部屋を後にする．また，彼女たちは，単純で恐怖感のない方法で，容姿について考える時間を過ごすことができる．女性患者たちがスタッフの爪を塗ってあげられる環境を設定することで，彼女らの自信や自尊心は押し上げられ，スタッフと患者間の関係性を安全な方法で和らげられる．手や爪に触れることは，多くの女性にとって身体の中で安全な部分であり，たとえばマッサージのようなストレスになり得る他の活動ほどの危険性はないだろう．

　女性はまた，男性とはまったく違う保健的ニーズと教育を受ける権利をもっており，女性の身

体的な健康問題のアドバイスや治療を受ける権利もある．さらに，彼女たちが毎年，あるいは定期的に健康診断に関する情報を得られるようにすべきであり，それについては男女混合の健康教育グループ等で話し合うのではなく，必要に応じて個別の状況に見合った個人的な質問ができる環境を設定すべきである．

　他の活動やグループとしては，余暇のグループやリラクゼーション，そして怒りのマネジメント，不安マネジメント，問題解決，対処技能といった技能をベースにしたグループがある．女性たちが自分自身を表出できるような活動，たとえばトーキングセラピーを用いたり，生産的な創作系の課題を使ったり，もしくはその両方を組み合わせて使用するグループもまた重要である．女性の問題や役割を考えるディスカッションのグループは，人気がある．いくつかのサービスでは，女性の自傷行為に特化して焦点を当てた自傷グループを始めた．

　健康と美の両方の問題をグループ環境で取り扱う方法は，トレバー・ギブンス病棟の女性たちには功を奏しており，そこにいる患者の一人は，「"女の子"らしいことをする機会を楽しみながら，自分自身を大切にすることについて学んでいる」と評価している．セラピストの観点からも，病棟環境全体において患者の自信や外見に著しい違いがみられた．また，ここの女性たちは，調理のような非常に実用的なセッションも楽しんでいるようであった．大多数の人たちが，退院後に確実に必要となる活動においても秀でることができると感じている．買い物のための外出もまたとりわけ人気があり，何度も何度もリクエストされる．ある女性は，「女性グループで外出することは，とってもすてき」であり「何年もあんなに楽しんでいなかった」と言っていた．セラピストにとっても，女性にとってごく普通と思われる活動の中で，健康問題，金銭管理，社会技能等に目を向ける機会が与えられるのである．

　スポーツは長い間，身体と精神の両方の健康問題をもつ人々にとって非常にためになる活動として認識されてきた．確かに司法精神科領域においても，すべての患者に活用できる治療的手法としてよく知られている．しかし，男性患者と一緒に行う1チーム5人の室内サッカーに喜んで参加する女性患者もいるが，女性だけで行うスポーツを好む患者もいることから，男女混合のいかなるチームゲームにおいても女性には明らかに付き添いが必要である．しかしながら，男女間の健康な意味での対立意識や競争は当然のことかもしれず，それゆえ適切な時期であれば男女混合の活動を促進してもよい．地域における余暇活動では，スタッフの男女バランスにも十分配慮しなければならない．たとえば，プールで女性に付き添うポジションには，決して男性の付き添いをおくべきではない．このような場所への最初の外出は，注意深くモニターしておく．一般社会との再統合は，比較的安全な司法病棟の中で慎重に緩やかに行う男性との再統合と比べ，ストレスが高いからである．神経性無食欲症（拒食症）のような摂食障害の経歴をもつ女性には，通常の健康や幸福のため，緩やかに心肺および循環機能を促すエクササイズプログラムが必要であり，それを注意深くモニターする．彼女たちの中には向精神薬の副作用による体重増加を経験している人もいるため，これについても，しっかりモニターされた運動プログラムによって，慎重に配慮しながら取り扱うべきである．多くの司法精神科サービスは，幸運にも小さな体育館を敷地内にもっており，さまざまな治療段階でこのような介入を提供できる．スポーツ施設を女性患者に使用させる際には，適切な服装について考慮しなければならない場合がある．特に，男性ス

タッフや男性患者と一緒の活動を行う際には，女性に適切で運動しやすい服装にするよう促す必要があるかもしれない．

仕事の経験は，雇用経験が一度もない女性だけでなく，雇用経験がある女性にとっても有益となる．トレバー・ギブンス病棟には，そこで暮らす人々の利益となる仕事に参加するという患者の確立された文化がある（たとえば，毎日の患者用キッチンの掃除，灰皿の掃除，病棟の車の掃除等）．すべての患者が仕事をもつ機会を与えられており，それに伴う金銭的な利益があることにより，責任感，説明責任，達成感，自己効力感，一般社会に受け入れられる行いができる能力等がもたらされるのである．女性患者たちは，伝統的に女性の役割とみられている仕事だけでなく，どんな職種でもかまわないから仕事をもつことを奨励されている．これは男性向けの職種でも働きはじめた現代の女性の文化に見合っているが，おそらく彼女たちはそのことがもたらす困難を経験することになるであろう．トレバー・ギブンス病棟では，女性のために，このような仕事の機会をより広い地域に求め，拡大させようとしている．しかし，これがうまく確立されるまでは，アセスメントで役に立つと評価されれば，退院したすべての患者たちが，最初のうち何かしら病棟内での仕事を続けることになるのである．

結論

犯罪の種類，個人の経歴，診断は，保安サービスで生活する女性たちと男性たちを区別するうえで鍵となる要因である．これらの要因は，サービスや介入を計画するときに考慮されるべきである．作業療法士のねらいは，患者のもつ最大限の能力を発揮して生活できるよう力づけることである．実践的な技能や治療の提供を通して，喪失やトラウマを認め，女性たちは保安環境の外に出ても上手に人生を続けることができるようになる．作業療法士としては「目的をもった，適切な活動に関わる必要性」を認識している女性患者たちに対応することで，そのねらいが成し遂げられるのである．

文献

Chacksfield J (1997) Forensic occupational therapy：is it a developing specialism? British Journal of Therapy and Rehabilitation 4 (7) 371-374.
Department of Health and Home Office (1992) Review of Health and Social Services for Mentally Disordered Offenders and Others Requiring Similar Services, chaired by Dr John Reed. Final Summary Report. HMSO.
Department of Health (1999) National Service Framework for Mental Health. Department of Health.
Department of Health (2000) Report of the Review of Security at the High Secure Hospitals, chaired by Sir Richard Tilt. HMSO.
High Secure Psychiatric Services Commissioning Board (1999) Secure Futures for Women. Department of Health.
Jennings A (1994) On being invisible in the mental health system. Journal of Mental Health Administration 21 (4) 374-387.
Kesteven S (2002) Women who Challenge：Women Offenders and Mental Health Issues. A Nacro Policy Report. National Association for the Care and Resettlement of Offenders.
MDWGWSS (1999) Minimum Standards of Care for Women in Secure Settings, chaired by S Pearson. Broadmoor

Hospital, Crowthorne.
Mental Health Act (1983) HMSO.
Stafford P (1999) Defining Gender Issue：Redefining Women's Services. Women in Special Hospitals.
Warner S and Horn R (2001) Introduction：Positive directions for women in secure environments. Issues in Forensic Psychology (2) 6-10.

用語解説

トレバー・ギブンス病棟（Trevor Gibbens Unit）――英国・ケント州にある中度保安病棟であり，62床を有している．そのうち，女性病床は15床である．

第2章 発達障害領域における司法精神科作業療法

Rachel Prentice　Kirsty Wilson

はじめに

　Ward（1990 p.4）は発達障害者を「知能が平均より有意に低く，社会が求める文化的な生活に適応する能力が著しく乏しい者」と定義している．触法行為もみられるようなら，彼らは司法精神科領域の対象となる．この章は，デボン州にあるラングドン病院のリーンダー病棟の経験をもとに書かれている．リーンダー病棟は，軽度および境界域の発達障害を対象とした，37床の部分開放の司法精神科病棟である．ここには，保護室を備えた16床の入院病棟と，16床のリハビリテーション/退院前病棟がある．さらに，スタッフが9時から5時まで配置されて自立生活を支援している訓練用のアパートがあり，5つの各戸独立式アパートもある．リーンダー病棟では男女両方へサービスを提供しており，ここにいる看護師は精神保健と精神障害のどちらのケアの訓練も受けている．

勾留

　司法精神科領域の患者たちは，精神保健法（Mental Health Act 1983）Ⅱ部とⅢ部のもとに勾留されている．通常これらは，それぞれ3項や37/41項にもとづいている．加えて，司法領域の発達障害の患者は，保釈中にアセスメントや保護観察の命令によって勾留されることもある．概してそういった患者は差し戻され，弁護士，裁判所，刑務所，あるいは地域のチーム等から司法精神科領域の発達障害サービスを紹介される．アセスメントは，専門医とチームメンバー，大抵の場合は看護師を含め，共同で実施される．入院が適切と思われる場合は，裁判所に報告書が送られる．裁判所の合意が得られれば，患者は保釈中にさらなる期間，アセスメントのために入院する．アセスメントには通常3カ月かかり，多職種チームは協同して裁判所への報告書作成を進めていく．アセスメント期間を経て，入院の方が患者にとってよいと判断されれば，裁判所は2年から3年の保護観察を勧めるであろう．この中には，最初の入院期間も含まれる．実際のところ，患者は18カ月から2年の病院での保護観察命令を受けることが多い．リーンダーの入院病棟とリハビリテーション病棟に入院した患者の平均在院期間は，17.2カ月である．退院後は残りの期間を地域の保護観察サービスの管理下で過ごす．これが，司法精神科領域の発達障害サービスが，一般的な司法精神科領域のサービスと異なる点である．

文献を簡単に概略すると，発達障害の患者は，主診断で明らかに精神疾患がある患者とは異なった特別なサービスを受けるべきであるという一般的な合意が示されている．また，重度の発達障害と軽度の発達障害では，異なったケースマネジメント戦略が必要である（Cohen and Eastman 2000, Gralton et al. 2000, Halstead 1996, Johnson et al. 1993）．

一般的な情報

多くの患者には，複数の診断がついている．精神疾患，遺伝的な障害，広汎性発達障害等が，発達障害の診断によく付随するものである．Graltonら（2000）は，人口統計で発達障害の人口における統合失調症の割合が増加傾向を示していることを強調している．彼らはケースレポートで，統合失調症の治療が発達障害者の臨床像を著しく改善させた6人について詳細に述べている．FraserとNolan（1994）（Dickens 1998からの引用）は，発達障害者が精神疾患を有する割合は，重度の障害に関しては8％から15％程度であるが，軽い障害も含めると発生率は50％以上にまで上ると指摘している．同様に，Dickens（1998）は自閉症も同じような状況であると述べている．多くの患者は，完全な自閉症ではないが，自閉症スペクトラム障害を呈している．アスペルガー症候群も，リーンダー病棟では決して珍しい診断ではない．

司法精神科領域の発達障害者のニーズを一般化するつもりはないが，共通したニーズがあり，それらは**表1**に要約している．これでわかるのは，主診断が精神疾患である患者集団と，主診断が発達障害の境界域にある患者では，明らかに類似している点があるということである．しかし，いくつか顕著に違う点もある．

発達障害の境界域と診断のついた患者の長所は，動機づけが高いことである．これは，精神疾患の陰性症状がないことによる影響といえるかもしれない．グループや治療セッションの理解度は高く，継続的に参加できている．個人的な経験からいえば，これは行動を変えたいという願いからというよりは，参加証明書やコーヒーとオレンジケーキが欲しいからという場合も多い．しかし，はじめの動機の要因が何であれ，患者は自身の技術や能力を向上させる機会をすぐに受け

表1　共通したニーズ

行動的/社会的遂行	認知
落ち着きのなさ/多動	理解力，論理性，推理力の不足
行動や言語交流の未熟さ	学力の乏しさ
対人関係機能の乏しさ	洞察や自己認識の不足
社会的合図に対する認識や反応の困難さ	注意の持続が限定的
適応的な対処技能の不足	自己中心的
適応的でない対処技能への依存	自尊心の低さ 認知の固さ

入れ，達成できた際には満足感を言葉で表わしている．入院時から積極的に活動に参加していたある患者は，患者代表の役割を非常にまじめに果たした．彼は，読むことができないにもかかわらず，責任感を発揮し，議事録のファイルをきちんと整理することに非常に誇りをもっていた．彼らの可能性を信じ，それを育成する複合的なアプローチが，患者を成長させ，向上させるのである．

作業療法の役割

　保健医療の他の分野においても，成功するチームというのは，個々の患者に対する包括的な治療を達成するため，協同して働き，情報を共有し，各専門職がチーム内で独自の機能を遂行できるようにお互いが支え合っている．司法精神科領域の発達障害群に対する作業療法士の役割は，基本的には一般の司法精神科医療における役割と同じである．しかしながら，発達障害の患者には特定的な限界があることが認められており，その限界が実践にどのような影響を与え，どう知識を与えていくかという違った役割も加わることになる．

　典型的に作業療法士は，教育者，臨床家，支持者，ファシリテーター等の役割を取るものである．「Valuing People：発達障害のための新しい戦略」白書（Department of Health 2001）では，権利，自立，選択，包括の4つを鍵となる指針として強調している．これらの指針は政府の計画の中核であり，発達障害者とその家族が，充実した自立的な人生を送る機会を与えることを目的としている．同様の指針は，長きにわたり作業療法の中核にも流れており，司法精神科の発達障害領域における実践にも自然と影響を与えている．

実践のための理論的アプローチ

　経験からも，作業療法モデルに従うことを強くお勧めする．リーンダー病棟では，ReedとSanderson（1992）の「作業モデルによる適応」と，Kielhofner（1995）の「人間作業モデル」（MOHO）の両方の視点が日常的に使われている．種々のアプローチを取捨選択した実践をみて，理論の理解を欠いたでたらめなアプローチだと判断すべきではない．著者の経験ではむしろ，患者独自のニーズに対応するために，異なるさまざまなモデルから要素を抽出し，適用することが役立っている．

　しばしば発達障害のサービスにおいては，介入を基礎とした行動的アプローチを展開し，問題行動や望ましくない行動を減らすよう求めつつ，望ましい行動を促進することを目的としている．作業療法士は，はっきりと予測できる結果をもちながら行動目標を作成する過程に精通しているであろう．

　認知行動療法的なアプローチは一般的となり，発達障害の患者群においても集団活動の中で広く使われている．しかし，もし患者がすぐに考えや気持ちを明確に表現できると期待しているならば，認知的アプローチにおいては困難を経験することになるであろう．

　クライエント中心主義のアプローチでは，患者の認識したニーズをもとに，ニーズや目標の優

先順位やゴールについて患者に聞いていく．ここで想定されることは，治療過程への動機づけが保証されるということである．発達障害の領域においては，セラピストに提案された目標では自己認識の不足が目立ってしまうことから，患者は，自分の目標とセラピストの目標との間で葛藤が生じることがある．このような不一致が生じた際には，繊細なアプローチが鍵となる．

アセスメント

　発達障害の程度が軽度あるいは境界域で，かつ罪を犯し，精神疾患もある患者のアセスメントは複雑である．作業療法士は，彼らの機能している能力と不足している能力とを詳細に分析しながら，作業遂行能力を十分に正確に理解する必要がある．

　初期評価のために，患者との面接に先立って基本情報が集められる．これには，以下のようなものがある．

・入院の理由，犯罪の兆候，診断
・司法的経歴
・精神科の病歴
・服薬歴
・生育歴や家族歴
・薬物やアルコール歴
・リスクアセスメント

　アセスメントの次の段階は，**ラポールの形成**である．患者は，新しい不慣れな環境におり，入院の理由についての十分な洞察も理解もないため，治療関係を築くためには柔軟性と繊細さが必要である．患者の多くは，虐待（身体的，性的，感情的）を受けてきたか，機能不全の環境で育ってきたため，新しい人々に心を開いたり，信頼したりすることが難しいかもしれない．

　ある一定レベルの信頼関係が構築できて，初めて**十分な機能的アセスメント**が可能となる．十分な包括的アセスメントには，数週間を要する．アセスメントの目的は，作業遂行と機能障害に陥っている作業領域の確認，特に犯罪や問題行動につながる部分の確認である．これには，以下のような調査を含む．

・作業的役割，興味，価値
・作業的バランス
・入院前の生活スタイルに対する患者の満足度
・患者の現在の遂行技能

　これらは，さらなるアセスメントや介入を計画するための基礎となる．

　評価には，さまざまな**評価ツール**や方法が使われる．リーンダー病棟では，面接，チェックリスト，質問紙，観察，標準化された評価のすべてを活用している．なぜなら，この患者集団においてアセスメントを実施する際には，柔軟なアプローチを必要とするからである．かつて作業療

法部門では，発達障害の患者のための評価ツールが不足していたため，しばしば評価を工夫していた．また，作業療法モデルの活用は，十分で全体的なアセスメントを確実に行う助けとなる．作業療法モデルの理論的な枠組みは，評価ツールの選択にも影響する．リーンダー病棟では，役割・興味チェックリスト，カナダ作業遂行測定（COPM：Canadian Occupational Performance Measure）（Law et al. 1994），運動および処理技能評価（AMPS：Assessment of Motor and Process Skills）（Fisher 1999），その他の人間作業モデルのアセスメントがうまく使われている．

介入

　作業療法士は**活動を選択**して，患者が意味や価値（意味のある活動）に触れるようにし，その意味のある活動を機能障害の変化と改善のために，分析，段階づけ，適合し，応用するといった中核となる専門技術を用いる．Hagedorn（1995）は，このことを詳細に述べている．司法領域における発達障害の分野で働く作業療法士の技術の1つは，患者のニーズと限界が，犯罪行動にどのように影響を及ぼしてきたかを明確にし，理解することである．機能障害に焦点を当てた介入を計画，実行することにより，セラピストは患者の作業技術を伸ばして，機能的な自立を育成しようとしている．これは他のすべての領域の作業療法と違いはないが，司法領域における発達障害の分野においては，作業療法は犯罪行動に対処し抑制する過程にも貢献している．

　介入の計画は，技術のいる仕事である．リハビリテーション計画の組み立ては，アセスメントから得た情報の解釈と分析を通して成し遂げられるものである．司法領域の発達障害患者が示す多くの複雑なニーズや不足している部分への介入が優先され，それらは現実的で適切な短期，中期，長期目標に組み入れられる．同意や目標設定の際には，患者と協業して進めることが重要である．これにより，彼らのニーズや希望が反映されることになるからである．しかし，患者の態度やニーズの状況によっては，セラピストはより指導的な役割を担う必要があるかもしれない．

　この領域の作業療法では，次のような**介入**が必要であり，p.158のケーススタディにおいてもこれらを組み込んでいる．

・日常生活活動，個人的活動，地域での活動
・余暇や趣味の開発
・職業リハビリテーション
・社会生活技能および適切な行動の育成
・自信や自尊心の構築
・地域生活技術の育成　例）金銭管理，買い物，交通安全，地域資源の利用等
・認知の技能の育成
・対処技能の育成，特に柔軟な思考，問題解決，不安や怒りのマネジメント

　作業療法の役割の中で，認知技能の不足に対処するために，伝統的な活動を基礎とした介入ではなく，直接的な介入に挑戦するセラピストもいるかもしれない．しかし作業療法士は，リハビリテーションプログラム全体の中でこれらの介入を促進しやすい立場にある．重要なことは，肯

定的な対処技能を育成し，患者の機能的な自立を増やし，結果として，反社会的行動あるいは犯罪的行動といった負の対処方法への依存を減らし，再犯や社会的な孤立を防ぐことである．作業療法士は，患者が肯定的な対処技能や対処方法に関する基礎知識を深められるよう仕向けるだけでなく，患者にそれらの技術を，病院や地域といった実践的で現実的な場面で適用させたり，向上させたりすることもできる．他の専門職，特に心理職はこの領域において長けていることが知られているため，協同して介入にあたることが強く勧められる．これにより，成功の可能性は非常に高くなり，チームの働きを高めるという二次的効果ももたらし，患者の治療にとって有益となる．

身体的な健康問題についても対処しなければならない場合があり，よくあるのは，たとえば高齢で長期入院の患者や，喫煙に関連した疾患等である．動作や知覚の問題，特に「ぎこちなさ」，協調性の困難さ，空間認知の問題等が時々出現する．

集団介入と個別介入のどちらが適切かを判断する際は，アセスメントにおいて認められた患者のニーズをもとに決定する．ここでは，個別介入も集団活動による介入もどちらも使われる．司法領域における発達障害の患者への介入は，一定で同じものにはなり得ない．患者たちは，両方のタイプの治療に関わることが有益となる．個別と集団の介入を同時に使う場合もあれば，または片方が他方に先んじて使われる場合もある．認知能力に制限がある場合には，集団の環境では情報が欠落してしまうことがあるため，個人の状態に合わせた治療のほうが，より大きい学習効果が得られるかもしれない．しかし経験的にいえば，体験的学習から得たことは強烈に記憶に残る可能性があり，集団環境のほうがよりこの効果がある．「発達障害の人々は，作業遂行全体には反映されない特定の技術のポケットをもっている．このため，発達障害領域では，経験的な学習と技術をもとにした学習の組み合わせが特に効果的である」ともいわれている（Creek 2002 p. 427）．

司法領域における発達障害サービスに関わるうえでの特別な配慮

確固たる境界

すべてのスタッフは，確固たる境界を設定し，それを維持しなければならない．患者はしばしば，言語的あるいは身体的な攻撃性や，欲求不満に対する忍耐力の低さといった問題行動を表出させる（Johnson et al. 1993）．許容される行動とされない行動の限界を設定し，それを強化することによって問題行動がコントロールでき，長期的には問題行動の減少が望まれる．

一貫性

すべてのスタッフが，一貫したアプローチを行うことが重要である．専門職種間で定期的に効果的なコミュニケーションをとることにより，一貫した協業的なアプローチを確実なものとし，矛盾する介入の実施を避けることができる．

限界 ………………………………………………………………………………………………

　患者の認知能力，特に知的能力と言語的能力を考慮することは重要である．認知機能の限界は，患者の理解力，学習力，効果的な対人交流に，多大な影響を及ぼす．患者は，実際には困惑し言語を誤って解釈しているのに，自分の限界を埋め合わせる方法を学習しているので理解しているかのようにみえる．このことは，実践上のヒントをもたらしてくれる．第1に，患者と言語的な交流をもつときは，言葉の使い方を意識し，敏感になることが重要である．明確で，単純な言葉が一番よい．伝えた内容を完全に理解し把握できているかを確認するために，患者に情報の復唱を促すことも有益である．第2に，介入においては書かれた（描かれた）情報が有用であり，適切であることを評価しておくべきである．特に集団活動においては，印刷物，図表，OHP等を使用する．もし患者の読み書きの能力がまったくないか，あるいは著しく低い場合には，これらはほとんど使わない．このような場合には一般的に，文字情報よりも視覚的に補助し，手がかりとなるものが使われることが多いようである．つまり，効果的なサービスを提供するためには，創造力が必要なのは明らかである．

評価

　評価は，作業療法の過程全体を通して，継続的に行われる．リハビリテーション計画は，患者と連携しながら再検討され，修正される．患者は，リハビリテーションを通して変化し，進歩する．しかし，各個人によって変化の度合いはさまざまである．微かでもきわめて意味のある変化が起こることもあり，その変化を認識するためには，定期的な評価が不可欠である．多職種による再検討と評価は，通常はケアプログラムアプローチ（CPA）において，3カ月ごとに行う．ここは，各専門職種の介入を評価するだけでなく，リハビリテーションの次の段階の計画について話し合って，将来の方向性を調整する場でもある．

退院計画

　退院計画は，地域のチームと，進行中の治療に責任のある関係者が共同で行う．治療のサマリーやこれまでの進捗状況の報告に加えて，普段から連携を密にすることで，ニーズのある領域や介入に関する情報の包括的な引き継ぎが可能となる．作業療法士は，患者の居住先や作業施設を訪問することにより，病院と地域の移行を援助することもある．これは簡単なことに思えるかもしれないが，実際，移行には困難が伴う．Halstead（1996 p.81）は，司法領域における発達障害の分野においては「境界域の患者があまりにも多いため，彼らを引き受けるサービスがない」と強調している．地域のチームが彼らについての責任をもとうとしても，複数の診断があるために困難が生じる．精神保健と発達障害のサービスのどちらが患者の現在行っている治療を管理するのに適しているかについて，意見の対立が起こることがある．

ケーススタディ

テッド（26歳）は，器物損壊の罪によりアセスメントのために刑務所から保釈中に入院してきた．ラングドン病院で2カ月の鑑定期間を経て，病院への入院を伴う3年の保護観察が言い渡された．地元の発達障害サービスでは，彼はすでに知られた存在であった．4年前にも，彼は暴行と公務執行妨害のために2年の保護観察が課せられていた．生育歴では，テッドは4歳のときに施設に引き取られている．彼には18歳まで里親がいたが，その後は産みの親とも里親ともほとんど会っていなかった．彼は，16歳まで特別学校に通い，何の資格も取らずに卒業した．18歳からは，ベッドと朝食のついた個室のケアホーム数カ所に居住した．しかし，易怒性，器物損壊，暴力的な行為によって，これらのケアホームへ住むことができなくなってしまった．テッドは2年間パートタイムでボランティア活動をしていたものの，収入のある仕事をしたことはなかった．

作業療法の初期評価では，テッドが入院した理由を正確に把握していることがわかった．テッドは，介入の目的を次のように述べている．

・自立をするため
・怒りのコントロールを学ぶため
・ボランティア活動をするため

作業療法士が認識している目的は，以下のものであった．

・対処技能の向上，アンガーマネジメントや不安マネジメント等
・認知能力の発達，たとえば記憶集中力の改善や認知的な固さの最小化
・自信あるいは自尊心を高める
・自立生活のための技能の向上
・余暇の興味の幅を広げる
・社会的支援体制の向上
・就労技能を高める機会の提供
・自己表現およびコミュニケーション技能の促進

テッドは6カ月間入院病棟に入院し，その間，表2にあるように，グループや個別のセッションに参加した．

彼の経過は観察され，気分や自尊心に全般的な改善が認められた．テッドは，社会生活技能グループの中で進歩が認められ，リハビリテーション病棟に移り次の段階のより複雑な社会生活技能グループに参加することが認められた．彼は，他の患者からの脅かされる状況に何度もうまく対処している様子が観察され，攻撃的でも不適当でもない行動が報告された．自分の希望を適切に表現することについても，順調な上達がみられた．テッドはリハビリ

表 2　入院病棟における介入

介入	目的
趣味グループ	・余暇の楽しみの促進 ・社会的相互作用の奨励 ・自尊心や自信の構築
社会生活技能グループ	・技術を学び訓練し，能力に自信をもつ ・社会的な関係をつくり，維持する
個別調理	・家事技能の発展 ・認知技能の発展　例）記憶，集中力，問題解決 　自尊心を養う
アンガーマネジメントグループ　および 1対1の心理面接	・怒りの引き金と，現在の対処メカニズムに対する気づきの促進 ・悪い対処法を適応的な対処法におき変え，学んだ技術の効果を継続的にモニタリングする
不安マネジメント	・不安の原因や，個人的な徴候の理解 ・効果的なマネジメント技術の向上

テーション病棟へ移動して，ここで11カ月間を過ごし，表3にあるようなグループやセッションに参加した．

　これに加え，テッドは教育，スピーチセラピー，身体の健康，フィットネス（理学療法）に関わり，心理学，個別調理，趣味グループにも継続的に参加した．彼はリハビリテーションプログラムに積極的に関わり，意欲をもち続け，楽しんで取り組み，明確な将来の方向性をもっていた．個別の生活技能への介入，社会生活技能や自尊心のグループでは，地域に帰ることについての彼の不安の高さが多少影響したが，それでも彼は具体的な希望をもって新しい環境に近づこうとし続けた．職業リハビリテーションでは，彼は最も基本的な仕事を処理し，助けや助言を適切に求めることができるようになり，必要時には自分自身の限界を洞察できる段階に至った．退院の4カ月前に，テッドは一人暮らしの生活技能をさらに高めるため，訓練のための住居施設を紹介された．彼は基本的な生活に専念し，限られた予算の中で買い物し食事をつくるという責任を果たすべく支援を受けた．

　退院の計画を立ててみると，彼のニーズは以下のものと判明した．

・認知的な固さによる，問題解決や柔軟な考えの難しさ
・怒りや不安のマネジメントやアサーティブトレーニングを含む，対処方法のさらなる発達

　入院から17カ月でテッドは退院し，残りの保護観察期間の責任は，地域の発達障害チームや保護観察部門に引き継がれた．彼には，希望していた一人暮らしに近い，日常生活の多くを自分で行うような援助付きの施設が用意された．また，地域で就労する機会として，保

表 3 リハビリテーション病棟における介入

介入	目的
問題解決グループ	・柔軟な考えの促進と，認知的な固さの減少 ・問題に対する肯定的対処方法の学習 ・学んだ技術の実践的応用
自尊心グループ	・入院時からグループワークに関わることによる自尊心の向上
個別の生活技術	・地域の社会資源に慣れ，自信をつける
個人的な関係性	・安全な性行為，法律の問題，情緒的に密接な関係等を含む，身体的/性的な関係性の進展に関する問題に対する気づきを促し，理解し，話し合う
職業リハビリテーション	・仕事の技術，態度，行動について十分なアセスメントの実施 ・労働習慣を再び得られる機会の提供，および将来の就労機会に対する興味を日常的に維持する
社会生活技能グループ	・技能を学び，訓練し，自信をつける ・社会的な関係性づくりと維持

護的就労施設が紹介された．

結論

　要約すると，この章では，複雑なニーズをもった特別な患者集団の一人ひとりに適したリハビリテーション活動の根拠となる，しっかりとしたアセスメントの過程が重要であることを強調した．司法領域における発達障害のリハビリテーション過程において，作業療法は明らかに中核を任っている．この患者集団からもたらされたニーズや挑戦は，セラピストとしての私たちに，広範囲にわたる技術，知識，創造性を十分に活用する機会を常に提供してくれる．また，司法精神医療という特定の専門分野で得た情熱や職業的な満足を分かち合えるよう願っている．

文　献

Attwood T（1998）Asperger's Syndrome：A Guide for Parents and Professionals. Jessica Kingsley Publishers.
Cohen A and Eastman N（2000）Assessing Forensic Mental Health Need, Policy, Theory and Research. Gaskell.
Creek J（ed.）（2002）Occupational Therapy and Mental Health（3rd edition）. Churchill Livingstone.
Department of Health（2001）Valuing People：A New Strategy for Learning Disability for the Twenty-first Century（White Paper）. HMSO.

Dickens D (1998) 'Learning Disability'. In : The Special Hospitals in Managing High Security Psychiatric Care, Kaye C and Franey A (eds.). Jessica Kingsley Publishers.

Fisher A (1999) Assessment of Motor and Process Skills (3rd edition). Three Star Press.

Gralton E, James A and Crocombe J (2000) The diagnosis of schizophrenia in the borderline learning-disabled population. Six case reports. Journal of Forensic Psychiatry 11 (1) 185-187.

Hagedorn R (1995) Occupational Therapy : Perspectives and Processes. Churchill Livingstone.

Hagedorn R (1997) Foundations for Practice in Occupational Therapy (2nd edition). Churchill Livingstone.

Halstead S (1996) Forensic psychiatry for people with learning disability. Advances in Psychiatric Treatment 2 (2) 76-85.

Johnson C, Smith J, Stainer G and Donovan M (1993) Mildly mentally handicapped offenders : An alternative to custody. Psychiatric Bulletin 17 (4) 199-201.

Kielhofner G (ed.) (1995) Model of Human Occupation : Theory and Application (2nd edition). Williams and Wilkins.

Law M, Baptiste S, Carswell A, McColl M, Polatajko H, Pollock N (1994) Canadian Occupational Performance Measure. Canadian Association of Occupational Therapists.

Reed K and Sanderson S (1992) Concepts of Occupational Therapy. Williams and Wilkins.

Ward A (1990) The Power to Act. Scottish Society for the Mentally Handicapped.

第3章

自傷行為または制御不能な感情の軽減

Ann McQue

はじめに

　自傷，故意の自傷，パラ自殺*1訳者注)，このような劇的な言葉はよく使われ強い感情を引き起こすが，これらの言葉に読者はどのくらいなじみがあるだろうか？　また，これらの言葉は，読者にどんな感じを与えるだろうか？　きっと多くの人が，ショック，嫌悪，怒り，不信等の感情をもつであろう．作業療法士は，自らのことを患者やクライエントを支持する全人的ケアの提供者であると信じている．しかしながら，セラピストが自傷行為で苦しむ人々のケアをしようとするならば，まずは自らの反応と気持ちを検証しなければならない．ケアを行う者は，自らのネガティブな反応が，患者たちがもつ価値がない，あるいはうんざりといった気持ちをかえって強化させることになると理解しておくことが重要である．

　自傷行為とは何であるかについては，文化的基盤から考える．西洋人の目には，子どもたちの足を縛る中国の纏足（てんそく）や，古代エジプト人の美的な理由による頭蓋変形の風習等は野蛮に映るであろう．しかしながら，これらは歴史の中で行われてきた数多くの肉体改造の習慣と儀式の有名な一例にすぎない．人によっては，現代ファッションのボディピアスもこのリストに加えるかもしれない．これらの習慣と自傷行為との差は，社会的に容認できたか，あるいはできるかである．切断（mutilation）は，キリスト教を含む多くの宗教の中心的なテーマでもある．マタイの福音書第5章29～30節では，キリスト教徒に「罪を犯す目を引き抜きなさい」とか「地獄に丸ごと投げ入れられるくらいなら，罪を犯す手を切り取りなさい」といった教えを説いている．動物界でも自己切断の実例はみられ，特に監禁状態にあった霊長類において記録がある．

定義

　自らに危害を加える行為について，普遍的に認められている専門用語はないようである．しかしながら，ここでは論議の目的のため，以下の3つのカテゴリーに分類することにした．

・自己切断（self-mutilation）
・自殺（suicide）

---

*1：パラ自殺（parasuicide）；自殺類似行為ともいい，死を意図しない自殺企図，自傷．

・自傷行為（self-injury）

「**自己切断**において述べられる動機は，多くの場合，不快を感じさせる器官あるいは身体の一部，一般にはその人の精神文化上の道徳的資質によるものとする1つ（たとえば，邪悪な眼，汚らわしい舌，性器）を取り除くことである」（Tantam and Whittaker 1992 p. 452）．自己切断が起こることはまれであり，通常は精神疾患，薬物中毒，あるいは器質性脳症候群に苦しむ人々にみられる行為である（Favazza 1989）．これらのケースには，天の命令，悪魔の影響，罰あるいは罪の償い等の要素がある．

自殺は，少なくとも一部の人は自らを傷つけるときに死を望んでいるという点で，他の自らに危害を加える行為とは異なる．一方で，自傷行為によって，意図的にではなく誤って死に至ってしまうことがあることも忘れてはならない．自殺は通常，1つの要因だけで引き起こされるものではなく，長い間にわたる困難の蓄積により引き起こされる．危険因子には，以下のものが含まれる．

・精神疾患，特にうつ病
・物質乱用
・社会的孤立
・喪失や分離

自傷を行う人の中には，最終的に自殺未遂か，自殺をする人もいる．調査によると，自傷によって入院する患者の10％が，10年以内に自殺をするようである（Levi 1998）．司法精神科領域には，これらの要因のすべてがあるので，自殺のリスクが高いといえる．

便宜上，文化的あるいは社会的に受容されない自らに危害を加える行為，および自殺とは意識していない自らを傷つける行為のすべてをまとめて**自傷行為**としている．最も一般的な自傷行為としては，皮膚を切りつける72％，皮膚を焼く35％，身体を打ちつける30％，傷の手当てをさせない22％，皮膚を爪で強くかきむしる22％等がある（Favazza and Conterio 1989）．この割合は，当初の調査以降も変わっていないであろう．自傷行為に物質乱用と摂食障害を含めるかどうかは論議を呼ぶが，自らに危害を加える行為とこれらの障害は少なくとも交互に起こることが認められることから，多くの場合これらの障害も同じ病理と捉えられる．彼らの中には，たとえば，痛めつけられるために故意に取っ組み合いのけんかを始める等，暴力を駆り立てることで他者を刺激して自らに危害を加えさせる人も存在する．このシナリオの極端な例は，米国で「警察官による死（Death by Cop）」と呼ばれ，警察官がその人を撃つ以外の選択肢がないような事件を演出するものである．

自傷行為は，精神的な病状や司法精神科領域の中だけで起こるものではない．順調な人生を送る多くの人も，自傷を行う．このような自傷が起こるとき，精神保健においては，境界性人格障害，あるいは他の派手な人格障害（演技性，自己愛性），心的外傷後ストレス障害，うつ病等が，一般に最も有力な診断といわれている．また，解離性同一性障害（正式には，多重人格性障害として知られている）や，幼少期の性的あるいは身体的虐待にも関係がある（Tantam and Whittaker 1992).

　監禁は自傷行為を誘発すると考えられているので，罪を犯した非行青年や投獄された大人は，自傷のリスクがより高いと思われる（Haines et al. 1995）．したがって，司法精神科領域における自傷は，一般に比べると高い発生率となるのである．また，この領域で起こる自傷事件は，その患者個人の一連の自傷行為歴の一番最後となることが多く，より怪奇で激しい形となる傾向にある．かつて司法精神科のスタッフは，隔離や拘束を含むあらゆる手段で自傷を防ごうとした．しかし，自傷を望む者の巧妙さは際限がなく，自傷を防ぐことは，ほとんど不可能であることがわかった．逸話的な話として，高度保安環境の患者がポテトチップスで自分のはらわたを引き出したというエピソードさえあるほどだが（ブロードムーア病院の古い伝説の1つ），確かに壁や窓枠から剝げ落ちた塗料片がちょうどよい自傷の道具となることは事実である．

　今日では，重大な傷害を防ぐことと，可能なかぎり，自らの傷のケアに患者自身が責任をもつことが強調されている．司法精神科領域以外の場では，自傷をする人々の間において，自傷目的のための特別な器具だけでなく，自分の傷を治療し，感染症を防いでダメージをより深くしないための応急手当用品も用意するという強力な流れがある．これは，自傷を少なくすることに役立ち，多くの人を解放することも証明された．しかし，個人もしくは第三者が他害行為に対してこの方法を利用する場合は，リスクが高く，より困難となる．

なぜ人は自傷行為をするのか？

　研究者，ケア提供者，自傷を行う人が示す最も一般的な自傷の理由は，以下の3要素である．

・対処方法
・性的刺激
・コミュニケーション/人の注目を集める

　対処方法として着目すると，「病的ではあるが，意図をもったセルフヘルプ行為」（Favazza 1989）とみることができ，制御不能な感情の苦痛とともに生きるための方法と考えられる．対処法としての自傷につながるような状況には，多くの要因が関係している．つまり保安病院の環境においては，対処法としての自傷はコントロールを取り戻す行為となったり，刑務所においては，挑戦的な行為や単に怒りとフラストレーションを表出する行為となったりするのである．これにより，非現実的な感情や心と体の分離，すなわち離人症の症状を和らげることができるのである．患者は，血を流すことがどのように精神的緊張を解き放つか，空回りする思考を止めるか，あるいは死についての感情や現実から分離されたような感情を転換させるかについて説明している．ある患者は，「身体を傷つけると，もう一度人間であることを感じられる」と述べていた．多くの場合，制御不能な感情の軽減をもたらしてくれるものが，肉体的苦痛を与えることなのである．

　性的刺激あるいはセンセーショナルなことの探求は，衝動的な人格をもつ人々にみられる傾向があり，彼らに多幸感を与える．物質乱用や過食症の事例も，ここに含まれるかもしれない．このタイプの自傷は依存的とみなされ，依存として扱われることもある．

コミュニケーションまたは人の注目を集めるために，さまざまな方法がみられる．たとえば，助けを求める叫び，支援の要求，他者の操作，あるいは感情に訴える脅迫等である．ここで注意しなければいけないこと！　それは，自傷行為は多くの場合，苦悩やその原因に注目してもらうための必死の企てであるということである．苦しむ人の多くは，自らの窮地や気持ちを述べることができず，あるいはそれを一度も許されたことがなく（大きな少年たちは泣かない），それゆえ，彼らは自分のニーズを伝えるための他の方法を知らないのである．ある患者は，「自傷行為は，制御不能な感情を唯一軽減してくれるもの」と説明していた．司法精神科作業療法士が出会う患者の多くは，喪失の経歴があると覚えておくことが重要である．コントロールの喪失，自尊心の喪失，役割の喪失，関係性の喪失，そして2つのグループ（境界性人格障害と幼少期の虐待に苦しむ人々）においては，おそらく幼少期の喪失もあるだろう．多くの人は，自傷行為を女性の特徴と考えているが，男性も女性も行うものである．ある調査では，むしろ自傷行為は男性のほうが一般的であり，女性のほうが精神的な助けを受けていると示している（Tantam and Whittaker 1992）．また別の調査では，自傷行為は女性のほうがよく起こし，それは社会における男女間での異なる圧力と期待が反映されてのことであると述べている（Arnold and Babiker 1998）．男性が自傷行為を行うときは，通常，少しの権限しかない（刑務所の中のような）ところで起こる．

自傷行為に対する反応

　司法精神科領域において作業療法士は，通常，多職種チームの一員として働いている．多職種チームではアプローチの一貫性がきわめて重要であるが，自傷行為に関わる際には，さらに重要度を増す．自傷行為は一般的に，スタッフの不快な感情と反応を引き起こすので，チームのすべてのメンバーは自らの感情と反応に気をつける必要がある．それは以下のようなものである．

・衝撃，戦慄，嫌悪
・理解不能
・恐れと不安
・苦悩と悲しみ
・怒りとフラストレーション
・無力感と能力不足
　（Arnold and Babiker 1998）

　こういった感情は，非難の態度や権威主義的アプローチといった，なんの助けにもならない反応につながってしまう．自傷行為で受診した救急外来で敵意によって，より多くの痛みを加えられたり，過度に長時間治療を待たされたりしたという逸話的なエビデンスを話す人もいる．自分には価値がないという感情を強化するだけでしかないこのような対応は，より深刻な自傷行為へと導くことになり，「私は声を出さずに苦痛の悲鳴をあげる方法を学ばなくてはならなかった」等と言わせてしまうことになる（Pembroke 1994 p.32）．セラピストが個人的感情，反応，感情的問題に対処する方法の1つとしては，日誌をつけることである．これは質の高い支持的な臨床スー

パービジョンでも活用でき，感情的な問題を扱う人々が常に探求すべきである．統計的には自傷行為は治療的活動の外で起こる可能性のほうが高いとはいえ，作業療法士は共有された計画の一部を担っており，発生するどんな出来事にも対処するということが重要である．

　複数の研究によれば，最も自傷行為が起こりやすい時間は夕方であると示された．このことは，構造化された活動には自傷行為を減少させる役割があることを示唆しているかもしれない．しかしながら，Hemkendreis（1992），Garnerら（1994），Walsh（2000）による研究では，構造化された活動パターンと自傷パターンとの間には，どんな相関関係も示されなかった．これは，作業療法士が，自傷を行う患者の治療に提供できる重要な技能をもっていないという意味ではない．実際，作業療法士の技能は，特にクライエント中心主義の全人的アプローチを活用する際には，その患者グループに，ほぼぴったり合ったオーダーメイドのようである．自傷を行う理由として認識されている領域は，自尊心の喪失，役割の喪失，コントロールの喪失，および無力感等である．これらはすべて，作業療法士が専門的技能をもつ領域である．この理由により作業療法士は，カウンセリングのような他の領域の専門技能をもたないかぎり，自傷を行う患者グループのためのいかなる治療計画においてもヒア・アンド・ナウ（here-and-now）の要素に集中することが通常である．

　自傷行為に関する，いくつかのウェブサイトがある．これらのサイトは，地域で暮らす患者たちの一部は直接アクセスしてもかまわないかもしれないが，どんな専門家もそれらを推薦する前にはサイトをよく調べるべきである．たとえば，www.selfinjury.freeserve.co.uk は，自傷する人々と，女性のためのブリストル・クライシス・サービスが共同で執筆している役に立つサイトである．

　司法精神保健チームの仕事に不可欠なものは，リスクアセスメントである．司法精神科作業療法士は，治療計画に同意する前に，可能な活動のリスクアセスメントと患者のリスクアセスメントの両方を，常に徹底的に考慮しなければならない．作業療法部門には，自傷または自殺に使用されかねない多くの物品がある．このため，道具や他の危険物をチェックするよい方法が実施されなければならず，同時にそれは他者を守ることにもなる．

作業療法プログラム

　すべての患者が同じ作業療法的介入を必要としているわけではないので，いかなる治療計画もその人のために用意され，個別に同意されたものとなるであろう．このような治療計画がどのように使用されるかを理解するには，個々の体験談を調べてみるといいかもしれない．すでに述べたように，この患者グループには自尊心の乏しさと，自分には価値がないといった感情が共通しており，初期の作業療法プログラムでは，自尊心を回復する活動が高い優先順位で行われる傾向がある．したがって，「私は価値のない人間だから，それを証明する自傷を行う」といったサイクルを壊すことが重要である．次に挙げるジェーンの症例は，最初の介入がどう達成されたかを示している．

> ### ケーススタディ
>
> 　20歳の若い女性であるジェーンは，殺人未遂の指標犯罪[*2訳者注]によって高度保安病院に入院した．彼女の父親は，彼女が子どものときに性的虐待を行っていた．また，彼女はたばこを使って焼印をつける自傷の経歴をもっており，彼女の前腕には縦に8つ，横に6つの格子状の焼印があった．自傷について彼女が述べた動機は，罪悪感と価値がないという感情だった．ジェーンは，どんな活動への参加にも抵抗を示したが，最終的には鋳型に液状粘土を入れて装飾品を製造する陶器グループに参加するよう説得された．装飾品に絵をつけるという第2工程をジェーンの最初の活動とし，彼女が成功体験をもてるようにした．クリスマスが間近だったこともあって，彼女は雪球で遊ぶ子どもを描くことにした．その作品をもって病棟に戻ると，彼女は，友人のクリスマスプレゼントにしたいから何か包装するものはないかと看護師にたずねた．看護師が，誰がつくったのかと聞くと，「私がつくりました」とジェーンは背筋を伸ばして答えた．「本当に？」とその看護師は，他の人たちにも見るよう声をかけながら言った．みんながその装飾品を賞賛し，さらに誰かが自分にも1つつくってほしいと依頼したのである．この時点でジェーンは，6インチくらい成長したかにみえた．これはスタッフによる人為的行動の結果ではなく，もともとは自分もうまくできるとジェーンが気づくことで彼女の自尊心を高めることだけを期待した活動だったが，その活動に対する周囲からの純粋な反応であった．

　次の，あるいは中間計画では，自傷の理由として最もよく挙げられるストレスの軽減に役立つ，リラクゼーション技術や不安マネジメントが取り入れられるであろう．社会生活技能グループでは，患者たちが生活する環境の中で効果が感じられるよう考慮する．芸術，演劇，文章創作のような創造的グループでは，気持ちや感情を表現し探求するための，さまざまな方法を提供する．ここでは，イアンに関わった経験を例にしよう．

> ### ケーススタディ
>
> 　18歳の青年イアンは，故意による重傷害[*3訳者注]容疑で青少年犯罪者[*4訳者注]病棟入所の判決を受けて低度保安病棟に入院し，そこで頻繁に自傷を行った．彼には，身体および性的虐待により施設に保護されていたという家族分離の歴史があった．下された診断は境界性人格障害で，明らかにはされていないが薬剤誘発性精神病エピソードも有していたかもしれない．彼は，「俺はタフだ．お前たちが俺に近づくことはないし，それについて話すつもりもない」という態度だった．彼の自傷行為は，しばしば怒りを爆発させた後に起こることが注目され，

[*2]：指標犯罪（index offence）；殺人，強姦，強盗，暴行，傷害，不法行為目的侵入，窃盗等．
[*3]：重傷害（grievous bodily harm）；英国の法律で，故意による重大な身体傷害．
[*4]：青少年犯罪者（young offender）；イングランド・ウェールズ15〜20歳，スコットランド16〜21歳，北アイルランド17〜21歳．

怒りの原因となり得るストレスや緊張を解放することが示唆された．彼は，リラクゼーショングループへの参加を，いくじなしがやるものだと言い張って拒否したが，なんとか音楽の波動ベッドを試すよう説得された．これを，彼は自分が楽しんだと認めたのは，他のリラクゼーション技術を学ぶために作業療法士が1対1のセッションでフォローアップすることができたときだった．彼はリラクゼーショングループへの参加を促す説得に応じることは決してなかったが，仲間の誰にも彼がしていることを知られないかぎりは不安マネジメントのための1対1のセッションは受けていたのである！　怒りが自傷を促進することがあると説明されたのは，これらのセッションのうちの1つだった．それは，彼には大変思いがけないことだった．また，彼のプライドも一応保たれた．残念なことに，これが唯一の成功で，現在イアンは地域に住んでいるが，薬物乱用に深く関わっている．

アサーティブトレーニング，アンガーマネジメント，問題解決技能，コミュニケーション技能への長期介入は，すべて地域に戻る際に必要とされる自信の構築に役立つ．地域へ戻るリハビリテーションを成功させることは，多くの司法精神科患者にとって困難であることがわかっている．彼らは，精神疾患のスティグマだけでなく，違法者というスティグマも克服しなければならない．これについてより深く検証するため，シャロンのケースを挙げる．これは，患者の退院時に起こり得る典型的な例といえる．

ケーススタディ

シャロンは，保安病棟からちょうど退院しようとしていたころ，ケアプログラムアプローチ（CPA）会議や精神保健法（1983）第117条の会議において，司法精神科訪問チーム[*5訳者注]が関わる対応を提案された．これを受けて，このチームは，退院後のシャロンに対して，継続的なサービスの提供ができた．シャロンは，幼児期の深刻な混乱の影響かもしれないうつ病で苦しみ，低度保安病棟へ入院する前には2度の重大な自殺未遂を起こしていた．また，彼女はストレス時に自傷を行う経歴もあった．入院中の作業療法の介入では，自尊心の構築，リラクゼーション，不安マネジメント，アサーティブトレーニングが行われた．彼女が過去に成功を経験した唯一の役割が「労働者」だったので，シャロンの表明した優先事項は就職することだった．彼女の最大の障害は，社会的相互作用[*6訳者注]と対人関係であった．シャロ

[*5]：訪問（outreach）；社会福祉分野で，クライエントの表明されないニーズ把握の手法として開発されたもので，ケースマネジャーがクライエントの生活現場や職場，関係している地域の機関等に出向いて課題を解決することをいう．いうなれば，クライエント本人から直接ニーズを引き出すのではなく，クライエントに関係する周りの人々から，クライエントの表明し得ない潜在的ニーズを把握する手法である．
[*6]：社会的相互作用（social interaction）；特に，文化活動において個人・集団が互いに相手の意識や行動に影響を与え合うこと．

ンは数年間仕事についていなかったので，職業復帰への最初のステップとして，何かパートタイムのボランティアの仕事をすることが役に立つと考えた．シャロンは，働く熱意が認められて地元のチャリティショップで手伝いをするようになり，すぐに有用性を高く評価された．また，彼女は地元の教育センターにおいて，コンピュータのコースを受講した．これは，無理のない方法で新しい人と出会う機会を提供するためだけでなく，彼女に資格を与えるためでもあった．このプログラムは，シャロンに役割だけでなく人生設計をも提供し始めた．しかしながら，有給の仕事はフルタイムの雇用でさえもなかなか見つけにくいことがわかってきた．そして何度も不採用となったことから，彼女は職探しをやめてしまった．また，余暇活動も，2つの理由により提供することが困難であった．第1に，彼女は給付金に頼って暮らしていたので，使えるお金があまりなかった．第2に，彼女は社会的相互作用の技能に乏しかった．また彼女は，特に精神障害のある人々と行う活動には参加したがらなかった．なぜなら，精神障害があったころの自分の人生は過去のものにする必要があると感じていたからである．現在の彼女の社会生活は，親しくなったかなり年配の隣人と，時折，他の手伝いの人とともに店からハイカー協会*7訳者注)まで行く外出を中心に展開している．

司法精神科領域で働く作業療法士が，自傷を行う患者のみを治療することはあまりないが，この患者グループに何か特別なグループワークを提供することは可能かもしれない．それは，自傷を行うそれぞれの動機を探求するグループ，あるいは個人のペルソナの一部として自傷行為を受け入れ，より安全に自傷を行うための知識を与えることに取り組むグループ等があり得る．こういったグループは，少なくとも初期の段階は男女別で行うのが普通であるが，可能であれば，段階が進む中で男女混合になっていくことが有益である．特に女性にとっては，同様の経験を共有したり，発見したりすることに役に立つ．チャイルドライン*8訳者注)のような組織が子どもの性的虐待の問題をオープンにするために多大な貢献をしたにもかかわらず，多くの人は虐待されて自傷をする単なる少女たちだと思っている．性的虐待の経験を共有することそれ自体で，女性たちにとっては男性不信のいくらかを克服する助けとなり，男性にとっては彼らの弁明が受け止められる機会となる．この問題を無理に推し進めると自滅的になることから，男女混合のグループは，個々の心の準備ができたときにだけ可能となるものである．

結論

司法精神科領域で働く誰もが，自傷を行う患者やクライエントに出会うであろう．この自傷行為という極端な対処法を用いなければならない理由はさまざまであろうが，その原因が何であれ，保健専門家に求められているのは非難ではなく理解である．このような感情的苦痛がある人々へ

---

*7：ハイカー協会（Ramblers Association）；ハイキングを推奨しハイキング道の確保を推進する協会．
*8：チャイルドライン（Childline）；特に児童虐待等で困っている子どもを対象とする電話相談サービス．

の関わりは難しく，治療段階が後退することが多く，進歩も遅い．さまざまな異なる治療戦略を試している間は，患者にもセラピストにもサポートが不可欠である．「すべてを一晩で片づけることはできない．原因を『理解』しながら，被害を最小限にするための戦略を検討しよう」(Pembroke 1994 p.56，強調部分追加)．確かに，けがが減少したことは，傷の手当ての教育もあり介入の成果といえるかもしれない．しかし，司法精神保健領域の患者にとっての利益の1つは，時間である．ほとんどの司法精神科患者の入院期間は，一般の精神的あるいは身体的理由で入院する大方の患者たちよりも長い．そのため，長期的治療を受ける大きな機会を得ることができるのである．現時点では，自傷を行う人々の治療に作業療法を組み込むことに対するエビデンスは，裏づけに乏しく印象主義的であるというのは本当であるが，優れた調査により，この仕事の基礎となるエビデンスがもたらされた．特に司法精神科領域においては，作業療法士の核となる技能と全人的アプローチが，これらの制御不能な感情の軽減を助け，作業療法の役割を明らかにするように思われる．

文 献

Arnold L and Babiker G (1998) Counselling people who self-injure. In：Good Practice in Counselling People Who Have Been Abused, Bear Z (ed.). Jessica Kingsley.

Favazza A (1989) Why patients mutilate themselves. Hospital and Community Psychiatry 40 (2) 137-145.

Favazza A and Conterio K (1989) Female habitual self-mutilators. Acta Psychiata Scand 79：283-289.

Garner R, Butler G and Hutchings D (1994) A study of the relationship between the patterns of planned activity and incidents of deliberate self-harm within a regional secure unit. British Journal of Occupational Therapy 59 (4) 156-160.

Haines J, Williams C and Brain K (1995) The psychopathology of incarcerated self-mutilators. Canadian Journal of Psychiatry 40 (9) 514-522.

Hemkendreis M (1992) Increase in self-injuries on an inpatient psychiatric unit during evening hours. Hospital and Community Psychiatry 43 (4) 394-395.

Levi M (1998) Basic Notes in Psychiatry (2nd edition). Petroc Press.

Pembroke L (ed.) (1994) Self-Harm：Perspectives from Personal Experience. Survivors Speak Out.

Tantam D and Whittaker J (1992) Personality disorder and self-wounding. British Journal of Psychiatry 161：451-464.

Walsh M (2000) Deliberate Self-Harm—a retrospective overview of contagion behaviour amongst intensive care female patients in a British Special Hospital. Unpublished MSc thesis.

用語解説

クライエント中心主義の全人的アプローチ (client-centred holistic approach)

—client-centred (あるいは，client-centered) therapy (クライエント中心療法) とは，問題を解決するために患者自身の隠れた力を引き出すことを治療の主眼とする無指導療法のこと．全人的医療とは，個々の疾患のみを対象にするのではなく，患者の心身の状態や過

去の病歴，家族環境，生活環境等にも着目し，人間の全体像を捉えて診療する総合的医療のこと．この2つを合わせたアプローチは，QOLの向上を重視した患者中心の医療を実践すること．

ペルソナ（persona）―特にユングの分析心理学における，外界への適応に必要な表面的・社会的なパーソナリティ．

第4章

司法領域における依存性行動

John Chacksfield

はじめに

　触法精神障害者の犯罪に関連する重大な問題行動でありながら，ほとんど理解されていないのが，物質乱用と依存性行動の問題であろう．依存性行動は，習慣づけられた行動や，違法薬物やアルコールの使用といった古典的なものも含まれ，その行動が犯罪につながるものは「司法依存性行動」と称される（McKeown et al. 1996）．

　アルコールや薬物の使用は，歴史的にみても暴力と関連しており，暴力的な人物の例としてアレキサンダー大王，イヴァン4世，ヒットラー，スターリン，ヘンリー8世等がよく引き合いに出される．連続殺人犯であるジョフェリー・ダーマーとデニス・ニルセンは，暴力歴があるだけでなくアルコール中毒者であることが知られている（Graham 1996）．イングランドとウェールズにおいて，薬物乱用が関与する犯罪が犯罪の全体総数のかなりを占めるという重要な証拠があり（Hough 1995），アルコールまたは違法物質の乱用と犯罪との相互関係は十分に立証されている（Forshaw and Strang 1993, Hodge 1993, Goldstein 1989）．

　アルコールあるいは/および薬物の使用は，精神障害者の臨床像をさらに複雑にすることが，増大する一連の証拠によって明らかになっている．一般に「重複診断」と称される問題は，近年，政府の「精神衛生政策遂行ガイド（*Mental Health Policy Implementation Guide*）」の重複診断の項目の中で詳細に議論されている（Department of Health 2002）．精神疾患と物質乱用の複合は，刑事犯罪に関係する問題を複雑にし，それが暴力や殺人にまで至る場合には，より錯綜することになる．

　作業療法士は，どのセキュリティレベルにおいても，物質乱用または物質依存を有する触法精神障害者に出会うだろう．この場合，最も注目すべきことは，彼らのニーズの複雑さと作業遂行に与える影響の重大さである．さらに，このような患者たちは，リハビリテーションの過程にかなり長い時間を要する傾向があり，退院の予測ができないことがしばしばである（Chacksfield 2002）．この章では，作業遂行に司法依存性行動が及ぼす影響，作業療法士が果たす役割，治療的介入や評価の一部として利用できる戦略について検討していく．人間作業モデルは，治療的介入の立案に利用される（Kielhofner 1995, Kielhofner 2002）．

犯罪行動，依存性行動，精神障害の関係

　1992年，高度保安病院の1/3以上の患者がアルコールに関連した問題に苦しみ，7%が主診断の精神障害だけでなく深刻なアルコール依存症と診断された（Quayle and Clarke 1992）．同じ年の男性囚人の10人に1人，女性囚人の4人に1人が，薬物を使用していたこともわかっている（Reed 1992）．より最近の統計では，アルコールと薬物の使用が殺人と深く関係していることが示されている（Appleby 2002）．薬物使用と暴力との関連についてのエビデンスを示す重要な調査研究は，「地域での疫学調査」（Swanson et al. 1990）であった．これにより，多数の米国人被験者において統合失調症と物質乱用の複合と診断された人は，物質使用のない統合失調症の人に比べ，他者への暴力の報告が，ほぼ3倍になることが明らかになった．

　アルコールや違法物質に関係のない依存性行動と犯罪との関連を示すエビデンスは，明らかではない．Fazelら（1997）は，ギャンブル依存と統合失調症の複合診断を受けた2人のケースについて説明している．どちらのケースにおいても，ギャンブルがもたらす気分の高い状態は病気による苦痛を減らすが，損失したときの落ち込んだ状態は精神状態の悪化につながっていた．このため，彼らのギャンブルへの衝動をさらに増加させた．双方の患者は，常用癖となった賭博の資金を賄うために欲深い犯罪に走り，これらの罪を犯す過程でさらに深刻な罪を犯した．1人の患者は強姦，もう1人の患者は殺人を犯した．依存は，暴力（Hodge 1997），性的犯罪（McGregor and Howells 1997），おもしろ半分のドライブ（Kilpatrick 1997），万引き（McGuire 1997）等につながる．Brown（1997）は，いくつかの形態の犯罪は，ある種の依存と同様であるという仮説を立てている．彼は，依存性行動を引き起こす喚起レベルと，依存性行動が喚起レベルにどう影響するかについて言及している．

　明らかなことは，多種の依存性行動や，依存的と思えるような行動が，患者の複雑なニーズをもたらすということである．依存性行動が発展して深刻さを増せば，犯罪行動に至ることになり，特に精神障害が存在する場合には問題となるということを，多くの論文が示唆している．ChacksfieldとForshaw（1997）は，犯罪行動，依存性行動，精神障害の3つの関係を図1で示している．

依存性行動とは何か

　依存性行動とは，依存的になる可能性のあるすべての行動である．主に，アルコールや違法物質の使用に関連する．以下に，関連する4つの概念を記す．

1. **物質乱用/物質の問題使用**とは，重大な身体的，精神的，社会的問題の発生を招くアルコール使用や違法物質を使用すること．
2. **物質依存**とは，一般に「嗜癖（addiction）」または「依存（dependence）」と呼ばれ，「精神疾患の診断・統計マニュアル（DSM IVR）（American Psychiatric Association 2000）」や「国際

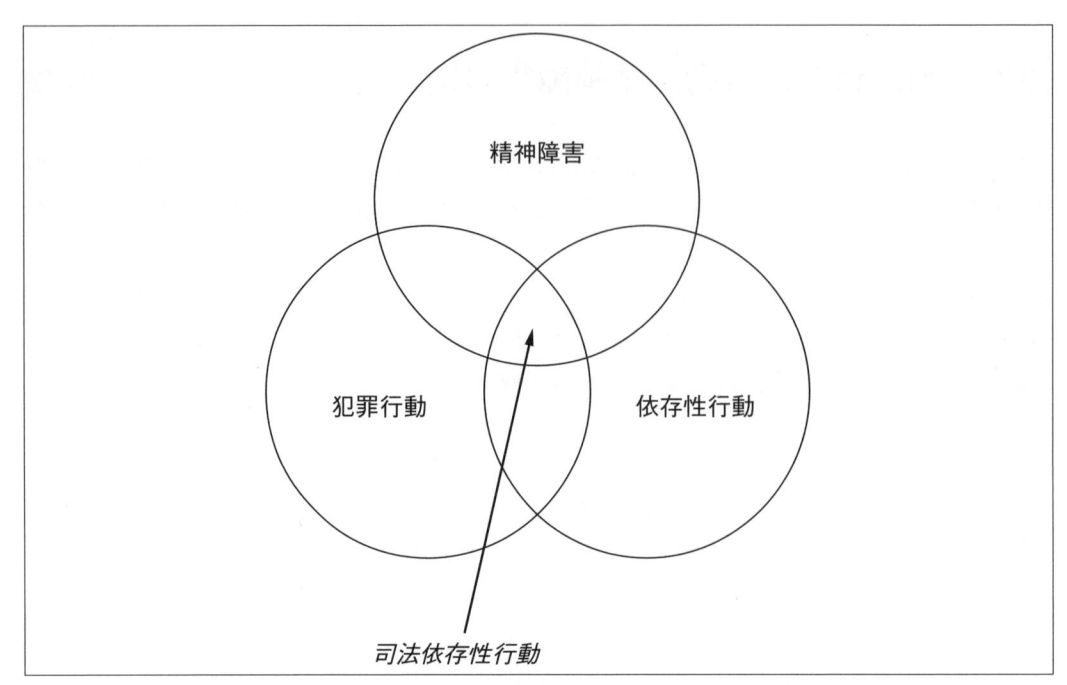

図1 「司法依存性行動」として知られる精神障害，犯罪行動，依存性行動の複合の説明図
（Chacksfield and Forshaw 1997）

疾病分類（ICD-10）（World Health Organization 1992）」において「依存症候群（Dependence Syndrome）」と定義される．

3. **行動的依存**とは，物質と関係のない病的な依存性行動であり，ギャンブル，反復的な性的犯罪，暴力等がある．
4. **重複診断**とは，幅広い精神保健の問題と物質乱用の問題を個人が同時に経験することと定義されている（Department of Health 2002）．これら2つの本質的な関係は，複雑である．考えられるメカニズムは，以下のものである．
   ・主要な精神疾患は，物質乱用を促進する，または引き起こす
   ・物質乱用は，精神疾患の進行を悪化させる，または変化させる
   ・中毒および/あるいは物質依存は，精神的な症状を引き起こす
   ・物質乱用および/あるいは禁断症状は，精神症状または精神疾患を引き起こす

作業行動への影響

　作業療法の重要なポイントであり，他の専門職種のアプローチとの違いはどこにあるかというと，作業行動において病状がどう顕在しているかを理解するよう強調している点にある．依存性行動と精神障害に関する理論の多くは，内的な遂行能力の要素に焦点を当てている．しかし作業療法は，一般的に，作業遂行の領域に焦点をおくものである．
　司法依存性行動による作業行動への影響を示す例として，アルフレッドの事例を示す．彼の作

業活動的ライフスタイルの鍵となる局面と，それがどのように展開したかを調べてみると，病歴にも影響を受けていたことがわかる．

ケーススタディ

アルフレッド（28歳，男性）は，第37/41条にもとづいて，高度保安病棟に入院してきた．彼の指標犯罪は強姦であった．彼には，暴力犯罪の経歴がある．彼の入院時の診断は統合失調症，物質依存，ギャンブル嗜癖であった．18歳のときに妄想型統合失調症の症状が出現し，幻聴や幻視に加え，性的および宗教的な内容の妄想も出現した．同時に，大麻，アルコール，ギャンブルへの依存が増加した．25歳のときに，クラックコカインを断続的に使用しはじめ，徐々に使用量が増加した．アルフレッドがそれらの物質を使用することを好む理由は，それらの物質を使用すると王様のように感じられ，また友人と一緒に薬物を使用するという社会的側面を楽しめるからだと彼は述べている．

作業活動的ライフスタイル

アルフレッドの作業活動的ライフスタイルは，若い成人期には社会的に容認される活動が中心であった．彼の両親は，彼が15歳のときに離婚し，同時期に学校も中退した．彼は，父と父方の祖母によく叩かれ，それは彼の兄弟と3人の義理の兄弟姉妹たちも同様であった．

a）家族ネットワーク：彼はアルコール依存のある母と暮らし，時に父方の祖母と暮らした．彼の父は時折彼に会ったが，それは主に馬券売場という環境下であった．アルフレッドはこの状況において，父の数人の男友だちや女友だちによく知られる存在になった．

b）社会的ネットワーク1―馬券売場：この馬券売場での経験が，アルフレッドの発達を形成した．父と仲間たちが賭けるという"システム"を育成し，アルフレッドは競馬を通してお金を稼ぐという理想の勝利システムを獲得することに集中するようになった．このグループは，賭けの最中や後に飲酒する傾向があり，夜間にはポルノビデオを見ながら飲酒していた．

c）社会的ネットワーク2―学校と近所の友だち：アルフレッドは，幼児期や学生時代の友だち，特に彼のように失業中で手当てを受けている人との交際を続け，とりわけ薬物使用のライフスタイルをもつ人々と交流していた．それ以降彼は，薬物使用という夢中になれるサブカルチャーを通して，社会的な交際を広げていった．彼の犯罪は，薬物購入の支払いに追われたことにより，このグループ内から始まった．

司法的経歴

アルフレッドが司法的な事件に関わり始めたのは，ハンドバッグのひったくりからである．

彼は5回逮捕され，ささいな窃盗，強盗，軽傷害，重傷害等の有罪判決を受けた．加えて，Aクラス薬物の違法所持と，供給目的のための所持により，拘留判決を受けた．最近の2回の強盗の後に，強制わいせつと強姦の罪を問われた．彼の指標犯罪は，初老女性に対する強姦であった．

遂行領域の分析

a) 生産性（経済的報酬を得る目的に直結した活動）：薬物を使用するため，また活動の資金を賄うためのアルフレッドの主な方法は，薬物取引と強盗である．薬物取引は定期的な仕事と同様の形式で，違法な薬物を顧客に調達するために，アルフレッドは薬物の入手スケジュールを管理し，顧客とは携帯電話で接触を保っていた．強盗は，定期的というほどではないが，日雇い労働に似た形式を取っていた．他からの収入源が絶たれたときに新しい収入を得るため，アルフレッドは強盗を犯していた．これら両方の作業活動に対するアルフレッドの動機は，薬物癖，ギャンブル癖，社会的に認められたい欲求から生まれたのである．

b) 余暇（リラックスおよび内的な報酬を得るための活動）：アルフレッドの主な余暇活動は，馬券売場でのギャンブル，飲酒，友人との薬物使用が中心であった．彼は「シャビーン(Shabeens)」(違法な酒場)，深夜開店のバー，友だちの家で多くの時間を費やしていた．

c) セルフケア：アルフレッドの食事は，母や祖母のどちらかの家でとるか，テイクアウトしたものを食べていた．食事は粗末で，彼自身は料理をしなかった．衣類の洗濯は，母や祖母に頼っていた．彼自身の衛生状態は大体において粗末であり，病気の状態によりよくなったり悪くなったりした．

アルフレッドには，複数の診断の複数の要素を鑑定するため，多くのアセスメントが必要となるであろう．彼は明らかに，依存性行動，精神障害，犯罪行動が複合的に関連した複雑な問題を抱えている．治療的介入は，多様で，多職種連携の必要があるだろう．作業療法士が貢献できることは，これらの問題が作業に与える影響に焦点を当てることである．

治療的介入とリハビリテーション

作業療法士が複雑なニーズをもつ患者を担当する利点は，診断や病状の複雑さにかかわらず，その患者を作業を通して全人的な視点でみることができる点である．司法依存性行動のある患者には，3つの鍵となるステップが重要である．

参加

臨床的な経験から，司法依存性行動のある患者の参加は，作業という媒介を通して効果的に起

こることがわかっている．芸術や手工芸のような脅威を感じさせない作業に参加することから始めると，セラピストと患者との間に信頼が形成され，さらにグループ療法への参加につながるであろう．

　高度保安領域で司法依存性行動のある患者に活用された芸術活動の成功の例は，自尊心，自己効力感，グループ相互作用を構築するための壁画プロジェクトである．加えてこの課題は，グループメンバーが自分たちの生活する病棟環境に関して選択できたり，変えたりできるものであった．それぞれの壁画には，3～5人の患者で構成される小グループが作業療法士と一緒に取り組んだ．プロジェクトでは，望ましい結果に到達するため，共同計画，アイデアへの合意，グループの動機づけ，設備の共有を行った．活動は，一見難しそうな課題を彼らがうまく遂行できることによって，患者の自己効力感と自尊心を高めるよう計画された．おのおのの壁画装飾において患者たちは，OHPのスライドの上に本を置いて絵を複製した．絵を壁に模写するために，病棟内で選定したエリアの白壁にスケッチを投影し，輪郭を写し，彩色した．原画をほぼ完璧に複製できた結果がもたらした効果は，グループの全メンバーを肯定的な気持ちにし，達成の喜びを感じさせた．選択の自由がかなり剥奪されている環境において，病棟環境を変えられたという利点が付随したことは，グループの患者にエンパワーメントを与えるうえで重要であった．この活動は，直接的な精神療法や解釈のための活動ではなかったことから，脅威のないものとして患者に受け入れられた．これは，自尊心，グループ相互作用，達成感を高めるという治療目的が，ほとんど抵抗なく達成できたことを意味している．セラピストは，患者たちとのラポールや信頼を構築した．より形式的な精神療法のグループセッションを含めた，さらに進んだグループ活動が，追加で彼らに準備された．

　この初期段階で患者は，物質乱用の問題や，統合失調症やその他の要因によって人生に生じた問題に焦点を当てることには興味を示さないかもしれない．しかし，一度患者が活動に取り組み，患者とセラピストの間に信頼が構築されると，治療戦略に向かわせることが可能となる．たとえば，変化モデル（Model of Change）（Prochaska and DiClemente 1986）は，意志的戦略を考案する助けになるであろう（Chacksfield and Lancaster 2002）．これはカウンセリングモデルであり，無関心期，関心期，判断期，行動期，維持期という5つのステージによる介入で構築される．第6ステージは再発期とされ，そこで物質乱用を再発し，前述した変化のサイクルに再び入る．このアプローチの有用性は，特定の介入は特定のステージのみを変化させることがはっきりしている点である．作業療法においては，基本的な作業への参加は早期の無関心期ステージに適しており，その後患者は，物質乱用，精神障害，犯罪に関する特定の問題への対処に焦点を当てた活動へと進むことができるのである．

動機づけ

　動機づけを確立するための重要な要素は，患者の自尊心の発達である．これは，目的のある作業を直接用いることによって促進されるであろう．自尊心が高まるほど，動機づけも高まる．意志のサブシステム（Kielhofner 1995）を緻密に調査することは，司法依存性行動の領域においてセラピストが理論を展開していくのを助けるであろう．物質使用者は明らかに，物質の使用に対

する動機づけがあることから，介入の1つの側面としては，この動機づけをより害の少ない形に変える，もしくは順応させることが挙げられる．患者たちの多くは，肯定的な動機づけがある環境での人生経験がきわめて少なかったであろう．彼らの意志のサブシステムの大半は，否定的な経験や，薬物乱用と犯罪行動を中心とした経験を通して発達してきたと思われる．

作業による主な利点は，患者が作業活動で小さな達成を得ることができ，病気，犯罪行為，物質乱用に関連した行為を般化できたときに生じる．介入の後期段階では，作業活動を基礎としたセッションで新しい技能を訓練し練習する「トライアウト」という行動療法だけでなく，ロールプレイやその他のグループ技法を通して，病気，犯罪，物質乱用に関する側面に焦点を当てていく．

練習の一例を挙げると，社会的葛藤の経験が再発の引き金として作用するということを患者が確認することである．社会的技能のセッションの中で患者たちは，暴力または物質乱用に頼ることなく，アサーティブ（うまく自己表出する）になるための戦略や葛藤に対処するための戦略を学ぶ．加えて，アサーティブとは何か，暴力に頼ることなく葛藤に対処するとはどういうことかについても学ぶであろう．患者たちは，これらの技能を現実の作業活動を基本とした環境で使えるようになるために，援助が必要になる．高度保安環境下では，レンガ積み部門において患者たちは，建築の課題を達成するためにチームで働かなければならない．このような環境下では，対人関係の葛藤が生じる．しかし，それは無難な方法で，たとえば患者をレンガ積みチームの参加者からリーダーへ役割の変更を促す等して統制されるのである．

他にも再発の引き金は，環境そのものから生じることもあり，特に患者が過去に物質使用をしていた場所に戻ろうとする場合に起こりやすい．わかりやすい例としては，パブで社会的活動に復帰する場合等である．ここでの環境が，アルコール使用の再発を含む特定の行為を「強要」(Kielhofner 1995) または支持する可能性がある．バーを見たりアルコールの匂いを嗅いだりすることは，アルコールを飲みたいという欲求を誘発させる．作業療法では，この引き金に対する反応を緩和する戦略が使えるようになる援助ができる．

高度保安環境にある司法依存性行動病棟で，作業療法士は，偽のバー環境を準備し，アルコール問題をもつ患者にアサーティブ戦略を訓練し，パブの環境に対処させた．その「バーセッション」は，アルコール依存症と診断された5人の患者で実施した．バーは，1人の患者が客になり，アルコール飲料を購入するという設定であった．バーの後ろには，4人の患者とセラピストが店のスタッフとしていた．バーのスタッフの目標は，あらゆる手段を使って客に飲み物を購入させることであった．客の目標は，あらゆる手段を使って抵抗することであった．グループのメンバーは，おのおのが役割を行えるように交替した．セラピストは，飲み物を断る手段と応対の手本を見せるために，メンバーの一員に含まれた．この活動に対する患者の反応はよく，この活動は主張訓練とストレス対策を含む社会技能プログラムの一部として実施された．ロールプレイは，再発防止戦略について患者に考えさせるうえで，とても重要であった．

作業活動的バランス

司法依存性行動の患者たちが地域社会生活に戻るために第1に考慮すべきことは，バランスの

とれた作業活動的生活スタイルを確立し，維持する能力である．地域社会生活では，生産性，余暇，セルフケアにおいて均一なバランスを持続的に保つ必要がある．病院では，特定の作業パターンを行うための人工的な規格化された構造が患者たちに提供されている．退院時にその慣れた構造がなくなると，重大な問題が生じる可能性がある．そのため，段階を追って地域社会生活へ復帰していくことが重要である．これには，退院前の問題に着目するグループワークも含まれ，そこでは特に，環境的もしくは作業的に再発の引き金となるものを探って，その引き金を制御したり対処したりする戦略を認識するように促進する．作業活動的な焦点を強く意識したアプローチの実施は，患者の中に習慣となるサブシステム（新たなよい活動および行動）を再構築するうえで，また地域社会生活への復帰を確実に成功させるうえで，特に効果的となる．

　中度保安環境であるブラクトンセンターの作業療法士は，患者の作業的バランスの育成を促進するために2種類のグループをつくった．これらのグループは，作業療法士が指導し，看護師がサポートした．1つ目のグループは，「物質使用と自覚グループ」である．これは主に情報提供と教育を基礎としたグループで，患者たちの病気や犯罪行動に薬物とアルコールがどう影響しているかを彼らが理解できるよう支援する目的がある．グループに期待されている効果は，患者たちが物質乱用に関するあらゆることについて，より理解を深め知識を得ることである．また，彼らが再発防止についても考え始められるよう支援している．2つ目のグループは，「物質の阻止グループ」である．このグループでは，再発を防止することについて再度考える．グループは，参加者が物質使用のパターンを変える動機を育成することや，物質乱用行動を変化させ地域社会での再発を防止させる戦略や技能を学ぶことを目的とした構造に従って実施する．グループでは，参加者個人の進んで行動を変化させたいと思う気持ちを尊重する必要性と，個々のニーズに合わせたグループ内のアプローチの重要性を強調している．

ケーススタディ

　マーシャルは，妄想型統合失調症および薬物の問題使用と診断された30歳の男性である．彼の使用した主な薬物は，大麻である．マーシャルは，大麻について，またそれによる彼の精神状態への影響についての認識を増やすために「物質使用と自覚グループ」に入った．グループ活動で，彼は以下のことを学んだ．

・精神状態への大麻の影響
・大麻に関する事実，その分類と法律上の事情
・大麻に関する法律上の刑罰の事実

　グループメンバーとしてマーシャルは，より重症な他者の薬物使用経験を聞くことができ，これらの物質の使用を思いとどまるようになった．彼の自己認識は，大麻を使用する引き金となるものを認識できる状態にまで向上した．ここでファシリテーターは，再発防止にまつ

> わる初歩的なアイデアをいくつか紹介した．最終的には，物質使用パターンを変えるための支援をしてくれるタイプの地域サービスを，いくつかマーシャルに紹介した．

　作業的な環境で練習する機会と，多職種連携の主導による再発防止策の実行の2つが機能すると，このようなタイプのグループ介入は成功する可能性が高くなる．

　個々のセッションは，作業的な変化を援助し，地域生活へ復帰するための計画を立てる点においても重要である．この中で特に重要なことは，患者に今後の人生が「どうなっていくか」の見通しを伝えることである．問題解決志向セラピー（Miller and Berg 1997参照）の理論を用いて，肯定的な作業活動的見通しを育成する援助ができる．多くの患者は，「退院日」を治療の終了地点にしてしまう傾向があることから，彼らへの介入は肯定的な作業活動的見通しを目標とした．作業療法の重要性は，再発する可能性のある状況を取り除き，地域社会の中で肯定的なライフスタイルの見通しを育成させる援助をすることにある．これは，司法依存性行動のある患者にとって，特に重要である．なぜなら，彼らには再発の機会となり得るものが多々あるからである．

評価と効果測定

　意志質問紙（De las Heras et al. 1998），作業遂行歴面接―第2版（Kielhofner et al. 2001），作業に関する自己評価（OSA）（Baron et al. 2002）といった，標準的な作業療法の測定方法を活用することを推奨する．これらのアセスメントは，綿密に発展してきたものであり，信頼性と妥当性の検査もされている．新しいアセスメントやアセスメントに関する最新の参考文献は，人間作業モデルクリアリングハウスのウェブサイト（http://www.uic.edu/ahp/OT/MOHOC/）から，オンラインで入手できる．

　加えて，これらの測定方法は作業遂行に焦点を合わせており，変化しやすいものである．心理学の文献には，認知力，自己認識力，自尊心，対処力等の測定に利用できるさまざまな手段がある．しかしながら，これらは作業遂行を基本とした方法ではなく，推論や臨床判断の一助にはなっても，結局は作業行動の変化は測定しないのである．患者は，可能なかぎり，現在進行中の意志をもって参加している過程において，アセスメントや再アセスメントされるべきである．患者本人を含めたチーム会議や個別セッションにおいて付加的な評価がなされることもあり，そこで治療目標が再確認され，進展が深まることもある．

結論

　精神障害，物質乱用，犯罪行動の複合による問題は，患者の作業にかなりの影響を与える．作業療法は，これら3つが相互に作用する行動に至らない調和のとれたライフスタイルへ復帰させるうえで鍵となる重要な役割を果たしている．特に，作業療法士は段階を追って患者の治療への

参加を増やす援助ができ，時間をかけて自尊心，対処能力，ライフスタイルのマネジメントの発達を向上させることができる．作業活動を通してこれらの能力を訓練していくことで，地域社会でうまく生活を送る援助ができ，病気と再犯罪を招く物質乱用の再発を防止することができるのである．

文　献

American Psychiatric Association (2000) Diagnostic and Statistical Manual of Mental Disorders (4th edition) (DSM IVR). American Psychiatric Publishing.

Appleby L (2002) Safety First : Five-year Report of the National Confidential Enquiry into Suicides and Homicide by People with Mental Illness. Department of Health.

Baron K, Kielhofner G, Iyenger A, Goldhammer V and Wolenski J (2002) The Occupational Self-Assessment Version 2.0. University of Illinois.

Brown I (1997) A theoretical model of the behavioural addictions-applied to offending. In : Addicted to Crime ? Hodge J, McMurran M and Hollin C (eds.). Wiley.

Chacksfield J and Forshaw D (1997) Occupational therapy and forensic addictive behaviours. British Journal of Therapy and Rehabilitation 4 (7) 381-386.

Chacksfield J and Lancaster J (2002) Substance misuse. In : Occupational Therapy and Mental Health (3rd edition), Creek J (ed.). Churchill Livingstone.

Chacksfield J (2002) Rehabilitation : the long haul. In : All Drink, Drugs and Dependence : From Science to Clinical Practice, Caan W and DeBelleroche J (eds.). Butterworth Heinemann.

Department of Health (2002) Mental Health Policy Implementation Guide : Dual Diagnosis Good Practice Guide. Department of Health.

De las Heras C, Geist R and Kielhofner G (1998) Manual for the Volitional Questionnaire. Model of Human Occupation Clearing House.

Fazel S, Chapman M and Forshaw D (1997) Pathological gambling and mental illness : a dangerous combination ? Journal of Psychiatric Case Reports 2 (1) 87-94.

Forshaw D and Strang J (1993) Drugs, aggression and violence. In : Violence in Society, Taylor P (ed.). Royal College of Physicians.

Graham J (1996) The Secret History of Alcoholism. Element.

Goldstein P (1989) Drugs and violent crime. In : Pathways to Criminal Violence, Weiner N and Wolfgang M (eds.). Sage.

Hodge J (1993) Alcohol and violence. In : Violence in Society, Taylor P (ed.). Royal College of Physicians.

Hodge J, McMurran M and Hollin C (1997) Introduction : Current issues in the treatment of addictions and crime. In : Addicted to Crime ? Hodge J, McMurran M and Hollin C (eds.). Wiley

Hough M (1995) Drug Misuse and the Criminal Justice System : a review of rhe literature. Home Office Drugs Prevention Initiative.

Kielhofner G (ed.) (1995) Model of Human Occupation : Theory and Application (2nd edition). Williams and Wilkins.

Kielhofner G (ed.) (2002) Model of Human Occupation : Theory and Application (3rd edition). Lippincott Williams and Wilkins.

Kielhofner G, Mallinson T, Forsyth K and Lai J (2001) Psychometric properties of the second version of the Occupational Performance History Interview (OPHI-II). American Journal of Occupational Therapy 55 (3) 260-267.

Kilpatrick R (1997) Joy-Riding : An addictive behaviour ? In : Addicted to Crime ? Hodge J, McMurran M and Hollin C (eds.). Wiley.

McGregor G and Howells K (1997) Addiction models of sexual offending. In : Addicted to Crime ? Hodge J, McMurran M and Hollin C (eds.). Wiley.

McGuire J (1997) 'Irrational' shoplifting and models of addiction. In：Addicted to Crime？ Hodge J, McMurran M and Hollin C (eds.). Wiley.

McKeown O, Forshaw D, McGauley G, Fitzpatrick J and Roscoe J (1996) Forensic addictive behaviours unit：A case study (part 1). Journal of Substance Misuse 1 (1) 27-31.

Miller S and Berg I (1997) The Miracle Method：A Radically New Approach to Problem Drinking. WW Norton.

Prochaska J and DiClemente C (1986) Towards a comprehensive model of change. In：Treating Addictive Behaviours：Processes of Change, Miller RJ and Heather N (eds.). Plenum.

Quayle M and Clarke F (1992) Alcohol and Special Hospitals. Broadmoor Hospital：Internal Report (personal communication).

Reed J (1992) Review of Health and Social Services for Mentally Disordered Offenders and Others Requiring Similar Services, Volume 5：Special Issues. HMSO.

Swanson J, Holzer C, Ganju V and Jonu R (1990) Violence and psychiatric disorder in the community：Evidence from the epidemiological catchment area surveys. Hospital and Community Psychiatry 41 (7) 761-770.

World Health Organization (1992) The ICD-10 Classification of Mental and Behavioural Disorders：Clinical Descriptions and Diagnostic Guidelines. World Health Organization.

謝辞 マーシャルの事例を提供してくれたことに対して，ブラクトンセンター中度保安病棟スタッフに感謝したい．

第5章

性的犯罪者と作業療法

Edward Duncan

はじめに

　行動が破壊的要素に満ちている人たちでさえも，理解してくれる人がいるなら，彼らはきっと正しい行いをしたいのだろう．

Carl Rogers
（Baldwin and Satir 1987 p. 45 からの引用）

　性的犯罪ほど，社会の強い反応を喚起する犯罪はないだろう．性的犯罪者は，作業療法士が従事する保安病棟や保安病院，刑務所や地域精神保健サービス部門等，さまざまな場面で見受けられる．施設にいる性的犯罪者の大多数は，矯正施設にいる．このことは，性的犯罪者の圧倒的多数が，診断的には精神疾患ではないという事実を示している．刑務所に雇用されている作業療法士の数はまだ非常に少ないことから，性的犯罪者との接点が最も多いのは，多様な保安レベルを有する司法精神科の病院勤務の作業療法士であろう．「刑務所における保健ケアについての将来構想（Health Service Circular 1999）」の出版を機に，このような領域で働く作業療法士が増えることが期待される．精神保健分野の専門家にとって性的犯罪者の治療は，最も重要な課題の1つであり（Blanchard 1998），この章では，この困難な領域に読者を導いていく．

　これまで，この対象群への作業療法士の役割はほとんど示されなかった．この章では性的犯罪の分類を，診断と法律の両面から，簡潔に概要を示すことからはじめ，その後，性的犯罪の理論的基盤を探っていく．続いて，作業療法士の役割について論じていきたい．また，性的犯罪者に関わる作業療法士が直面する課題の中で，適切な治療関係の構築と維持は最も困難なものであるため，この章の最終節では，特にこの治療関係について取り扱っていきたい．

性的犯罪の分類

　性的犯罪は，さまざまな手法で分類されている．司法制度と保健領域では，それぞれの必要に応じて異なった分類をしている．ここでは，両者の分類基準について概説する．分類方法は，両者の特性に応じた任意によるものであり，またある程度一致する内容も含んでいる．それぞれの方法は，焦点を当てる事柄によって異なり，たとえば，犯罪と行動の関連性を説明するのに，被害者の選択によるものか，あるいは精神障害の影響によるものか等，焦点のおき方により異なる

のである（Prins 1995）．

保健医療による分類

　精神疾患の診断・統計マニュアル（DSM IVR）と国際疾病分類（ICD-10）では，性的犯罪はパラフィリアス（paraphilias：性嗜好異常あるいは性欲倒錯症）と称し，性や性同一性障害に関連した章である302.00 DSM IVR（American Psychiatric Association 2000）やF65（World Health Organization 1992）に記述されている．パラフィリアスの語源は，ギリシャ語のpara（越えて）とphilia（溺愛）である．
　パラフィリアスの診断基準は以下のとおりである．

・人間以外の対象物を含めた，強烈な性的に喚起された空想，性衝動・行動や，自己屈辱あるいは配偶者，子ども，非同意者への屈辱的行為等が，頻繁に起こるもの．
・そのような行動が少なくとも6カ月間，持続している．
・性的衝動，性的行動，性的空想によって，社会的，職業的，または他の重要な領域で，著しい機能障害が起きている．

　DSM IVR（American Psychiatric Association 2000）の性的犯罪の分類とICD-10（World Health Organization 1992）の分類の内容に違いがあるが，読者は詳細な情報を得るために，これらのテキストを活用しているであろう．
　すでに知られていることかもしれないが，興味深い記述漏れがみられる．強姦の分類はどちらの診断マニュアルにも存在しないのである．このことは，この犯罪が性的な満足を達成することを唯一の目的としているというより，むしろ暴力にもとづくものであるという事実を示している（Prins 1995）．強姦という犯罪をより明確に理解するためには，この特異性のある犯罪のより高度な分類方法について考慮していく必要がある．このような方法についてはGrothとHobson（1983）によって提唱されている：

1．**怒りによる強姦**（anger rape）
　「侮辱された」という感覚に動機づけられる，または誤った認識に対する報復による．
2．**力による強姦**（power rape）
　満たされなさ，自信のなさ等の深く沈んだ感情による．
3．**サディズム的な強姦**（sadistic rape）
　被害者は通常，まったくの他人であり，ひどい苦痛，束縛，非常に逸脱した性的な行為等を受けることがある．

　この分類システムは包括的ではないことを批判され，強姦を犯す人々のより詳細な分類はPrins（1995）によって示された．

法的基準

　性的犯罪は，全犯罪記録の2％であり，起訴された犯罪のうち有罪となったものの約1.75％と，その構成比率は非常に低い．また，警察に認知されている性的犯罪の数と，実際に対応したあるいは起訴された数との間には差異がみられる．つまり，警察に報告されている数よりも，実際にはもっと多くの犯罪が起こっているということである．
(Prins 1995 p. 201)

　性的犯罪は，多様な立法機関によって分類されるであろう．これらの中には，性的犯罪との直接的な関連がわかりにくいものもある（例：治安妨害等）．性的犯罪に直接関係する重要な法令としては，性犯罪法（Sex Offences Act 1956），性犯罪者法（Sex Offenders Act 1997）等がある．性犯罪者法（1997）は，刑事裁判および司法制度法（Criminal Justice and Court Services Act 2000）の中で修正されてきた．これらの修正は，警察による性的犯罪者の初期登録制度につながっていった．

性的犯罪の理論的基礎

　性的犯罪を取り巻く問題点については長年調査されてきているにもかかわらず，性的暴行の根本的原因についてはいまだ明らかではない（Marshall et al. 1990）．性的暴行について説明を試みる理論は増えており，それらは社会学的概念からミクロな理論にまで及んでいる．これまで「すべての人間の行動は，多くの相互作用が複雑に変化し，複合的に決定されるものである」とされており（Marshall et al. 1990 p. 6），性的暴行に関する多くの理論の発展に照らしても，この見解は妥当であるようにみえる．性的犯罪の理論的基礎について詳述している文献はいくつかみられるが（Clark and Erooga 1994, Marshall et al. 1990, Ward and Hudson 1998），この領域の文献の豊富さにもかかわらず，性的犯罪の発生，展開，持続について論理的根拠を示す包括的な理論が欠如した状態は続いている（Ward and Hudson 1998）．

作業療法の介入

　"作業療法士による性的犯罪者の評価と治療"は，独特の問題で満たされた人間行動の領域にあり，"十分に研究されていない分野である"．
(Lloyd 1987 p. 55, 強調追加)

　上記は，作業療法士と性的犯罪者に関する唯一の論文から引用したものであるが，今日でも15年以上前とそれほど変わっていないということには失望を抱かざるを得ない．保安施設に従事する作業療法士は増加してきたが（Duncan 1999a），性的犯罪者に関係するものは，ほとんど発表されていない．その理由は，いくつか考えられる：

・司法精神科医療における作業療法は，その専門性自体が発展している途中である（Chacksfield 1997）ため，今日まで報告されてきたことの焦点は，この領域における役割を明らかにすることに向けられていた．

- 性的犯罪者のリハビリテーションの領域は，多くの専門職が魅力のない仕事の1つであると感じ，また，性的犯罪者個人や性的犯罪への個人的な感情に圧倒されてしまう．
- 性的犯罪者と高い頻度で接触できる刑務所には，作業療法士はほとんど配置されておらず，調査の機会が非常に少ない．
- 性的犯罪者への作業療法の介入は，その他の司法精神科患者群に対する介入と比べても，さほど有意な差はないのかもしれない．

上記要因の組み合わせ，またはこのリストには挙がっていない他の理由との組み合わせ等が，性的犯罪者に関する文献の不足を引き起こしているのであろう．ここでは，性的犯罪者に対する作業療法士の役割について概説するが，これについては調査が十分でなかったことから，時代のトピックを載せた唯一の論文（Lloyd 1987），多職種による関連した文献，およびこの領域での臨床経験にもとづいて述べる．

介入の種類

性的犯罪の臨床および調査の専門的知識により国際的に認められる心理学者 Marshall（1996）は，性的犯罪者の治療を「犯罪に関連（offence-related）」と「犯罪に特化（offence-specific）」の2つのカテゴリーに分けている（**表1**）．これら2つは，どちらかがより重要ということではない．ただ，すべての性的犯罪者にあてはまるとはいえないかもしれないが，常に介入を必要とする群（犯罪に特化）とそれほどでもない群（犯罪に関連）とを明確にしている．性的犯罪者の扱いについての体系的な概説は，コクラン共同研究により発表されている（White et al. 2001）．

英国では，犯罪に特化した介入に焦点をあてた性的犯罪者のリハビリテーションプログラムは，矯正施設から発展してきた．性的犯罪者の治療プログラム（SOTP：sexual offender treatment programme）は英国内で広く実施されており，発達障害や精神障害がある犯罪者に対するプログラムへとバリエーションも発展している．これらのプログラムは，「犯罪に特化」の傾向への介入に焦点が当てられている．作業療法士は SOTP にもとづく介入に関与するようになってきており，作業療法士として行うこのような介入は共通の技術として認識されるべきである（Duncan 1999b）．作業療法と性的犯罪者のリハビリテーションの将来的な発展のためにより大切なのは，

表 1 性的犯罪者に対する介入のカテゴリー

犯罪に特化した介入	犯罪に関連した介入
否認/最小化	関係性/夫婦療法
被害者への危害/共感性	怒りのマネジメント
犯罪を肯定する態度や思考	物質乱用の認識
信念や混乱した認知	社会生活技能とアサーティブトレーニング
犯罪の空想	生活管理技能
再発予防	

「犯罪に関連」のレベルに対して，どのように作業療法士の介入を行うかである．Lloyd (1987 p. 62) は「作業療法の主な目的，それは他のすべての療法の目的でもあるが，性的犯罪者が自らのストレングスや弱点，ニーズ等を確認できるようになるために彼らの評価技術を向上させることである．性的犯罪者の治療の焦点は，規範から逸脱しない人生を送るための潜在能力を最大限に引き出すことにある」と述べている．彼らの能力を最大限に引き出すために，作業療法士の中核的な技術を活用する場がここにある．

多職種チームの一員としての作業療法士

作業療法士が性的犯罪者に対する治療に加わるときに，多職種による協業は欠かすことができない．それは，以下の理由による．

- 性的犯罪者に関わることは，ストレスが非常に高い状況になりやすい．チームの一員として関わることで，患者の背景を知る同僚からのサポートが受けられ，相談に乗ってもらえる．
- チームで仕事をするための，実用性と専門性の両面において必要な資源の発展につながる（たとえば，集団で治療を行う場，スーパービジョン，リーダーシップ等）．
- 多職種による治療では，各個人のリハビリテーションにとって適切なタイミングで介入することができる．その重要な例の1つが，社会生活技能への介入である．「社会生活技能訓練は，性的犯罪の場合，誤った状態で実施しないことが大事である．このクライエント集団に被害者への意識や共感性の深まりが足りない時点で社会生活技能訓練を行うことは，より社会的技能に熟練した犯罪者をつくる危険性につながるからである」(Clark and Erooga 1994 p. 114)．効果的なコミュニケーション技能を向上させることは，作業療法の中できわめて適切な目標となり得るものであるが，個々のリハビリテーション全体の中では，このように介入のタイミングが重要なのである．

臨床的アプローチと実践的モデル

筆者の臨床実践においては，2つのアプローチとモデルを，性的犯罪者に対する作業療法に活用してきた．それは，認知行動的アプローチと人間作業モデルである (Kielhofner 2002)．

認知行動的アプローチ

性的犯罪者のリハビリテーションプログラムの多くは，認知行動的アプローチを活用している (Beckett 1994)．これは，犯罪に特化した介入にも，犯罪に関連した介入にも適切なアプローチである．作業療法士はよく，技能獲得のトレーニングのために，このアプローチを使用している．また，このアプローチは，性的犯罪者，特に小児性愛者（paedophiles）に欠如しているとされる自尊心向上ためにも効果的に用いられている (Fisher 1994)．作業療法士が認知行動的アプローチを活用することは，役割が不明確になり，専門性のアイデンティティが失われることにつなが

るとの批判をする人もいる．このような批判については，さまざまな状況下で認知行動的介入を行うための圧倒的なエビデンスや，本来の学際的な性質と比較評価して考えるべきであろう．作業療法士による認知行動的アプローチの実践についての豊富な議論は，Duncanの文献にある．

人間作業モデル（MOHO）

現在，英国の保安施設に従事する作業療法士の中では，作業療法の実践モデルの中核として，人間作業モデルを採用する人が増えている．その理由は，以下のとおりである．

- クリニカルガバナンスでは，作業療法士に対して，介入の根拠を裏づける標準的指標はできるかぎりエビデンスの高いものを用いるよう求めている．人間作業モデルはその点において，最も包括的な作業療法モデルであり，理論と実践の両方において20年以上にわたって発展している．
- モデルに示される意志，習慣化，遂行の定義は，性的犯罪者のリハビリテーションに直接関連している．

  1. 意志—性的犯罪者が犯罪へと向かう動機の理解は複雑である．作業療法士の役割は，個人の作業遂行レベルや社会的に適した活動へ参加する意志が高まるよう，支援することである．
  2. 習慣化—性的犯罪者の多くは，好ましくない"習慣"が発展し，犯罪者の"役割"をもつようになった．このような状況において作業療法士は，社会に見合った習慣と，将来的に犯罪につながらないさまざまな役割を形成するため，個別に対応する必要がある．性的犯罪者にとっては，「報いや充足感を得るために性的暴行に頼らなくてすむように，彼らの日常的な行動に対して肯定的な賞賛が与えられること」（Lloyd 1987）が大切である．
  3. 遂行—性的犯罪者は，遂行技能が不十分なことがよくある．性的犯罪者における社会的能力の不十分さは，立証されている（Marshall 1996, McFall 1990）．また，彼らは生活技能の遂行の発達も不十分であるとされる（Lloyd 1987, Marshall 1996）．

- 人間作業モデルをもとにした，いくつかのアセスメントが開発された．これらのアセスメントは，面接・自己報告・観察といった情報収集や効果測定の多様な方法をもたらした．これらの方法は，作業療法士が性的犯罪者に関わる際に，手ごたえのある仕事を与えてくれる．

  1. 面接：作業遂行歴面接—第2版（Kielhofner et al. 2001）では，歴史的な観点から，個人の作業遂行について包括的な概観を述べている．面接は，個人との信頼関係を深めたり，作業療法士の役割を通して患者を社会適応へと導く機会となる．性的犯罪者は，よく犯罪を否定したり最小化したりすることから，セラピストが無意識のうちに彼らの否認や最小化を補強してしまうことを防ぐために，面接の前に背景情報を知っていることが重要である．
  2. 自己報告：人間作業モデルには，いくつかの自己報告の測定法がある．おそらく，これらの測定法の中で最も関係があるのは，役割チェックリスト（Role Checklist）であろう（Oakley et al. 1986）．これらのアセスメントは有益であり，必要に応じて活用されるべき

ではあるが，性的犯罪者に用いる際には注意が必要である．性的犯罪者の自己報告は，しばしば信頼できないとされているからである（Fisher 1994）．この不十分な自己報告は，「犯罪に特化」の視点のアセスメントに関連したものが大半であるが，臨床経験からみると「犯罪に関連」の項目のアセスメントにおいてもあてにならない自己報告をする性的犯罪者が多いといえる．

3．観察評価：人間作業モデルには，3つの優れた観察評価があり，それらは性的犯罪者の作業遂行を考えるうえで正確で詳細な情報をもたらしてくれる．それらは，以下のものである．

- コミュニケーションと交流技能評価（ACIS：Assessment of Communication and Interaction Skills）（Forsyth et al. 1999）は，多様な環境における個人の社会適応レベルを検討するアセスメントが可能である．
- 運動および処理技能評価（AMPS：Assessment of Motor and Process Skills）（Baron 1994）は，3つのアセスメントの中で最も発展しているものであり，個人の運動と認知プロセス技能に関する正確な評価をもたらす．この情報は，生活技能の観点から，性的犯罪者が地域生活へうまく再統合できるかどうかを判断する際にとても重要である．
- 意志質問紙（VQ：Volitional Questionnaire）（Chern et al. 1996）は，わかりにくい名称のアセスメントであるが，自己報告の手段ではなく，実際は観察評価である．VQでは，個人の意志のレベルは，それぞれ違った環境やさまざまな程度の他者との相互交流の中で評価されることを考慮している．VQは，特に慢性化した精神障害や，学習することが困難な機能の低い個人に対して発展してきたものであるため，高機能な性的犯罪者の意志の欠乏に対しては，適応しない部分もあるであろう．

人間作業モデルの鍵となるテキストの第3版（Kielhofner 2002）が出版された．関心のある読者は，このテキストとMOHOのウェブサイト（www.uic.edu/ahp/OT/MOHOC/）から，モデルの最新の情報を入手できる．現時点では，性的犯罪者へのリハビリテーションへの人間作業モデルの使用については明確にされていないが，専門職種としては，性的犯罪者に対するこのモデルの効果とその応用について研究を進めることは，きわめて重要である．

性的犯罪者への関わり

　大多数の人々は，性的犯罪者は恐ろしい化け物（monsters）だと思っている．実のところ，スコットランド人は彼らを獣（beasts）と呼んでいるし，どの社会にもこのような犯罪者に対する軽蔑的なくだけた呼び方がある．
　　　　　　　　　　　　　　　　　　　　　　　　　　　　　　　（Marshall 1996 p. 162）

　性的犯罪者グループに接している作業療法士が直面している個人的で専門的な実際の話に触れずに，この章を終了するわけにはいかないであろう．性的犯罪者たちに対する自らの視点に気づいているセラピストの多くは，彼らにきちんと関わることができないと感じている．このような心構えは，治療的関係を深めるうえで双方にとって有益な関係になり得ないため，尊重されるべ

きである．一方で，性的犯罪は横行しているので，すでに多くの作業療法士が知らないうちに性的犯罪者に関わってしまっている．おそらくこういった見解は，根拠のない考えやメディアから影響を受けたものであって，現実から影響を受けたものではない．ここでは，治療的関係における性的犯罪者との関わりの課題についても，簡単に述べることにする．

難しい人々

表面的に見えるものの裏，衝動的な悪い行為の奥にあるものを見たとき，近くの敵と捉えていた人の中にあるちょっとした良心がみえ，不道徳で悪い行動が，必ずしもその人すべてを表しているのではないことがわかる．その人の，新しい顔がみえてくる． (King 1963)

犯罪者，特に性的犯罪者たちは，関わりが難しい人々であることが多い．あらゆる分野の専門家が性的犯罪者を侮辱する表現で呼ぶことは，倫理には反するが珍しいことではない．それには，いくつかの理由がある．

- **社会的**：社会はこうした犯罪によって不快感を与えられ，性的犯罪が明るみに出ると"信じたくない気持ちと激しい怒りの感情"によって地域ぐるみで団結する．このような感情は，犯罪者が職業人である尊敬すべき地域住民だとわかったときにエスカレートする．"性的犯罪はどこか遠い場所に住む発狂した異常な者によってのみ犯されるもので，自分たちが暮らしている地域の知り得る者が起こすものではないと信じたい"のである（Blanchard 1998 p.13）．
- **専門的**：性的犯罪者は，しばしばセラピストに対して，言葉や身振り等を通じて，苛立った態度や操作的な態度で不愉快な対応を示してくる．そのような関係性は，セラピストにとって対処するのに難しく，苦労する．専門家はこうした状況に対して，（個人を無視するような）自己防衛的手段や，限界の設定（会話を早く終わらせる，できるだけ短く相手を見るなど）を利用して対処したくなってしまう．しかし，このような防衛的な手段をとる代わりに，セラピストは自身の満足感や主観的な反応ではなく，患者のコミュニケーションの方法を評価するべきなのである（Blanchard 1998）．大抵の場合，これは臨床的な困難さを伴うが，このような方法が取れるなら，患者個人のコミュニケーションスタイルの難しさは，彼らの障害の兆候や作業遂行能力の欠陥として再認識され，理解されるであろう．
- **個人的**：犯罪の被害者たちは，セラピスト自身の親戚や友人と年代，性別，その他の何かが似ていることがある．性的犯罪者による犯罪は，地方紙や全国紙等で，被害者やその家族の写真やレポートとともに報道されることが多く，そうした報道は犯罪の記録というより，もっとセラピストにとって個人的に近い報道に感じやすい．ある意味でこれは，犯罪の本質や厳しさが強化されて，セラピストが犯罪者を犯罪から分離して捉えることがないようにしてくれるが，一方で，治療的関係性に影響を及ぼしかねないため，臨床的なスーパービジョンを受けるべきである．

スーパービジョンの重要性

　上記のような理由で，臨床的スーパービジョンは，司法精神科作業療法士の計画表の中心におかれるべきである．臨床的スーパービジョンは，個々の患者に関わるための専門的な課題についてだけでなく，患者個人個人の治療プログラムの進展について議論をすることで，支持的な環境をつくりだしてくれる．また，スーパービジョンは，性的犯罪者に関わったことで生じるいかなる個人的な問題についても議論することができるので，安心な場所となる．

結論

　この章では，性的犯罪者に関わる際の作業療法士の役割を振り返った．研究が不足している領域であることに言及し，多職種チームの一員として関わることの重要性について強調した．2つの実践モデルは，治療的な関わりをもつうえで特に有用であることを述べた．性的犯罪者への関わりの中には，私的見解にもとづいた対応があることについても注目し，そのような信念は大抵の場合，現実からというよりも根拠のない意見によって性的犯罪者への対応知識を得ていることを述べた．効果的なスーパービジョンは，こういった懸念について話し合える安全な場をつくるために不可欠であり，性的犯罪者へのより効果的な作業療法を可能にするのである．性的犯罪者については，もっと多くの調査・研究が行われる必要があり，将来的にこの領域がこれまでよりもさらに生産的になるためには，専門的な強い目標が絶対に必要なのである．

文　献

American Psychiatric Association (2000) Diagnostic and Statistical Manual of Mental Disorders (4th edition) (DSM IVR). American Psychiatric Association.
Baldwin M and Satir V (eds.) (1987) The Use of Self in Therapy. Haworth Press.
Baron K (1994) Clinical interpretation of 'The Assessment of Motor and Process Skills of Persons With Psychiatric Disorders' (AMPS). American Journal of Occupational Therapy 48 (9) 781-782.
Beckett R (1994) Cognitive behavioural treatment of sex offenders. In：Sexual Offending Against Children：Assessment and Treatment of Male Abusers. Morrison T, Erooga M and Beckett R (eds.). Routledge.
Blanchard G (1998) The Difficult Connection：The Therapeutic Relationship in Sex Offender Treatment. Safer Society Press.
Chacksfield J (1997) Forensic occupational therapy：Is it a developing specialism？ British Journal of Therapy and Rehabilitation. Occupational Therapy Supplement of Forensic Psychiatry 4 (7) 371-374.
Chern J, Kielhofner G, de las Heras C and Magalhaes L (1996) The Volitional Questionnaire (VQ)：Psychometric development and practical use. American Journal of Occupational Therapy 50 (7) 516-25.
Clark P and Erooga M (1994) Group work with men who sexually abuse children. In：Sexual Offending Against Children：Assessment and Treatment of Male Abusers. Morrison T, Erooga M and Beckett R (eds.). Routledge.
Criminal Justice and Court Services Act (2000) The Stationery Office.
Duncan E (1999a) Forensic services and occupational therapy：A developing area of practice？ Occupational Therapy News 7 (10) 24.

Duncan E (1999b) Occupational therapy in mental health : It is time to recognise that it has come of age. The British Journal of Occupational Therapy 62 (11) 521-522.

Duncan E (in press) Cognitive behaviour therapy. In : Physiotherapy and Occupational Therapy in Mental Health : An Evidence-based Approach. Everett T, Donaghy M and Feaver S. Butterworth Heinemann.

Fisher D (1994) Adult sexual offenders : Who are they ? What and how do they do it ? In : Sexual Offending Against Children : Assessment and Treatment of Male Abusers. Morrison T, Erooga M and Beckett R (eds.). Routledge.

Forsyth K, Lai J and Kielhofner G (1999) The assessment of communication and interaction skills (ACIS) : Measurement properties. British Journal of Occupational Therapy 62 (2) 69-74.

Groth A and Hobson W (1983) The dynamics of sexual assault. In : Sexual Dynamics of Anti-social Behaviour. Schlesinger L and Revitch E (eds.). Springsfield.

Health Service Circular (1999) The Future Organisation and Delivery of Prison Health Care. Health Service Circular 1999/077. Department of Health.

Kielhofner G (ed.) (2002) Model of Human Occupation : Theory and Application (3rd edition).Williams and Wilkins.

Kielhofner G, Mallinson T, Forsyth K and Lai J (2001) Psychometric properties of the second version of the Occupational Performance History Interview (OPHI-II). American Journal of Occupational Therapy 55 (3) 260-267.

King M (1963) Strength to Love. Fortress.

Lloyd C (1987) Sex offender programs : Is there a role for occupational therapy ? Occupational Therapy in Mental Health 7 (3) 55-67.

Marshall W (1996) Assessment, treatment and theorizing about sex offenders : Developments during the past twenty years and future directions. Criminal Justice and Behaviour 23 (1) 162-199.

Marshall W, Laws D and Barbaree H (1990) Issues in sexual assault. In : Handbook of Sexual Assault : Issues, Theories and Treatment of the Offender, Marshall W, Laws D and Barbaree H (eds.). Plenum.

McFall R (1990) The enhancement of social skills : An information-processing analysis. In : Handbook of Sexual Assault : Issues, Theories and Treatment of the Offender, Marshall W, Laws D and Barbaree H (eds.). Plenum.

Oakley F, Kielhofner G, Barris R and Reichler D (1986) The role checklist : Development and empirical assessment of reliability. The Occupational Therapy Journal of Research 6 (3) 57-161.

Prins H (1995) Offenders, Deviants or Patients (2nd edition). Routledge.

Sex Offences Act (1956) The Stationery Office.

Sex Offences (Amendment) Act (1976) The Stationery Office.

Sex Offenders Act (1997) The Stationery Office.

Ward T and Hudson S (1998) The construction and development of theory in the sexual offending area : A meta-theoretical framework. Sexual Abuse : A Journal of Research and Treatment (10) 2 47-63.

White P, Bradley C, Ferriter M and Hatzipetrou L (2001) Managements for People with Disorders of Sexual Preference and for Convicted Sexual Offenders (Cochrane Review) The Cochrane Library Issue 4. Update Software.

World Health Organization (1992) The ICD-10 Classification of Mental and Behavioural Disorders. World Health Organization.

第6章

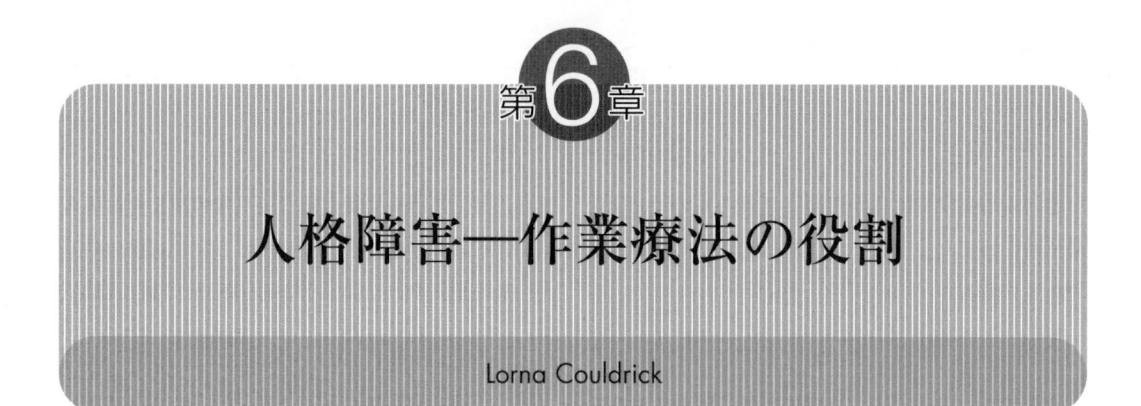

人格障害―作業療法の役割

Lorna Couldrick

はじめに

　人格障害と思われる人々の行動が，毎週のように派手な見出しでメディアに取り上げられている．時として彼らは，軽蔑の意味でサイコパスとレッテルを貼られ，フィクション，ノンフィクションを問わず彼らの悪名高い行為の物語が書店を埋め尽くしている．まさに「人格障害」という言葉は，好奇心や魅惑的感情から嫌悪，反感，憎悪まで極端な感情を生み出し，これにより見解の相違をもたらす．この章では，特に人格障害にまつわる定義，診断，原因因子，治療可能性について概説していく．精神保健法（Mental Health Act 1983）により中度保安病棟に勾留されているサイコパスの人々に関わった個人的な経験を説明していくことで，社会の扇情的な捉え方をこの問題の本質的な理解へと変えていきたいと思う．

　議論はさまざまあっても1つだけ確かなことは，彼らはいかなる環境におかれようとも，何かしらの活動には関わるということである．すべての人は生来，作業活動的な行動をとる．このことを理解し活用して，評価されたニーズに適した活動を提供するのが作業療法である．精神保健サービスや刑務所にいる人格障害と診断された人々のマネジメントと治療には，作業療法の核となる技能が有意義であるといわれている．課題に関わるということは，時間の過ごし方や行動マネジメント以上の効果をもたらしてくれる．活動により，機能的技能，社会的技能，対人関係理解を評価するための枠組みが提供される．また，自己を理解し，気づきを得るために活動を利用することもできる．活動は，適切な行動パターンを育成し強化されるように，またフィードバックの機会を得られるように構造化する．それが自らの変化の必要性に気づく助けになり，変わるための訓練と練習を支援することになるのである．さらに，作業の適切なバランスを確立することは，刑務所出所後，または病院を退院後の個人を支えることにもつながる．

　これらは作業療法単独のアプローチではなく，多職種チームアプローチの一部として行われる．それぞれの職種には，患者個人をアセスメントするための核となる技能があり，各専門家がそれぞれ専門的な介入を提供する．

定義

　臨床的には，**人格障害**という単語のほうがサイコパスよりも好まれる．人格障害は，以下のよ

うに定義されてきた．

　その人の属する文化から期待されるものから著しく偏り，広範でかつ柔軟性がなく，青年期または成人期早期に始まり，長期にわたり安定しており，苦痛または障害を引き起こす，内的体験および行動の持続的様式である．　　　　　　　　　　　　　　　　　　　　（American Psychiatric Association 2000 p. 685）

　精神疾患の診断・統計マニュアル（DSM IVR）（American Psychiatric Association 2000）と国際疾病分類（ICD-10）（World Health Organization 1992）の両方において，さまざまな人格障害について言及している．しかしながら，異常な行動に対するラベリングや人格障害については，社会保安の観点から，反社会的な行動を医療の対象にしているにすぎないのではないか，といった議論であふれている（Porter 1998, Pilgrim and Rogers 1999）．

　精神保健法の改正案について概説している政府白書では，「重度人格障害のある危険な人々」（Department of Health 2000a, Department of Health 2000b）という言葉を使っている．これは通常，反社会性パーソナリティ障害（American Psychiatric Association 2000）または非社会性人格障害（World Health Organization 1992）の人々と解釈され，彼らは社会に対するリスクが高い（これらの診断カテゴリーは類似しているが，同一のものとみなすことはできない）．しかし，法改正の批判家たちは，この群を治療対象とする施策は意味のない政治的パフォーマンスで，精神科医を看守に変えてしまうとみており（Batty 2002），人格の障害は治療にはなじまないものと考えている．

　司法精神科領域には，境界性や演技性を含むさまざまな人格障害と診断された人々がおり，反社会性や非社会性の人々ばかりではない（**表1**）．そのうえ，国際的分類が進歩しているにもかかわらず，人格障害の診断はしばしば信頼性と有効性の検査をクリアできないことがある（Moran and Hagell 2001）．「重度人格障害のある危険な人々」という言葉でさえ実用的な定義とみなされてしまっており，臨床像がはっきりしてくれば変更を余儀なくされるであろう（Department of Health 2000b p. 13）．

　精神病質障害（psychopathic disorder）という言葉が，法律用語として使われている．それは精神障害の4つのカテゴリーのうちの1つであり〔その他は，精神疾患（mental illness），精神機能障害（mental impairment），重度精神機能障害（severe mental impairment）である〕，イングランドとウェールズに住む人々は現在のところ，精神保健法（Mental Health Act 1983）のもとで病院に強制入院となり得る障害である．この法の中では，以下のように定義されている．

　異常な攻撃性を示す，または関係のある人に対し非常に無責任な行動をとる，持続的な精神の障害（重大な知的障害を含んでいるかは関係しない）．　　　　　　　　　　　　（Mental Health Act 1983 p. 2）

　この法の注意点は，病院への強制入院が許可されるのは「障害の状態悪化の軽減，あるいは防止の可能性がある」場合のみという点である．それ以外の場合は，臨床状態を表す言葉として「サイコパシー」が使われ，信頼できる診断アセスメントを保証する手法を探し求め（Hare 1991），人格障害スペクトラムのずっと端に位置するものとして説明してきた（Prins 1995）．しかし，この用語のここでの使われ方はそうではない．むしろ，精神病質障害またはサイコパシーは，以下

表 1　人格障害の分類

ICD-10	DSM-IVR
F60.0　妄想性人格障害	301.0　妄想性パーソナリティ障害
F60.1　統合失調質人格障害	301.2　シゾイドパーソナリティ障害
F60.2　非社会性人格障害	301.7　反社会性パーソナリティ障害
F60.3　情緒不安定性人格障害 （.30 衝動型, .31 境界型）	301.83　境界性パーソナリティ障害
F60.4　演技性人格障害	301.50　演技性パーソナリティ障害
F60.5　強迫性人格障害	
F60.6　不安性（回避性）人格障害	301.82　回避性パーソナリティ障害
F60.7　依存性人格障害	301.6　依存性パーソナリティ障害
	301.22　失調型パーソナリティ障害
	301.81　自己愛性パーソナリティ障害
	301.4　強迫性パーソナリティ障害
F60.8　他の特定の人格障害	
F60.9　人格障害, 特定不能のもの	301.9　特定不能のパーソナリティ障害

のように考えられている．

　反社会的行動を引き起こし，通常は再発を繰り返すタイプの重度の人格障害がいくつも報告されている法的カテゴリーである．　　　　　　　　　　　（Department of Health and Home Office 1994 p. 4）

　言い換えると，それは精神保健法（Mental Health Act 1983）による入院を促進する法律用語であり，診断名として使われているのではない．それゆえ，DSM IVR や ICD-10 におけるどの人格障害にも適用されるものとなり，精神疾患にも適用することができる．つまり，患者はどちらのカテゴリーでも勾留されかねないのである．このように，精神保健法（Mental Health Act 1983）が変わるまでは，サイコパシーという言葉は，ある均一な一群を示すものではなく，主診断が精神疾患ではない人々を表す法律用語なのである．

診断

　読者は，人格障害の一般的な概念と，特定の人格障害の詳細な診断基準について，ICD-10（World Health Organization 1992）や DSM IVR（American Psychiatric Association 2000）を参照することができる（**表1**）．

　これら2つの分類は類似しており，その違いは内容よりも用語にある．これらの分類の発達と，

それを立証する異なる概念の枠組みは，これまでにも説明されてきた（Tyrer et al. 1993）．作業療法士にとって1つの基準は，特殊な重要性にある．人格障害は，「必ずではないが通常は，作業的および社会的な遂行能力に重大な問題がある」（World Health Organization 1992 p. 202）．

作業療法による介入は，詳細な作業能力アセスメントを通して認識される個人のニーズにもとづいて行われる．それゆえ，診断分類は肝要ではない．しかし，DolanとCoid（1993）が強調したように，明確な診断は，治療結果を調査するうえで不可欠である．

原因因子

人格障害は「先天性か，後天性か」という論争が注目されている．因果関係を示すエビデンスに乏しく，時としてエビデンスは人格障害よりもむしろ犯罪行為そのものに関連することがある．混乱した内的体験や行動に対するあらゆる説明を除外すると，そこには遺伝と環境因子が残る．エビデンスについて考察したい読者は，反社会的および精神病質人格障害のリスクと原因因子についての論文をみるとよい（Coid 1993, Prins 1995, Moran and Hagell 2001）．

しかし個人的な経験では，ほとんどの勾留されているサイコパスの人々は，混乱し崩壊した幼少期を送ってきたと思われる．早期の母子密着が確立されていなかった，あるいは崩壊していたり，施設での養育が中断されたり，情緒的または生活上の環境に恵まれなかったりといった話が，数多く報告されている．しかしながら，そのような経歴をもつ人々すべてが人格障害になるわけではない．また，どの遺伝的要因が人格障害の経歴を生みやすいかについても明らかではない．

エイミーの生育歴は，1つの典型的な例である．エイミーは一人っ子で，彼女が13カ月のときに両親とも刑務所に送致された．彼女は保護され，約6年後に母親のもとに戻された．地域サービスの報告によると，当時の母親は養育能力が不十分とされ，里親による一時的な養育サービスが数回提供された．母親は再婚し，軍人である継父が彼女のしつけを引き継ぐことになった．それは厳しく，容赦ないものであった．思春期ごろのエイミーは，管理しにくい状態になってしまった．学校では，権威あるものすべてに反発した．ついに彼女は，不適応を起こした子どものための入所施設に送られることになった．後にその施設は，不適切な薬物治療と関わりの強要のために批判にさらされた．その施設では，エイミーはいくつかの暴力事件に関与した．また彼女には，頭部打ちつけ，リストカット，大量服薬等の自傷行為のエピソードも多々あった．

治療可能性

原因となり得る問題についてより深く理解することは，治療を支える基準となる枠組みをつくることにつながる．たとえばエイミーのケースでは，どの部分が社会的モデルから習ったものなのか，あるいは自我の防衛機制として獲得されたのか，または遺伝的な人格障害の傾向の発現なのか，等について考え理解することである．人格障害を学習された非機能的行動とみているBlackburn（1993）によると，「回復」よりもむしろ「変化」を治療の目標にするべきであり，その治療においては，最も獲得できそうな介入ターゲットである特定の対処技能を提供することで

あると示唆している．

　新たに法律が改正されたのは，治療可能性にまつわる葛藤による部分が大きかった．現在の偏狭な治療可能性の解釈では，法的な整備がないこともあり，特別病院以外の精神科医が勾留中のサイコパスと思われる患者たちを受け入れる妨げとなっていた（Department of Health and Home Office 1994, Pilgrim and Rogers 1999）．2000年3月時点で，イングランドでは，高度保安病院の患者の29％が精神病質障害のカテゴリーに分類されていた．他のNHSの施設では，勾留された患者の2％のみがサイコパスであると考えられていた（Department of Health 2000c）．

　政府白書には，公共の安全を強化するというはっきりした意図が示されている．これは，刑務所サービスや保健サービスに重度の人格障害者専用のサービスが伴うことで実現するものである．第1段階は，診断的スクリーニングとアセスメントを提供する試験的なプロジェクトを立ち上げることであった（Home Office 2000, Batty 2002）．これらの試みは，人格障害の治療がうまくいったかどうかを判断する十分な証拠はないと結論づけている包括的な研究論文のレビューにもとづいて行われた（Dolan and Coid 1993）．研究では，物理療法，薬物療法，精神療法（集団と個別の両方），認知行動療法，治療共同体，そして長期入院による環境療法について再検討している．作業療法は，環境療法における可能性のある手法の1つとして簡単に述べられている．環境療法において行う活動は，作業療法の治療内容であるが，それについての説明はない．

　患者が実際に受ける治療に対する重要性や関心が欠如していると，特定の治療法の有効性について言及できなくなる．　　　　　　　　　　　　　　　　　　　　　　　　　　（Dolan and Coid 1993 p. 205）

　つまり研究では，退院を判断する測定結果は得られても，治療の有効性については測定できなかったのである．

　作業療法は，人それぞれの時間の過ごし方において治療的な可能性を探る専門的療法である．したがって作業療法士は，少なくとも記録をつけていくことで，作業療法が貢献していることを確実に示していかなくてはならない．作業療法単独の効果測定を確立することは明らかに困難であるが，最低限として介入のねらい，目標，方法について記録し，評価しておくべきである．

徴候と症状

　サイコパスとして勾留されている人々は，あらゆる共感性を欠いた冷淡な人物として語られる．彼らははなはだ無責任な生き方をしていて，欲求不満への耐性が低く，攻撃性を吐き出す閾値が低いとみなされている（World Health Organization 1992）．経験から，特定の人格障害に関係なく，治療的関わりを開始する前に理解しておくことが不可欠な重要な特徴があるといえる．それは，以下のものである．

・暴力と恐怖の傾向
・力（パワー），支配（コントロール），操作性
・関係性のねじれや形成不能

・分裂（スプリッティング）や断片化

　暴力と恐怖は，その人の勾留を決定する行為である．時にそれは，特に女性の場合，自傷行為として現れることもある．多くの場合は，他人に向けられる．大ニュースになるような残酷な犯罪をすぐに思い浮かべてしまうが，多くの人はそれほど悪くなくても勾留されている．たとえばバートの場合は，隣人女性に対する度重なる暴言と暴行により中度保安病棟に送られた．何度も短期拘留判決を受けたにもかかわらず，彼は刑務所から釈放されるとその日のうちに隣人宅に行ってしまう．警察は，その女性に対して監視と護衛の手続きを取らねばならなかった．攻撃性は常に直接的な暴力として表出されるわけではないが，隠れた敵意の感覚として伝わることもある．たとえば病棟では，バートがテレビラウンジに入ると，ほかの患者たちは立ち退いてしまった．誰も彼に，どの番組を見るか聞こうとはしなかったのである．サイコパスとして勾留されている人々に関わると，何のトラブルもない日々は特別だと思うであろう．しかし何もないときでも，実際そこには危険や潜在的な恐怖の感覚は潜んでいるのである．

　力（パワー），**支配（コントロール）**，**操作性**は，認識しておかなければならない重要な側面である．セリアは，高度保安病棟で数年間過ごした後，中度保安病棟に移ってきた．さまざまな点で，彼女はかなりの支配力を示してきたが，それでも彼女は活発で人気があった．他患者たちは，彼女に魅了され，操作されることになった．彼らは，彼女の命令に従うパターンに陥っていった．コミュニティ会議で彼女が議長になっても，彼女は自分は決して周囲に反論されないとよくわかっていた．さらに重要なこととして，彼女には「チェリーちゃん」と呼んで意のままに操ることのできるスタッフがいた．この操作的な関係性は，いつの間にかできあがってしまう．内省を深め自己を反映できる優れたスーパービジョンを受けることは，境界を逸脱している部分について個々のスタッフが認識するのに役立つ，おそらく最適な方法であろう．境界の逸脱とは，たとえば勤務時間の終了後も残っていることや，秘密の保持に関与してしまうこと等である．

　一部のサイコパスには，自身のもつ力と全能感を恐れ，外からのコントロールを求めて，あえて確実に勾留されるような行動を示すことがある．エイミーは，退院後の地域で処遇されている間に状況が悪化し始めた．彼女は失業し，外来予約時にパートナーを殺して自殺すると明白に脅迫したのである．ハイリスクであると認められ，彼女は任意入院を勧められた．入院は確かに彼女が望んでいたものであったが，病棟に入る際は警察の護衛のもと，隔離され，手錠をされるといった乱暴なものであった．

　人格障害と思われる受刑者や患者は，**関係性の困難**を経験していることが多い．継続的な情緒的関係を構築することができない人もいる．彼らは関係性を構築することはできるが，それを継続させたり情緒的に価値あるものとして成熟させたりすることができない，もしくはしないのである．たとえばバートは，自分には多くの友人がいると言っていたが，病棟で彼は面会者を受け入れようとしなかった．彼の社会生活は，アルコール乱用と，パブで構築した表面的な人間関係を中心に回っていたようであった．一方ドミニクは，母親に対する暴力により病棟に入ることになった．時が経つに従い，彼が切望してきた温かく深い関係は，これまで一度も継続できなかったことが明らかになってきた．治療の中で彼は，1つの完全な共生関係を探し続けていたことに

ついて語った．彼は，日常的な人間関係なら構築することはできた．しかし，相手が彼の親密さに対するあこがれに気づきはじめると，彼は自ら関係性を壊し維持することをやめてしまうのである．彼にとっては，あこがれが叶うということは自分の力と支配の感覚の放棄を意味するため，関係性を壊すのである．

　精神分析の文献（Cooper 1996）に記述された**分裂（スプリッティング）**や**断片化**の理論は，直接経験できるものである．患者個人は，自分に関するすべてについて1人のスタッフと共有することはできない．むしろ，チーム内のスタッフそれぞれが患者の一部の側面について傾聴したり，反応したりするものである．ある意味全員がそうすることで，範囲と程度によってはサイコパスの患者を大きく混乱させることになる．個人的な経験では，患者に関わるチーム内で生じた不和によって人格障害という診断が下ってしまうことがあるように感じた．たとえば，ドミニクのチーム会議では，高度保安環境へ移送させるか，それとも管理なしで地域へ退院させるかで揺れたことがあった．チームメンバーそれぞれが自らの専門性だけに頼り，ドミニクに対して不完全で異なる認識をもっていたのである．

作業療法

　病院であれ刑務所であれ，人格障害の患者が怠けてぶらぶらと過ごすことはないであろう．彼らには活動に取り組みたいという気質があるが，それを発揮できる場は厳しく削減され，制限され，管理されていることが多い．人格障害の治療における作業療法の有効性が示された文献もエビデンスもないが，作業療法にはいかなる治療方針においても価値の高い中核をなす技能があるとされる．作業療法士の有無にかかわらず，あらゆる病棟では，直感的に何かしらの活動プログラムを展開してきた．実際，特別病院は労働倫理の原則（ルールを守ったり，活動を行ったりすると報酬を得られる等）に沿って発展してきている．しかしながら，人格障害者を作業に参加させることは，行動に対処する手段としてではなく，行動を管理する手段として使われることが多い．そこには，安全と保安を確実にするために，いかにして凶暴で操作的な人々を管理できるか，という現実の緊張感が高くある．それゆえに，彼らの反社会的行動を管理し抑制するために，枠組みにはめようとするのは理解できるが，忙しくさせ，作業に関わらせることそれ自体は治療的ではないと，はっきりさせておくことが重要である．

　作業療法の中心的な信念をしっかりもつことは，作業療法士の特質を他のチームメンバーに説明するうえでも重要である．活動や作業のもつ固有の価値として，活動に向かうことは人間の基本的欲求であることや，活動に関わることは個人の健康によい影響を与えるという信念がある．「それゆえ作業療法士は，治療にこれを利用する」（Finlay 1997 p. 18）．それは，個人における作業の意味を理解することでもある．人格障害の人々にとって，支配する経験とそれに伴う感情が反社会的な活動と複雑に結びついている．ドミニクは，怒りが爆発して椅子を放り投げると，他人に自分の不適応をみられたくない自尊心の低い状態から，パワフルで誤った自尊感情へと変化できた．このような行動を，社会的に受け入れられる活動に簡単に置き換えられると考えるのはあさはかだが，しかし患者が自主性や達成感を経験できるような活動を探す努力は，常にしていか

なければならない．作業のバランスがとれていることや，認識している個々のニーズが，段階づけられた活動に適合しているかについても同様である．単身生活に向けた対処技能を学ぶ人にとっては，難しいチキンカレーをつくって失敗するかもしれない不安を経験させるよりも，簡単にトーストの上にいろいろな種類の豆を乗せるリハーサルをして，成功体験を得ることのほうが必要である．

著者がアーシェンヒル中度保安病棟に従事していたときは，「作業を通じた適応モデル」(Reed and Sanderson 1992) が活用されていた．このモデルは，司法精神科サービスにおいて有効かつ実用的であることが証明された．モデルは，サイコパスとして勾留されている人々を含めたすべてのさまざまな患者グループに対して一貫したアセスメントを促進するために，概念を統合し，適切な計画を提供するのに役立った．これを記録することで，作業遂行能力の分析を後押しして，首尾一貫した枠組みを提供することにつながった．人間作業モデルと違って，このモデル独自のアセスメントツールもなければ，治療の指針となるものでもない．しかしこのモデルでは，取捨選択的なアプローチができる．つまり，このモデルは概念的な考え方をまとめてはいるが，治療計画の基準となる理論体系の境界の引き方はセラピストに委ねられているといえるのである．

このモデルは，保安環境の制限の中で治療共同体を目指していた初期のアーシェンヒル中度保安病棟で，特に役に立った．たとえば，地方自治主義と民主化の原則 (Rapoport 1960, Cullen et al. 1997, Jones 2000) は，作業療法におけるスタッフと患者が対等に関わる活動に組み込まれた．これにより，今後の入所者のための入院パンフレットの作成や，グループで食事を用意し食べること，活動プログラムを計画すること等が作業療法プログラムの重要な側面となった．その一方，より精神力動的なアプローチ (Cox 1978, Stowell-Smith 2000) や認知療法的アプローチ (Beck et al. 1990) が必要になる場合もある．このケアモデルは，サイコパスとして勾留され，施設ケアからは離れられそうもない患者にとっては，リハビリテーションを促すものになるとは限らない．このような人々の場合は，地域に帰ることよりも，施設内での生活の質の向上に着目することである．

人格障害の症状は，強制的な勾留によって生まれた怒りが引き起こす．これに加えて通常は，長きにわたる不信感，特に権威的なものへの不信感が存在する．治療的な信頼関係の構築には時間がかかり，困難な過程を伴うであろう．セリアとのラポールを構築したのは，面接ではなかった．彼女は長年にわたり多くのチェックリストや関わりの一覧表の作成を行ってきて，面接には懐疑的であった．しかし彼女は，陶芸活動には参加していた．陶芸活動には，患者，セラピスト，活動の3要素があった．実際，人格障害の人々と活動をともにする際に重要なのは，この3要素である．個別の精神療法のような2要素（患者，セラピスト）の関係では，人によっては関係性がきつすぎる場合がある．圧迫感が少ないのは構造化されていないグループであり，何か気晴らしになる活動に参加するチャンスとなる．しかし作業療法士は，信頼と理解を深めるためにこの時間を使う必要性を十分認識しておくことである．セリアの場合，創造的な活動を媒介して治療的な信頼関係が構築されたのである．

「作業を通じた適応モデル」では，作業遂行領域，作業遂行技能，環境の分析がアセスメントに含まれる．作業遂行には3つの領域がある．それはセルフケア，生産性，余暇である．強盗や薬

物取引も，ある種の生産であると認識しておくことは概念を理解するうえで役に立つであろう．作業バランスとは，この3領域が相互に影響し合う状態のことである．高度保安病院から退院した患者たちが活動に参加するとき，自己選択というよりは指示による参加の場合がよくある．強制力がなくなれば，見せかけの余暇活動には参加しなくなるであろう．このモデルを支持していると，患者が活動に参加しなくなるのは，その活動が患者自身の真の興味（余暇）から行われていたのではなく，単に命令（生産性）に従っていただけかもしれないと気づく助けになる．保安環境から地域へ戻るにあたって，この作業遂行領域のコンセプトが，作業療法士に，何が現実的に可能で，どのように作業遂行領域のバランスをとればいいかについて考えさせることになる．定年間近の年齢であったバートにとって，職を失ったことが彼の指標犯罪につながった．このことを認識し，彼の治療と退院計画に組み込んだ．一般就労は，彼の年齢と周期的な連続飲酒もあって非現実的であった．しかし，援助を受けながらの保護的な就労であれば，病院に入院中から始められ，退院まで続けることもでき，1週間のリズムや社会的な接点をつくることにもなった．

　ReedとSanderson（1983）は，5つの作業遂行能力を挙げた．それは，運動技能，感覚技能，認知技能，内的処理技能，対人関係技能である．このモデルは，後に3つの技能に集約された．しかし，これら5つの領域を理解すること，特に対人関係（社会的関係）技能と内的処理技能（たとえば，自己同一性，自己肯定感，自己コントロール等につながる）を分けて捉えておくことは，有益である．これらを分析することによって，人格障害における多くの本質的に異なる問題を認識できる．すべての技能において欠点がある人もいるが，人格障害の場合は，認知技能，内的処理技能，対人関係技能の領域に欠点が偏る傾向にある．ワークショップの活動においてバートの作業をこなす能力は高かったものの，他者の近くで作業をしていても，彼らと協力することはなかった．彼の作業活動の特性として観察されたことは，認知技能がよいのは明らかだが，対人関係技能に乏しいということであった．一方，ドミニクの場合，自信に満ちたような外見の下には，拒否感と低い自己肯定感の激しい感情が渦巻いていた．これら内的処理技能における欠点は，彼がもつ関係性の構築と破壊の戦略に密接に関連していた．

　物理的および社会文化的側面を含めた環境因子のアセスメントは，3つの段階において考慮する必要がある．それは，入院前，入院中，退院予定先の環境である．ドミニクの入院前の環境は，不法定住していた建物から追い出されていたためホームレスであった．今回入院するまで，彼はアパートで生活するのに必要な技能を身につける機会がなかった．エディの場合，非人間的で苦痛を与えられたと本人が感じていた刑務所からの入院だった．エディが刑務所生活にどのように適応してきたかを一緒に確認し認識していくことは，将来生活していく環境で必要な代替技能を獲得する動機づけの第一歩となった．

　活動は，介入のための媒体である．多くの作業療法士が，他の専門職と並んで精神力動的または認知的グループワークに携わっているが，伝統的な活動の価値を過小評価してはいけない．伝統的な活動は，多くの場面で活用できる．アーシェンヒル中度保安病棟では，陶芸用の粘土をこねることや深い穴を掘るといった活動が，怒りをマネジメントして社会的に受け入れられるための戦略として利用されていた．エディにとってそれは，激しく，くたくたに疲れるサッカーの試合のようであった．またエディは，芸術療法にも参加し，芸術療法士と作業療法士の指導を受け

た．彼の描いた絵は，内面の発露との接点となった．描いた絵について話すことにより，彼がどのように自分の結婚を理想化してきたかが明らかになった．この理想化が，感情的に不毛であった幼少期を補償するものであった．しかし彼は，妻の不貞と，彼女の結婚に対する誹謗中傷に耐えることができなかった．これらが彼を妻の殺害に導いた重要な問題であり，絵を通して言語化されたのである．

作業療法は，人格障害の治療に多くのものを提供できるが，それは専門的で困難な仕事である．それゆえ，作業療法士は，自らの基礎となる中心的技能を確立しておく必要がある．それは，治療プロセスの振り返り，精神療法的技能の向上，自己認識の育成等を通して身につけるものである．そのために絶対的に必要な要素は，体系化された質の高いスーパービジョンである．これは，その場しのぎの準備によって行われてはならず，十分な時間と内容の深さが重要である．作業療法士は，自らの精神療法的技能を向上させることができ，特にグループワークやカウンセリングの技能を広げていかなければならない．おかれている環境の特性によっては，精神力動的技能や認知的技能に優れていることが有益であることもある．最後に，セラピストの自己認識が深ければ深いほど，提供する関わりのレベルも深くなるものである．したがって，人格障害の治療に携わりたいと希望するすべてのスタッフは，時間をかけて自分に対する個人的なセラピーを行うべきであると考える．

結論

人格障害があると診断された人々は，作業的および社会的な遂行技能に重大な障害が認められているにもかかわらず，現時点では，その治療において作業療法の有効性を示す明確なエビデンスはない．しかしおそらく，将来の研究者が，この章で述べたことを経験的なエビデンスとして確立することができるであろう．人格障害の一群を取り巻く論争は変わらずにあるが，作業療法は，患者たちが参加する課題を，気晴らしや管理の手段から効果的な治療的介入へと変えることができる．多職種チームにおいて作業療法士は，病院と刑務所の両方の環境で価値のある補完的な技能をもつ職種である．人格障害者への関わりの難しさは認識されていることから，技能の向上と適切なスーパービジョンは必要不可欠である．さらに作業療法士は，治療効果をきちんと測定できるように，チーム内での会話と入院患者記録の両方において，よりよいコミュニケーションを図っていく必要がある．

文　献

American Psychiatric Association (2000) Diagnostic and Statistical Manual of Mental Disorders (4th edition) (DSM IVR). American Psychiatric Association.
Batty D (2002) Risky View. The Guardian. Downloaded from http://society.guardian.co.uk on 19 April 2002.
Beck A and Freeman A (1990) Cognitive Therapy of Personality Disorders. The Guilford Press.
Blackburn R (1993) Clinical programmes with psychopaths. In：Clinical Approaches to the Mentally Disordered Offender, Howells K and Hollis C (eds.). John Wiley.

Coid J (1993) Current concepts and classifications of psychopathic disorder. In : Personality Disorder Reviewed, Tyrer P and Stein G (eds.). The Royal College of Psychiatrists/Gaskell.

Cooper C (1996) Psychodynamic therapy : The Kleinian approach. In : Handbook of Individual Therapy, Dryden W (ed.). Sage Publications.

Cox M (1978) Structuring the Therapeutic Process : Compromise with Chaos. Pergamon Press.

Cullen E, Jones L and Woodward R (eds.) (1997) Therapeutic Communities for Offenders. Wiley Series in Offender Rehabilitation. John Wiley and Sons.

Department of Health (2000a) Reforming the Mental Health Act : (Part Ⅰ) The New Legal Framework. The Stationery Office.

Department of Health (2000b) Reforming the Mental Health Act : (Part Ⅱ) High-risk Patients. The Stationery Office.

Department of Health (2000c) Inpatients Formally Detained in Hospitals under the Mental Health Act 1983 and Other Legislation, England : 1989-1990 to 1999-2000. Department of Health.

Department of Health and Home Office (1994) Report of the Department of Health and Home Office Working Group on Psychopathic Disorder, chaired by Dr J Reed. Department of Health and Home Office.

Dolan B and Coid J (1993) Psychopathic and Antisocial Personality Disorders : Treatment and Research Issues. Gaskell.

Finlay L (1997) The Practice of Psychosocial Occupational Therapy. Stanley Thornes.

Hare R (1991) Manual for the Hare Psychopathy Checklist-Revised. Toronto : Multi-health Systems.

Home Office (2000) Pilot Project to Assess Dangerous Severe Personality Disorder Announced by Hame Office. http://www.homeoffice.gov.uk, downloaded 22 February 2000.

Jones L (2000) Therapeutic community in a forensic setting. In : Forensic Mental Health Care : A Case Study Approach, Mercer D, Mason T, McKeown M and McCann G (eds.). Churchill Livingstone.

Moran P and Hagell A (2001) Intervening to Prevent Antisocial Personality Disorder : A scoping review. Home Office Research, Development and Statistical Directorate.

Pilgrim D and Rogers A (1999) A Sociology of Mental Illness. Open University Press,

Porter S (1998) The social interpretation of deviance. In : Sociology as Applied to Nursing and Health Care, Birchenall M and Birchenall P (eds.). Baillière Tindall.

Prins H (1995) Offenders, Deviants or Patients ? Routledge.

Rapoport R (1960) The Community As Doctor. Tavistock Publications.

Reed K and Sanderson S (1983) Concepts of Occupational Therapy. Williams and Wilkins.

Reed K and Sanderson S (1992) Concepts of Occupational Therapy (3rd edition). Williams and Wilkins.

Stowell-Smith M (2000) Psychodynamic psychotherapy, personality disorder and offending. In : Forensic Mental Health Care : A Case Study Approach, Mercer D, Mason T, McKeown M and McCann G (eds.). Churchill Livingstone.

Tyrer P, Casey P and Ferguson B (1993) Personality disorder in perspective. In : Personality Disorder Reviewed, Tyrer P and Stein G (eds.). Gaskell.

World Health Organization (1992) The ICD-10 Classification of Mental and Behavioural Disorders : Clinical descriptions and diagnostic guidelines. World Health Organization.

索 引

あ
アーシェンヒル中度保安病棟　v, 200
アーティスト　53
アサーティブ　178
アサーティブ（自己主張）トレーニング　62, 168
アセスメント　30, 32, 68, 75, 154, 200
アドヒアランス　132
アンガーコントロール　vi
アンガーマネジメント　158, 168

い
怒りのコントロールトレーニング　61
意志質問紙　35, 189
依存性行動　172
一貫性　156
イングランド　4
インシデント　122
インターディシプリナリー　130
インタープロフェッショナル　130

う
ウェールズ　4
ウェルビーイング　14, 25
運動および処理技能評価　33, 36, 189

え
英国作業療法士協会学術部　2, 3, 9, 13, 75
エビデンス　31, 72, 79, 106, 196
エンパワーメント　78, 120

か
開設　110
介入　75, 104, 155, 186
解離性同一性障害　163
課題活動　46
課題の焦点　65
確固たる境界　156
カナダ作業遂行モデル　23
環境の制限　66
環境療法　17, 21
関係性の困難　198
関係性のねじれ　197
頑固さ　64
患者記録　136
患者の選択　67
患者への情報提供　37

き
北アイルランド　4
虐待　145
逆転移　107
境界性人格障害　124, 163
境界設定　123
協業　136
凝集性　65
協同的なアプローチ　78
恐怖　197, 198
興味チェックリスト　34

く
クライエント（患者）中心主義的アプローチ　87
クライエント中心主義　16, 106, 153, 170
クリニカルパス　88

け
ケアプログラムアプローチ　36, 43, 103, 104, 132
芸術　54, 98
芸術療法　201
刑務所　93
ケースマネジメント　103
結果　76
権威主義的アプローチ　165
限界　157

こ
拘禁刑　14
攻撃性の鎮静化　112
攻撃性のマネジメント　121
攻撃性を別のものに置き換えるトレーニング　64
構造　75
行動療法的技法　106
高度保安環境　90, 91, 164
高度保安病院　5, 84, 173
コートダイバージョン　44, 52
国民保健サービス　85
個人的感情　165
個人的な関係性　160
個人の主体的な体験　16
個人の人間性　16
個別介入　156
コミュニケーション　36, 136, 165
コミュニケーションと交流技能評価　35
コミュニティミーティング　98, 99
コントロールとレストレイント　121, 128, 137

さ
再訓練　45
サイコパシー　194
サイコパス　193
再社会化　45
再定住支援　105
再定着化　45
再動機づけ　45
再発防止　61
作業科学　24
作業遂行歴面接　34
作業適応モデル　23, 28
作業的喪失　25, 26, 94, 96
作業的バランス　19
作業と活動　15
作業に関する自己評価　34
作業モデルによる適応　153
差別　100
サポート　7
参加　176

し
自己イメージ　147

思考技能強化プログラム　64
自己認識　7
自己の治療的利用　64
自殺　95
支持的グループワーク　47
自傷　125，147
自傷グループ　148
自傷行為　6，95，162，196
自尊心　19
自尊心グループ　160
支配（コントロール）　197，198
指標犯罪　167
自閉症　152
自閉症スペクトラム障害　152
司法依存性行動　172
司法裁判制度　7
司法精神医学　2，3
司法精神科作業療法　2，7，8，10，12，72，100
司法精神科作業療法士　2，13，133
司法精神科ホステル　102
司法精神科領域　2
就業支援モデル　105
重傷害　167
集団介入　156
受刑者　14
上級作業療法士　vi，3
状況主義インターナショナル　54，59
症状のマネジメント　62
衝動性　63
情報収集　36
情報の共有　38
職業リハビリテーション　48，105，160
触法精神障害者　2，12，16，93，172
女性患者　142
女性専用中度保安病棟　vii
女性による犯罪　144
女性のためのサービス　90
人格障害　6，96，123，163，193
人格障害スペクトラム　194
人材不足　115
心的外傷後ストレス障害　vi
心理教育プログラム　47
心理社会的介入モデル　106

す

スーパービジョン　7，78，96，104，120，138，145，191
スコットランド保健諮問機関　110
スタッフの個人情報保護　123
スタッフへの励まし　49
スティグマ　101，168
ストレスマネジメント　62，98

せ

生活技能　14
青少年犯罪者　167
成人教育　47
精神病質障害　194
精神保健法制度　7
精神力動的　201
性的行動　184
性的刺激　164
性的衝動　184
性的犯罪　183
性的犯罪者　vi，6，183
性的犯罪者治療プログラム　102
性的犯罪者の治療プログラム　186
責任の拒否と非難の投射　64
セキュリティ　7，118，126
セキュリティサイン　120
積極的地域包括治療　102，106
摂食障害　148
専門的技術　15
専門的基準　9

そ

操作性　197，198
喪失体験　145
創造的活動　55
ソーシャルインクルージョン　101
ソクラテス式質問法　69

た

退院計画　157
対処方法　164
対人問題　64
タイミング　36
他者との生活におけるハンプシャー評価　35
他職種　9

多職種　129
多職種チーム　91，104，131，187，202
多職種連携　19
段階づけと応用　18
男女混合　147
断片化　197，199
断片型　131

ち

地域　100
地域移行　104
地域精神保健チーム　102
地域の移行　157
チームワーク　122，129
力（パワー）　197，198
中核および周辺型　131
中度保安環境　133，142
中度保安施設　5，6，118，122
中度保安病床　12
中度保安病棟　12，17，44，89，132
重複診断　4，45
治療的原動力　15

て

ディエスカレーション　112，121
ティルト報告書　91，100
テスティング　123

と

動機づけ　68，177
動機づけの技術　18
統合された協業型　130
道徳的推論トレーニング　64
トーキングセラピー　148
特別病院　3，11，100
トライアウト　178
トレバー・ギブンス病棟　v，148，150

な

ナショナル・サービス・フレームワーク　31，43

に

人間作業モデル　iv，23，153，172，188，200
認知行動的アプローチ　187
認知行動的技法　106

認知行動療法　60
認知行動療法的グループワーク　60
認知行動療法的なアプローチ　153

ね
ネイリング　147

の
能力の剥奪　78

は
排除　101
パターナリスティック・モデル　78
発達障害　97, 151
発達障害領域　6
バトラー報告書　12
パラ自殺　162
バランスのとれた見方の欠如　64
バランスを取る　49
犯罪行動　173
犯罪リスク　106
反社会性パーソナリティ障害　194
反社会的行為　26

ひ
ヒア・アンド・ナウ　166
ピアサポート　96
引き金　61
非社会性人格障害　194
評価　72, 157, 180
評価への利用者の関与　77
病棟カルテ回診　47, 50, 52
病棟日誌　137

ふ
ファシリテーター　66, 138
物質依存　144
物質乱用　172
ブレイクアウェイ　121
ブロードムーア病院　iv, 84, 87
プログラム　44
プロセス　75
分裂（スプリッティング）　197, 199

へ
部屋の選択　37

ほ
保安施設　3, 11
保安の強制　89
訪問　168
暴力　95, 107, 125, 197, 198
暴力事件　196
ホステル　44, 52

ま
マルチディシプリナリー　130
マルチプロフェッショナル　130

み
ミーティング　136

む
難しい人々　190
無力感　78

も
申し送りノート　137
モニタリング　31, 146
問題解決技能　168
問題解決グループ　160
問題解決思考技能　61
問題解決志向セラピー　180

よ
余暇活動　98
余暇のグループ　148
抑うつ　19

ら
ラベリング　194

り
リーダー病棟　151
リスク　104, 119
リスクアセスメント　7, 31, 106, 110
リスクマネジメント　31, 37, 114
リハビリテーションサービス　86

リラクゼーション　98, 148
理論　22
臨床管理要綱　9
臨床実践　7, 22

A
ACIS　35
ACT　102, 106
AMPS　33, 36, 189

C
C & R　121, 128
CMHT　102
CPA　36, 103, 104, 132

D
dual diagnosis　4

H
HALO　35
here-and-now　166

N
NHS　9, 85, 143
nimby（ニンビー）　101, 108
not-in-my-backyard　101, 108
NVQ　19, 21

O
OPHI-II　34, 38
OSA　34

P
PTSD　vi

Q
QOL　73, 77

S
SOTP　186

V
VQ　35, 189

W
well-being　14

司法精神科作業療法

発　行	2011年12月15日　第1版第1刷Ⓒ
編　者	Lorna Couldrick & Deborah Alred
監訳者	鶴見隆彦，井坂真規
発行者	青山　智
発行所	株式会社 三輪書店
	〒113-0033　東京都文京区本郷6-17-9
	☎ 03-3816-7796　FAX 03-3816-7756
	http://www.miwapubl.com
印刷所	三報社印刷 株式会社
表紙デザイン	上村浩二

本書の無断複写・複製・転載は，著作権・出版権の侵害となることがありますのでご注意ください．

ISBN 978-4-89590-394-3　C 3047

JCOPY ＜(社)出版者著作権管理機構 委託出版物＞

本書の無断複写は著作権法上での例外を除き禁じられています．複写される場合は，そのつど事前に，(社)出版者著作権管理機構（電話 03-3513-6969，FAX 03-3513-6979, e-mail: info@jcopy.or.jp）の許諾を得てください．